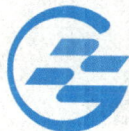

全国中医药行业高等职业教育"十二五"规划教材

医学伦理学

（供中医学、临床医学、针灸推拿、中医骨伤专业用）

主　编　奚　红（辽宁医药职业学院）
　　　　马帮敏（南阳医学高等专科学校）
副主编　张学茹（河北中医学院）
　　　　刘自忍（重庆三峡医药高等专科学校）
编　委　（以姓氏笔画为序）
　　　　马帮敏（南阳医学高等专科学校）
　　　　王　雪（山东中医药高等专科学校）
　　　　王琮瑶（辽宁医药职业学院）
　　　　刘自忍（重庆三峡医药高等专科学校）
　　　　吴丽娜（黑龙江护理高等专科学校）
　　　　张学茹（河北中医学院）
　　　　陈庆凯（南阳医学高等专科学校）
　　　　奚　红（辽宁医药职业学院）

中国中医药出版社
·北　京·

图书在版编目（CIP）数据

医学伦理学 / 奚红，马帮敏主编 .—北京：中国中医药出版社，2015.8（2022.9重印）

全国中医药行业高等职业教育"十二五"规划教材

ISBN 978-7-5132-2615-8

Ⅰ . ①医… Ⅱ . ①奚… ②马… Ⅲ . ①医学伦理学—高等职业教育—教材

Ⅳ . ① R-052

中国版本图书馆 CIP 数据核字（2015）第 133008 号

中国中医药出版社出版

北京经济技术开发区科创十三街 31 号院二区 8 号楼

邮政编码 100176

传真 010-64405721

河北省武强县画业有限责任公司印刷

各地新华书店经销

*

开本 787 × 1092 1/16 印张 12 字数 267 千字

2015 年 8 月第 1 版 2022 年 9 月第 4 次印刷

书号 ISBN 978-7-5132-2615-8

*

定价 35.00 元

网址 www.cptcm.com

如有印装质量问题请与本社出版部调换（010-64405510）

服务热线 010-64405510

购书热线 010-89535836

微信服务号 zgzyycbs

微商城网址 https://kdt.im/LIdUGr

官方微博 http://e.weibo.com/cptcm

天猫旗舰店网址 https://zgzyycbs.tmall.com

全国中医药职业教育教学指导委员会

张美林（成都中医药大学附属医院针灸学校党委书记、副校长）

张登山（邢台医学高等专科学校教授）

张震云（山西药科职业学院副院长）

陈　燕（湖南中医药大学护理学院院长）

陈玉奇（沈阳市中医药学校校长）

陈令轩（国家中医药管理局人事教育司综合协调处副主任科员）

周忠民（渭南职业技术学院党委副书记）

胡志方（江西中医药高等专科学校校长）

徐家正（海口市中医药学校校长）

凌　娅（江苏康缘药业股份有限公司副董事长）

郭争鸣（湖南中医药高等专科学校校长）

郭桂明（北京中医医院药学部主任）

唐家奇（湛江中医学校校长、党委书记）

曹世奎（长春中医药大学职业技术学院院长）

龚晋文（山西职工医学院/山西省中医学校党委副书记）

董维春（北京卫生职业学院党委书记、副院长）

谭　工（重庆三峡医药高等专科学校副校长）

潘年松（遵义医药高等专科学校副校长）

秘 书 长　周景玉（国家中医药管理局人事教育司综合协调处副处长）

前　言

中医药职业教育是我国现代职业教育体系的重要组成部分，肩负着培养中医药多样化人才、传承中医药技术技能、促进中医药就业创业的重要职责。教育要发展，教材是根本，在人才培养上具有举足轻重的作用。为贯彻落实习近平总书记关于加快发展现代职业教育的重要指示精神和《国家中长期教育改革和发展规划纲要（2010—2020年)》，国家中医药管理局教材办公室、全国中医药职业教育教学指导委员会紧密结合中医药职业教育特点，充分发挥中医药高等职业教育的引领作用，满足中医药事业发展对于高素质技术技能中医药人才的需求，突出中医药高等职业教育的特色，组织完成了"全国中医药行业高等职业教育'十二五'规划教材"建设工作。

作为全国唯一的中医药行业高等职业教育规划教材，本版教材按照"政府指导、学会主办、院校联办、出版社协办"的运作机制，于2013年启动了教材建设工作。通过广泛调研、全国范围遴选主编，又先后经过主编会议、编委会议、定稿会议等研究论证，在千余位编者的共同努力下，历时一年半时间，完成了84种规划教材的编写工作。

"全国中医药行业高等职业教育'十二五'规划教材"，由70余所开展中医药高等职业教育的院校及相关医院、医药企业等单位联合编写，中国中医药出版社出版，供高等职业教育院校中医学、针灸推拿、中医骨伤、临床医学、护理、药学、中药学、药品质量与安全、药品生产技术、中草药栽培与加工、中药生产与加工、药品经营与管理、药品服务与管理、中医康复技术、中医养生保健、康复治疗技术、医学美容技术等17个专业使用。

本套教材具有以下特点：

1. 坚持以学生为中心，强调以就业为导向、以能力为本位、以岗位需求为标准的原则，按照高素质技术技能人才的培养目标进行编写，体现"工学结合""知行合一"的人才培养模式。

2. 注重体现中医药高等职业教育的特点，以教育部新的教学指导意见为纲领，注重针对性、适用性及实用性，贴近学生、贴近岗位、贴近社会，符合中医药高等职业教育教学实际。

3. 注重强化质量意识、精品意识，从教材内容结构、知识点、规范化、标准化、编写技巧、语言文字等方面加以改革，具备"精品教材"特质。

4. 注重教材内容与教学大纲的统一，教材内容涵盖资格考试全部内容及所有考试要求的知识点，满足学生获得"双证书"及相关工作岗位需求，有利于促进学生就业。

5. 注重创新教材呈现形式，版式设计新颖、活泼，图文并茂，配有网络教学大纲指导教与学（相关内容可在中国中医药出版社网站 www.cptcm.com 下载），符合职业院校学生认知规律及特点，以利于增强学生的学习兴趣。

在"全国中医药行业高等职业教育'十二五'规划教材"的组织编写过程中，得到了国家中医药管理局的精心指导，全国高等中医药职业教育院校的大力支持，相关专家和各门教材主编、副主编及参编人员的辛勤努力，保证了教材质量，在此表示诚挚的谢意！

我们衷心希望本套规划教材能在相关课程的教学中发挥积极的作用，通过教学实践的检验不断改进和完善。敬请各教学单位、教学人员及广大学生多提宝贵意见，以便再版时予以修正，提升教材质量。

国家中医药管理局教材办公室

全国中医药职业教育教学指导委员会

中国中医药出版社

2015 年 5 月

编写说明

《医学伦理学》是"全国中医药行业高等职业教育'十二五'规划教材"之一。本教材是依据习近平总书记关于加快发展现代职业教育的重要指示和《国家中长期教育改革和发展规划纲要（2010—2020年）》精神，为充分发挥中医药高等职业教育的引领作用，满足中医药事业发展对于高素质技术技能中医药人才的需求，由全国中医药职业教育教学指导委员会、国家中医药管理局教材办公室统一规划、宏观指导，中国中医药出版社具体组织，全国中医药高等职业教育院校联合编写，供中医药高等职业教育教学使用的教材。

本教材力求职业教育专业设置与产业需求、课程内容与职业标准、教学过程与生产过程"三对接"，"崇尚一技之长"，提升人才培养质量，做到学以致用。教材编写强化质量意识、精品意识，以学生为中心，以"三对接"为宗旨，突出思想性、科学性、实用性、启发性、教学适用性，在教材内容结构、知识点、规范化、标准化、编写技巧、语言文字等方面加以改革，从整体上提高教材质量，力求编写出"精品教材"。

医学伦理学是对医学生进行职业道德教育的一门课程，为培养医学生良好的职业道德素质和人道主义的职业精神，促进医学伦理学的学科建设与发展，体现职业道德教育的新理念，提高医学各专业人员职业道德实践能力，并适应高职高专医学伦理学的课堂教学需求，全国多所院校具有本学科丰富教学经验的老师共同编写了这本新教材。

本教材共11章，主要内容包括：医学伦理基本理论、医学各专业伦理规范、医学伦理实践活动三方面的内容。编写中，我们力求体现与时俱进的教育理念，紧密联系社会现实，采取"社会窗口"的形式分析实际问题，提高学生的道德实践能力，使之真正做到学以致用。为增强教材与实际教学的适应性，书中设置了学习目标、本章小结和思考题，以方便师生的教与学。本教材适合高等职业教育的中医学、临床医学、针灸推拿、中医骨伤专业用，使用范围广泛，深浅适度。

本教材采取了集体讨论、集思广益、分工合作的编写方式。其中第一章由奚红编写，第二章由刘自忍编写，第三章由马帮敏编写，第四章由陈庆凯编写，第五章由马帮敏编写；第六章由刘自忍、吴丽娜编写，第七章由王琮瑶编写，第八章由王雪编写，第九章由张学茹编写，第十章由陈庆凯编写，第十一章由马帮敏编写。

由于编者水平有限，本教材如存在不足之处，敬请读者提出宝贵意见，以便再版时修订提高。

《医学伦理学》编委会

2015年6月

目 录

第一章　绪　论

学习目标

1. 了解医学与道德的关系。
2. 熟悉医学伦理学的研究对象和内容。
3. 掌握祖国医德的优良传统的内容并具有理论联系实际的学习能力。

社会窗口

　　这是北京宣武医院战斗在非典一线的 400 多名医护人员在进行体检，准备隔离休息。2003 年，"非典"席卷中国，中国内地累计病例 5327 例，死亡 349 人；医护人员中的"非典"感染人数累计达 1000 名左右，医护人员的患病人数约占"非典"患者总数的 20%，死亡人员中的 1/3 是战斗在第一线的医护人员。

　　医学是神圣的，它有两个代名词：救死扶伤与白衣天使。你怎样理解医学的奉献精神？

（图片来源：http://www.xinhuanet.com）

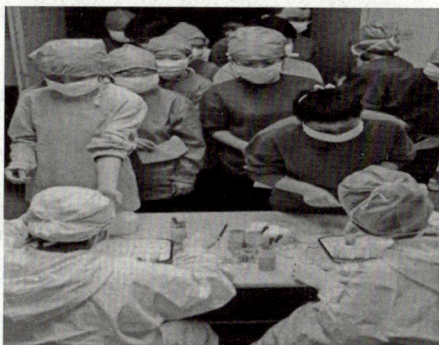

　　职业技术与职业道德是每一种职业角色应具备的两个要素，医德与医术更有着密不可分的关系。医学工作的特殊性质要求医务工作者具有高尚的职业道德。在医疗活动中，医疗效果不但与医疗技术、医疗设备相关，而且与医务人员的职业道德也直接相关。历代医家都认为，道德高尚是医学角色的重要特征，只有品德高尚的人才能做医生。我们在抗"非典"一线优秀医务人员身上就看到了技术与道德的完美结合。医学道德与医学技术相伴而生，共同发展。医学技术是实现医学道德本质的手段，而医学道德又将医学技术的发展方向控制在维护和保障人类健康这一正确轨道上，二者互相作用，共同推动着医学的发展。一部医学史，既是医学技术不断进步的历史，也是医学道德本质不断发展的历史。

21 世纪，我国广泛提倡的人文精神正集中体现了医学的职业宗旨。医学与伦理学紧密相连，相互渗透，它们的融合与交叉形成了新的学科分支——医学伦理学。

第一节　医学与医学伦理学

一、概述

（一）医学实践的道德内涵

医学是防病治病，保持和增进人类健康的科学知识体系和实践活动。它以人为工作对象，以防病治病、救死扶伤为主要手段，以维护与促进人类健康为宗旨，在人类社会进步中发挥着重要作用。对医学科学属性的认识，有一种看法长期占据统治地位，即医学研究的是人体生命过程及防病治病的自然现象和客观规律，属于自然科学。直到 1849 年，杰出的病理学家魏尔啸（Rudolf Virchow）提出"医学本质上是社会科学"，才打破了长期占据人们头脑的医学属于自然科学的观念。20 世纪著名的医史学家西格里斯特（Henry Ernest Sigerist）也指出，医学"是一门社会科学"，因为"医学的目的是社会的。它的目的不仅是治疗疾病，使某个机体康复，还要使人能调整以适应他所处的环境，成为一个有用的社会成员。"可见，医学的工作对象既是自然的人，又是社会的人，人的双重属性必然决定医学的双重属性。医学不仅是自然科学，也是社会科学，它与伦理密不可分。

1. 医学实践的对象是人　"人"不仅是自然的人，而且是社会的人，他们的身体、精神状况无不受到社会因素的影响。如目前占"死因谱"前三位的心血管疾病、脑血管疾病、恶性肿瘤都与心理紧张、环境污染等心理、社会因素有关。因此，只有从生理、心理、社会诸方面共同关注人的健康问题，才能实现医学的目的。

2. 医疗活动必须考虑人的社会心理状态和治疗的社会效果　林巧稚曾说，我们不能只为治疗而治病，我们要为人民的健康和幸福而工作。这些话深刻地揭示了医学事业本身所固有的伦理性质，只有包含了人们的幸福在内的健康，才是医学所要追求的目标。我们不能忽略甚至忘记医学本身所包含的这种伦理要求，否则就背离了医学的宗旨。

3. 医学的目的着眼于社会　医学是一项社会实践活动，具有重要的社会功能。医学通过自己特有的手段和方式，实现提高人口质量、控制人口数量，保证人类自身的生产和保护社会劳动力的目的。因此，作为一项社会实践活动，从本质上说，医学的目的不仅是使某个个体康复，更重要的是维护整个社会稳定、协调的发展状态。

4. 医学行为涉及人与人之间的关系　著名医史学家西格里斯特曾经精确地表述了这样一个事实："每一种医学行动始终涉及两类当事人：医生和病人，或者更广泛地说，医学团体和社会。医学无非是这两群人之间多方面的关系。"每一个医学行动都可能影响众多的人，涉及他们不同的利益，引起不同的反响。如何调整这些关系，保护各自的正当利益，迫切需要医学伦理学的理论进行指导。

正如人类历史和医学发展史所表明的那样，医学的发展始终包含了伦理思想的发展，医学工作离不开人，涉及人的生命健康利益，离不开人与人的关系，每一个医疗行为都会受到社会的道德评价。医学实践的道德内涵就是医学实践包含着人道要素。道德作为医学的本质特征，始终蕴涵在医学实践之中。医务工作者献身于医学事业，崇高的道德境界就体现在他们所从事的认识疾病、治疗疾病的具体医学活动之中。因此，任何企图脱离伦理思想制约的医学都不是真正意义上的医学，医学与伦理有着密不可分的关系。医学从其产生的第一天起，就担负着救死扶伤的重大责任，因此，必须具有对人的关切、同情等起码的伦理道德观念，才能成为名副其实的医务工作者。

（二）伦理学

汉语"伦理"一词，最早见于《礼记》，曰："乐者，通伦理者也。"古汉文对"伦"的解释为"从人，辈也，一曰道也"，意思是辈分关系，现引申为多种人际关系。"理"在古语的意思为"从玉，治玉也"，指加工玉石，整理出玉石的纹路，现引申为事物的条理、规范、准则。伦理一词就具有了做事、处理人与人的关系应该遵循一定的道理、规范的含义。在古汉语中，"道"与路同义，"德"与心得、体会同义，现指为人的品行。从词源学的意义上看，伦理和道德是相近的，其内容是相通的，它们都涉及人际关系的调节；都具有行为规范总和的属性。但二者还是有所区别的，道德侧重于道德实践，常用来讲道德行为和道德规范；伦理侧重于讲道德理论，是对道德现象的抽象概括。道德关系是伦理思想的客观源泉，伦理思想是道德关系的理论表现；道德是伦理学的研究对象，伦理学是关于道德的学问。

伦理学又称道德哲学，是一门研究道德的起源、本质、作用及发展规律的科学。

伦理学的基本问题是道德和利益的关系问题。马克思主义认为，道德是社会历史的产物，是一定社会经济关系的反映。而利益是一种客观现象，表现为人对现实的需求和满足。利益是多层次的，有不同的范围、类型和形式。利益决定道德，是道德的基础，人们奋斗所争取的一切，都同他们的利益有关。社会风气和道德观念都是一定社会经济状况的产物。同时，道德反作用于利益。道德作为一种精神手段，对人们之间的利益进行调整、优化，使各方利益处于平衡状态。因此，我们应避免陷入那种讲道德时回避利益，讲利益时又回避道德的自欺境界。相反，应在深入分析经济关系的基础上，通过道德的调节方式，运用道德规范调节利益关系，进而协调人际关系，促进社会和谐进步。

所谓"道德"，是在社会实践中形成，由一定社会经济关系决定的，以善恶为标准，通过社会舆论、传统习俗和内心信念来调节人与人之间、个人与社会之间相互关系的行为规范的总和。恩格斯在《反杜林论》中指出："人们自觉或不自觉地，归根到底是从现实的经济关系中吸取自己的道德观念的。"由此可见，道德的本质是作为一种社会意识，它是由经济关系决定的，且是对经济关系的一种反映。

道德作为一种社会现象，把它作为一个系统来研究时，包括三个组成部分：道德意识、道德关系、道德活动。这三个部分相互联系，相互制约，相互渗透。道德意识是指人们对道德的认识和理解，包括人们对善恶标准的理解及对道德原则、规范的认识水平，也包括道德感情、道德信念、道德理想等。道德关系是指在一定社会道德和规范影响下，以特有的方式存在的相对稳定的社会关系体系，如师生关系、医患关系、护患关系、个人与集体关系、民族及国家之间的关系。道德活动是指人们依据一定道德原则进行的具有善恶意义的活动，包括道德行为选择、道德评价、道德教育与道德修养等形式。

职业道德是指人们在从事各种正当的社会职业活动过程中，在思想和行为上应当遵循的道德规范和准则。在所有的职业活动中，必然涉及人与人之间的关系。为保障服务对象的利益，平衡从业者与服务对象之间的利益，必然要对从业者的职业活动提出道德要求，并为从业者在职业活动中提出所应遵循的行为规范。职业道德的内容十分丰富，包括职业理想、职业态度、职业责任、职业良心、职业荣誉等。

（三）医学伦理学

医学伦理学是运用一般伦理学原理研究和指导医疗卫生领域中的道德现象、道德关系和道德问题的学说和理论，即关于医学道德的学说和理论体系。它是医学的有机组成部分，是一门边缘学科。医学伦理学以弘扬医学道德为永恒的主题，以解决各种医学道德问题，提高医疗卫生行业的职业道德水平，使之更充分有效地实现造福人类的宗旨为己任。

1. 医学伦理学的形成与发展　医学伦理学的初始阶段，也就是传统意义上的医学伦理学，称为医德学。当时的医学处于经验医学阶段，医疗形式是个体行医。医德发展在东西方经历了大致相同的历史过程，从古代朴素唯物主义下的医德思想，经过中世纪带有神学色彩的医德规范，再到近代人道主义的医德原则，医学伦理学逐步形成。

首次提出"医学伦理学"这一名词的是英国的帕茨瓦尔（Thomas Percival）在1803年出版的《医学伦理学》一书。这本书为医学伦理学成为一个学科和医学伦理学教育的普及奠定了基础。他认为："医学伦理学的一般体系是使无论是官方正式的行为还是医学领域之间相互的交往都受文雅和正直原则指导。"他的观点在19世纪被广泛接受。20世纪20年代，美国的药理教授里克（Chauncey Leake）对上述观点提出质疑。他认为："真正的医学伦理学是基于伦理学理论并用之来处理医患之间、医生与社会之间的关系。"20世纪60年代以前，传统的医学伦理学主要局限于临床医疗实践中，为培养医生提供职业道德行为规范。

医学伦理学作为一个独立完整的学科，是在第二次世界大战之后确立的。世界医学会成立之后，在它的组织下世界各国制定了诸多的国际条约。医德的相关文件逐步规范化，医德的观念逐步被社会接受。20世纪60年代，医学伦理学在持续发展中不断增加新内容。如医学之外的哲学家、社会学家、心理学家对医学职业提出了他们的看法，随着这些看法对医学发展的促进作用逐步体现，医学人员开始予以接受。另外，医学伦理学不断扩展其范围，被应用到更广泛的社会伦理学领域，如一个社会中卫生服务设施分配的公正性问题。医学伦理学已经开始从原来只关心指导临床医生行为的准则和法典，转向关注社会中的健康和疾病的伦理学方向，从哲学和多学科角度对临床实践进行伦理学分析，从医学和生命科学中的问题引发对整个社会的伦理思考，开始向生命伦理学过渡。

综上所述，医学伦理学的含义是运用一般伦理学的道德原则来解决医疗卫生实践和医学科学发展中人们相互之间、医学与社会之间的关系的一门科学，它既是伦理学的分支，又是医学的组成部分。

2. 医学新模式对医学伦理学的影响　随着医学科学和现代社会的发展，过去的传染病、营养不良等疾病已不再是威胁人们的主要疾病，取而代之的是心脑血管疾病、肿瘤等。这些疾病的共同特点是疾病因素不像细菌性疾病那样单一，而具有多因素相互交叉的复合性，其中尤以不良的社会生活方式和心理行为受到医学界的普遍关注。1977年，美国精神病学和内科学教授恩格尔（G.L.Engel）首次提出了新的医学模式，即生物－心理－社会医学模式。这一模式很快被各国医学界接受，成为现代医学发展的标志，传统医学模式即生物医学模式就此向现代医学模式转变。

生物－心理－社会医学模式也是现代医患关系的发展趋势，它强调尊重患者的生命价值。当今社会对人的认识和理解越来越深刻，人的权利意识和参与意识不断增强，体现在医疗关系中，就是要尊重人的生命和医疗权利，尊重人的尊严。依据新的医学模式，把患者看作是一个完整的人，既重视生理治疗，也重视心理治疗。由此可以看出，传统医学模式向现代医学模式的转变促进了医德意识的变化，也引起了医德规范的改变，提升了医德理论，它对人的生命的关注也促进了生命伦理学的产生。

总之，生物－心理－社会医学模式的确立是医学道德进步的重要标志。它体现了医学对人的充分尊重，使医学人道主义升华，实现了在更高层次上对人的健康的全面关怀。同时，生物－心理－社会医学模式对医务人员的职业道德也提出了新的要求。它要求医务人员要更加关注处于社会关系中的作为一个整体的病人的人文方面，也就是要求医务人员对待病人与自己的职业要具有人文精神和理念。

二、医学伦理学的研究对象和内容

（一）医学伦理学的研究对象

医学伦理学以医学领域中医务人员的医德意识和医德活动为研究对象。医德意识包括医务人员的医德观念、医德情感、医德信念和医德意志。医学道德的意识现象和活动现象之间是相互依存、相互渗透、不可分割的。医务人员的医德意识和医德活动在医疗实践中总是体现为一定的医德关系，他们在医药卫生活动中，无时无刻不处在与病人、与同行、与社会之间的各种复杂关系中。因此医德研究的对象包括：

1. 医务人员与患者的关系　医患关系是医学人际关系中最主要、最核心的关系，因此也是医学伦理学研究的基本对象。医务人员的最高职责是帮助病人早日恢复健康，但要把这一原则贯彻到医疗的各个领域中，有待研究和解决的问题仍有很多。如当一位有希望治愈的重症病人因金钱等原因而拒绝治疗时，医生该怎么办？因疏忽等原因造成了医疗事故要怎么办？对于无法挽救的濒于死亡的病人是否应不惜一切代价抢救？……

2. 医务人员相互之间的关系　随着医学的社会化发展，医学活动内部的人员结构日益庞大和复杂，相互之间的关系更为密切，各专业、各类型的医务人员相互依赖，构成统一的医学整体，共同担负着对社会的医疗保健任务。医学活动内部的人际关系处理不好会直接影响医疗质量，因此，研究调整医学领域内医生之间、护士之间、医护之间及医护与行政、后勤人员之间的行为准则和规范是医学伦理学责无旁贷的任务。

3. 医务人员和社会的关系　开展医疗卫生服务工作时，无论是医务人员个人，还是医疗卫生部门，其活动总是在一定的社会关系中进行的。许多医疗活动常常会遇到诸多问题，在处理时不仅要考虑到病人的具体利益，而且还必须考虑社会利益。如有缺陷的新生儿该如何处理在我国已成为一个严重问题。1981 年，我国某省调查了部分地区 14 岁以下的 275642 名儿童，缺陷病儿有 5634 人。因此，对有严重缺陷的新生儿的处理就涉及伦理学问题：应该不顾一切地进行治疗，还是可以考虑婴儿的生命质量而放弃治疗？治与不治，应该由谁来做决定？由于资源有限，作为社会和个人能够提供多少资源来治疗和护理这些有高度风险的患者？这时，医学伦理关系不再仅仅发生在与疾病治疗有关的人群之间，而是扩大到了一般人群之中，也就是医学伦理关系的大众化。此外，还有安乐死、脑死亡、基因治疗、克隆人等问题，就医务人员与病人的个体关系来说，很难处理，只有从伦理学的角度深入研究医学行动对个人和社会利益的影响，研究医学领域中个人利益与社会利益的关系，才能保证医学更好地造福于人类和社会。

4. 医学科研中的道德问题　医学的对象是变幻莫测、奥妙无穷的人体生命现象，同一种致病因素对不同的机体可能产生不同的影响，甚至同一位患者由于机体状况、客观条件的变化，也会需要用不同的治疗方案。所以，医学的每一个行动都或多或少地带有科研性质。医学科研直接关系到受试者和全人类的生命健康，因而要求每一个医务工作者必须具有高尚的科研道德修养，懂得维护和尊重人的生命与尊严。特别是人体实验，尽管科学是没有禁区的，但是要受到伦理学的限制，要取得受试者的知情同意。

5. 医德难题　由于生命科技的迅猛发展和传统医学文化对医生行为的影响，在我国医疗卫生体制还不完善的情况下，医疗实践中产生了一些医务人员难以决策的医德问题，即在实现新的道德观念和实施新的技术中产生的难以解决的伦理问题，我们称之为医德难题。这些问题都有待于医学伦理学的研究。为解决医德难题，一些医疗机构纷纷成立伦理委员会，它是建立在医院等基层卫生单位中，由多学科职业人员组成的为发生在医疗实践和医学科研中的医德问题和伦理难题提供教育、咨询等的机构。

（二）医学伦理学的主要内容

1. 医学伦理学的基本理论　医学伦理学的精髓是医德理论，医德理论包括医德的社会作用、医德的文化属性、医德的历史发展变化规律和医德的特征，这是整个医学伦理学的基础。医德基本理论不仅要研究历史上古今中外的医德现象及内容，从中找出医德形成和发展的规律，而且要着重研究社会主义初级阶段的医德现象，批判地继承医德的历史遗产，要研究医德与生物－心理－社会医学模式的关系，以及医学伦理学与医学心理学等相关学科的关系。其中，生命论引导人们科学地对待生命，人道论思考怎样对待自己与他人，美德论与义务论探讨优秀道德品质的形成与医德责任，效果论强调了行为效果在善恶评价中的作用。

2. 医学伦理学的原则、规范、范畴体系 阐明了医务人员对病人、社会及医务人员之间应承担的道德责任，指出医务人员在行医过程中应遵循医德的基本原则、规范，研究医德发展的经验，总结和概括出医务人员在与病人及社会的各种关系中应遵循的具体准则，还要研究和揭示医德原则和规范在不同领域和不同学科中的特殊表现和要求。

3. 医学道德的教育、评价和修养 阐述医德评价的标准，研究医务人员在医疗卫生实践中进行医德教育和修养的经验，指出进行医德教育和医德修养的正确途径和方法。

第二节 医德发展史

一、中国古代医德传统

我国是历史悠久的文明古国，医德思想源远流长，成为中医学宝库中精神遗产的重要组成部分。

（一）古代医德的形成和发展

1. 原始社会末期到奴隶社会初中期 这时自然环境恶劣，生存状态欠佳，生活艰苦，人类在长期同自然和疾病的斗争中产生了医疗行为。在甲骨文中代表"疾"的象形字的其中一种写法就是左边是床，右边是人，形象地说明了一个人患病在床，药物和食物只能靠别人提供的境况。这反映了原始医疗中助人的医德思想。传说中有"神农……尝百草之滋味，水泉之甘苦……一日而遇七十毒""伏羲画八卦……百病之理得以类推，乃尝味百药而制九针，以拯夭亡。"这虽是传说，也反映了人类最早形成的医学是为了"以拯夭亡""令民知所避就"的医德思想，表明原始社会医德思想观念已经萌芽。

2. 奴隶社会末期至西汉 特别是春秋战国时期，生产力进一步发展，思想文化繁荣。当时的思想家们侧重于人性、自然方面的探讨，为医学理论和医德思想注入了活力，医德思想体系已见雏形，特别是医学实践的发展为医德思想的形成奠定了基础。

《黄帝内经》是我国第一部医学典籍，成书于战国时期，分《素问》和《灵枢》两部分。它也是我国第一部阐述医德的医书，其中的《疏五过论》《征四失论》和《师传篇》等都对医德进行了专门的论述。《黄帝内经》总结并进一步阐发了医学实践中的道德思想：第一，人命至重，不可粗枝大叶；人命至贵，一失不可复得。作为决定人生死的医生，在诊治中必须认真负责，一丝不苟。第二，谦虚好学，广博多识。要求医生上知天文，下知地理，中知人事。第三，实事求是，"治病必求其本"。要求医生知疾病的始终。第四，见微知著，治未病。"上工救其萌芽，必先见三部九候之气，尽调不败而救之，故曰上工。"第五，坚持科学，反对迷信。"拘于鬼神者，不可以言至德，恶于针石者，不可以言至巧。"第六，严格择徒，"非其人勿教"。《黄帝内经》中的医德思想继承了远古时代医家为病人谋利益的传统，总结概括了西汉以前的医德实践。为后世医德思想奠定了基础，标志着祖国医德的初步形成。

3. 东汉至唐代 医学的发展取得了长足的进步，进而也促进了我国传统医德思想的发展和完善。汉唐时期是古代医德的发展时期。

东汉名医张仲景著有《伤寒杂病论》，书中的"自序"对医学的性质、宗旨、医学发展和医德等分别做了论述，是一篇具有很高价值的医德文献。张仲景指出，治病应不分贫富贵贱，应以救人活命为己任，以仁爱救人为原则。他主张医生要勤于从医学经典中继承有用的东西，博采众方，批评"不念思求经旨，以演其所知"的医风。

唐代名医孙思邈是祖国医德理论的集大成者，继承了以"仁"为核心的中国传统医德，发展了生命神圣的医德学说。他在《大医精诚》中强调，医家必须具备"精"和"诚"。"精"指精湛的医术，"诚"指高尚的医德。他提出：第一，医术要精湛严谨，精勤不倦，不可至粗至浅，道听途说。第二，对病人要有同情心。第三，无私救治，一视同仁。第四，作风正派，清正廉洁。《大医精诚》还系统阐述了医家对事业、对病人及其家属、对同道的道德原则，是我国传统医德的经典之作。孙思邈是一名被历代医家推崇的"精诚"大医，他提出的医德理论成为我国传统医德中的一份宝贵遗产，他的医德思想被誉为"东方希波克拉底"誓言，对后世医德发展产生了深远影响。

4. 宋元明清时期 补充和发展了孙思邈的医德思想，使祖国医德日趋完善。

宋代诗人林逋在《省心录·论医》中注重医德修养，主张"无恒德者，不可以作医。人命生死之所系。庸人假医以自诩，其初则工厚利，虚实补泻，未必适当"。他呼吁人们不要把宝贵生命托付给庸医。

被誉为"金元四大家"的李杲、刘完素、张从正、朱震亨创新发展了济世治人学说，丰富了传统医德思想的内容。刘完素说："夫医道者，以济世为良，以愈疾为善。"张从正指责："夫粗工之与谬工，非不误人，惟庸工误人最深，如鲧湮洪水，不知五行之道。"李杲也说"与人相接，无戏言"，叮嘱徒弟学医应"传道医人"。朱震亨对病人热忱相待，凡病家有请，"先生无不即往，虽雨雪载途，亦不为止"。

明代医德发展趋于成熟和完善。陈实功在《外科正宗》中对我国古代医德做了系统总结，概括了医家的"五戒十要"，曾被美国1978年出版的《生命伦理学百科全书》列为世界古典医药道德文献之一。其中"五戒"对医生出诊、治疗，对妇女患者的态度，药物配制，出游，对特殊职业患者的态度做了详细的规定。"十要"对医生的知识结构、药物的选择和配制、对同道的态度、防治疾病、对病人家庭和社会的责任、对待病人馈赠、救治病人与解救病人的贫困、生活作风等都做了具体的规定。"五戒十要"反映了陈实功的高尚医德，是我国医德传统中的重要财富。

清代医德进入总结阶段。喻昌著《医门法律》，首次提出医生对病人要"笃于情"的医德核心思想。他在《问病论》中指出："医，仁术也，仁人君子，必笃于情。笃于情，则视人犹己，问其所苦，自无不到之处。"在《治病篇》中提出"六大失""六不治"，详细阐述了医生应该遵循的职业道德原则和规范，丰富和完善了传统医德评价理论，确立了医德评价的客观标准。

（二）古代传统医德的内容

祖国医德内容丰富，在医疗实践中形成了优良的医德传统。

1. 赤诚济世，仁爱救人的行医宗旨 《黄帝内经》中记载着"天覆地载，万物悉备，莫贵于人"。唐代孙思邈《备急千金要方》中也有"人命至重，有贵千金"的说法，强调了人的生命价值。对生命具有高度仁爱精神，是医生的必备德性。

古代医家抱有对病人的深切同情之心，以救人疾苦为己任，全力救治病人。东汉张仲景生活在一个社会动乱，疫病流行时代，相传他 50 岁的时候曾担任过长沙的太守。他始终没有忘记为医之责任，积极为百姓治病。按当时规定，不允许太守随便进入民间屋舍给百姓看病，于是他每逢初一和十五，大开衙门，不问政事，只让有病的百姓进来，他坐在公堂上给人看病，人们尊称他为"坐堂大夫"，体现了他救治天下苍生的仁爱志向。

2. 淡泊名利，清廉正直的医德品质 古代医家把廉洁奉公，不贪钱财，不计报酬，不论贫富，扶贫济困等看作是医生之美德。

三国名医董奉医德高尚，慕名求医者络绎不绝。他为百姓治病不图酬劳，病人痊愈后，坚持要表示谢意时，他就让他们在山中种上杏树，病轻者种一棵，病重者种五棵。数十年之后，杏树成林，他把杏子换作粮食，用来赈济贫穷的老人。因此，人们用"杏林春暖""杏林佳话"赞扬他义务看病，赈济百姓的医德品质。

陈实功在《外科正宗》中也要求遇到"贫穷之家及游食僧道衙门差役人等，凡来看病，不可要他用药钱，只当奉药。再遇贫难者，当量力微赠，方为仁术，不然有药而无火食者，命亦难保也"。

3. 一视同仁，皆为至亲的待患准则 孙思邈在《论大医精诚》中有言："若有疾厄来求救者，不得问其贵贱贫富……普同一等，皆如至亲之想。"

明代医家万全以仁爱之心对待病童，即使对有宿怨的人也竭诚尽力，一心救治。与他素有旧怨的胡元溪之子患病请他医治，就在他的精心诊治下痊愈。

4. 虚心好学，刻苦钻研的治学态度 明代李时珍所著《本草纲目》是一部举世闻名的中药巨著。为此，他参阅 800 多种书籍，长途跋涉，访医采药，走遍大江南北。他一边搜集民间药方，一边采集各种植物、动物、矿物标本，通过实证考察，亲身体验，弄清了许多没有解决的问题，又经反复修改，加工整理，三易其稿，耗费近 28 年的心血，终于完成了这部巨著。

5. 敬重同道，谦虚谨慎的处事原则 古代医家认为，医生之间应该互相尊重，互相协作。谦虚谨慎是处理同道关系的道德原则，"戒毁同道"是许多医家对后人的谆谆告诫。孙思邈把讲其他医生的坏话，诽谤他人，抬高自己的做法称作"医之膏肓"，为不可救药的习气。

宋代钱乙被皇帝召进宫为太子治疗御医都治不好的病。钱乙用黄土汤治愈了太子的病，在解释了黄土汤对太子所患疾病的治疗作用后，特别强调"诸医所治垂愈，小医适当其愈"。这充分体现了钱乙尊重同道的高尚道德风范。

6. 不畏权贵，忠于医业的献身精神　中国医学史上有许多医生放弃做官，而立志专于民间治病，他们忠于医业的献身精神展现了高尚的医德情操。

东汉名医华佗曾拒绝沛相举他为孝廉，也曾拒绝太尉征他为官。当时，身为丞相的曹操患有头风眩病，华佗用针灸治好他的病，曹操强留他做侍医，但华佗托辞回家取方药向曹操请假返乡。因他多次违命拒绝返回许昌，因此遭到曹操的杀害。这种为民献身，不畏权贵的高尚品质值得称颂。

二、西方医德历史

西方医德也有着悠久的历史，考察其历史发展有助于吸取和弘扬人类文明的道德精华。以欧洲文艺复兴为界，西方医德包括以传统医学为特点的古代医德和以实验医学为特点的近代医学伦理学。

（一）西方古代医德

1. 古希腊医德　形成于公元前 6 世纪～公元前 4 世纪的古希腊医学是西方医学的发源。希波克拉底是古希腊医学和西方医德的奠基人，被尊为"西方医学之父"。他不仅创立了医学体系，还确立了医德规范体系。他提出"体液学说"和"机能整体"的观点，有力地冲击了当时医学中以巫术和宗教为依据的观点。他拒绝担任宫廷医职，为古希腊人民的健康和医学事业的发展献出了毕生的精力。收集在《希波克拉底全集》中的《原则》《操行论》，特别是《希波克拉底誓言》奠定了医学伦理学的基础。

长期被医学界推崇的《希波克拉底誓言》是古希腊医家留给后世的医德遗产，是一部经典的医德文献，成为了世界医学人道主义的第一座里程碑。其主要思想包括：第一，强调医疗行为的目的是为病人服务，把病人的健康恢复视为医生的最高职责。"无论至于何处，遇男或女，贵人及奴婢，我之唯一目的，为病家谋幸福。"第二，敬重医学同道。"凡授我艺者，敬之如父母，作为终身同业伴侣。彼有急需，我接济之。视彼儿女，犹我兄弟。如欲受业，当免费并无条件传授之。"第三，注重医生的品格修养。强调医生不能做损害病人利益的事，要"检束一切堕落及害人的行为，我不得将危害药品给予他人，并不做该项之指导"。第五，行医中保守秘密。指出"凡我所见所闻，无论有无业务关系，我认为应守秘密者，我愿保守秘密"。这些规范，为医生的行为提供了最基本的准则，至今仍有重要的现实意义。

2. 古罗马医德　继古希腊之后，古罗马医学有了较大的发展。公元前 450 年，古罗马颁布的《十二铜表法》中规定："禁止将死者埋葬于市之外壁以内"，不得饮河水而要饮泉水，"孕妇死时应取出其腹中之活婴"等。在公元 160 年安东尼王朝所颁布的法令中，也有任命救治贫民之医师的条文。在查士丁尼制定的法典中，也有劝告医生侍奉富贵时力避逢迎谄媚，而将救治贫民视为乐事的规定。

古罗马时期的代表医学家盖伦，他继承了希波克拉底的体液学说，发展了机体的解剖结构和器官生理概念，创立了医学和生物学知识体系。其医德主张是："作为医生，不可能一方面赚钱，一方面从事伟大的艺术——医学。""我研究医学，抛弃了娱乐，不求身外之物……"他的医德为后世所敬仰。

（二）西方近代医德

欧洲文艺复兴后，自由、平等、博爱和人道主义思潮涌现，并渗透于医学领域，医学伦理思想发展到一个新时期，在各国均有不同的发展。

17 世纪，英国的哈维医生用实验方法发现了血液循环，并于 1628 年发表了《论动物的心脏运动和血液运动》。近代医学在生物科学工作者的基础上发展起来。医学的发展和医疗卫生事业的社会化使医务人员的医德行为准则从个体走向群体，内容不断充实。哈维的著作为近代医学的发展做出了贡献，同时也对医学实验伦理道德提出了新的要求。

医学伦理学作为一门独立的学科也首先产生于英国。早在 1772 年，约翰·格雷戈里（John Grebory）在他的《关于医生的职责和资格的演讲》中首先对医学伦理学的本质进行了探索。之后的 1791 年，英国的帕茨瓦尔又为曼彻斯特医院起草了《医院及医务人员行动守则》，并于 1803 年出版了世界上第一部《医学伦理学》，此书最早较系统地提出了医德基本理论，其最大的特点就是为医院而写，因为它不仅涉及医患关系，它还涉及医际关系、医院的管理等内容，这是医学伦理学作为一门独立的学科所必备的东西。所以他的功绩在于：突破了医德中医患关系的内容，引进了医际关系（即医务人员之间的关系）、医务人员与医院的资助者之间的关系等，他是第一个为现代医院提出道德准则的医学伦理学家。

柏林大学教授胡佛兰德提出了救死扶伤、治病救人的《医德十二箴》，他指出"医生活着不是为了自己，而是为了别人，不要追求名誉和个人利益，而要用忘我的工作来救治别人，救死扶伤，治病救人，不应怀有别的个人目的；在病人面前，该考虑的仅仅是他的病情，而不是病人的地位和钱财；病人是你服务的靶子，绝不能去玩弄他们；通过你的言语和行为来赢得病人的信任；不要告诉病人他的病情已处于无望的情况；尽可能减少病人的医疗费用"等。他的箴言在西方医学界广为流传，为后世医家所称赞。胡佛兰德的医德思想，前继希波克拉底的医德传统，后启现代西方医德，推进了医德的发展。

（三）西方医德传统的内容

"一切为病人着想"是西方医德思想的前提。"医学之父"希波克拉底指出："我决尽我之所能与判断为病人利益着想而救助之，永不存一切邪恶之念……凡我进入任何人之房舍皆为病人之利益。"胡佛兰德提出《医德十二箴》，他指出："医生活着不是为了自己，而是为了别人，这是职业性质决定的。""奉行人道主义"是西方医德实践的核心基础。近代正式提出了医学人道主义，并宣传为人道主义而行医。精神病学创始人皮内尔提出以人道主义的精神对待精神病人，不应把精神病人看作罪犯，而应看作是人。"注重医生的品德修养和道德风范"是西方医德的重要内容。希波克拉底认为，医生要有高尚的品德，要一心为病人治疾灭病，救死扶伤，不以工作之便或以治病为借口进行任何不道德的放荡之举。

1. 救死扶伤，尽职尽责是医德规范中的道德准则　要求医务人员把维护病人的生命，增进人类健康作为最崇高的职责。希波克拉底指出："要尽力医治和扶助病人"。印度医学家妙闻也指出："医生需要有一些必要的知识，要洁身自爱，要使患者信赖，并尽一切力量为患者服务"。

2. 平等待人，一视同仁是医德规范中的传统美德　要求医务人员对病人的权利、利益、人格要尊重和关心，对患者一律平等对待。《迈蒙尼提斯祷文》中说："让我不分贫富、善恶和敌友，愉快地帮助和支持他们，在这些受难者中，我的精力会让我只看见他是人。"胡佛兰德也指出："对于病人，只以病者视之，不以贵贱贫富而有异也。"

3. 医德庄重，语言和蔼是医德规范的主要内容　要求医务人员调动病人的积极性，使其配合治疗，以帮助病人建立良好的心理素质。古希腊的《论可贵的品行》和《论箴言》中规定："医生进入病人的房间时，应当注意自己的举止言行，医生的衣着要整齐，态度要沉静，对病人要非常关心……"

4. 慎言守密，尊重患者是医德行为规范的重要内容　要求医务人员要为病人保守秘密，不要刺探病人隐私，尊重病人的隐私权。希波克拉底指出："凡不应宣泄者，我当永守秘密。"波斯的《医生的道德责任》中规定："医生一定要严守病人的秘密，不刺探病人，尤其是病人不愿人家知道的秘密。"

5. 尊重同仁，团结协作是医德规范的重要原则　要求医务人员除了要协调好医患关系外，还要处理好医务人员之间的关系，精诚团结。波斯的"训谕"里，对医生的第二个忠告是敬老师，"尊师重教要尽力，老师好比父母亲，孝敬父母要本分"。《医生的道德责任》中规定："绝不能诽谤别的医生。"

三、现代医德的发展

（一）中国现代医德——社会主义医德的发展

新中国成立后，随着社会主义革命和社会主义建设的发展，医疗卫生事业也有了长足的进步，"救死扶伤，防病治病"，"全心全意为人民服务"的医德思想和医德原则也在更广阔的范围内得到体现和发展。广大医务人员的医德水平和思想觉悟也有了很大提高，落后的医疗卫生状况有了很大改善。

1949 年，中国人民政治协商会议通过的《共同纲领》第四十八条规定了"提倡国民体育，推广医药卫生事业，并注意保护母亲、婴儿和儿童的健康"的任务，成为《共同纲领》的一项重要内容。

十一届三中全会以来，党在指导思想上拨乱反正，恢复了实事求是的思想路线，医德教育和医德研究得以在中国复兴。随着社会主义精神文明建设不断加强，1981 年在原卫生部的支持下，新中国成立以来第一本医德教材《医德学概论》由上海第二医科大学（现上海交通大学医学院）编写，由人民卫生出版社出版发行。由此，对医德的研究也日益受到卫生行政部门的重视。同年 6 月，在上海举行了第一次全国医学伦理道德学术讨论会，会上向全国医药院校倡议开设医学伦理学课程，同时确定了"救死扶伤，防病治病，实行社会主义人道主义，全心全意为人民服务"的医德原则。10 月，原卫生部颁布了《医院工作人员守则和医德规范》。

继 1981 年之后，全国性的医学伦理学术讨论会已有 10 余次，主要交流总结医德研究成果，并在医德基本理论、医德原则、医院管理、卫生改革、医疗技术、生命科学和健康教育等方面进行了比较广泛深入的探讨，得出了许多有益的结论。同时，国际间的学术交流进一步推动了我国医学伦理学的学科建设。

1988 年，全国第五次医学伦理学讨论会暨中华医学会医学伦理学分会成立大会在西安召开，标志着中国医学伦理学的理论队伍已经形成并开始走上正轨。同时，西安医科大学创办的《中国医学伦理学》杂志，是我国第一本医学伦理学研究专刊。同年，原卫生部还颁布了《医务人员医德规范及其实施办法》，提出七条医德规范："救死扶伤，人道对待；尊重病人，一视同仁；文明礼貌，关心体贴；谨言慎行，保守医密；互学互尊，发奋进取，廉洁奉公，遵纪守法。"《医务人员医德规范及其实施办法》是我国最权威的医德规范文件。

1997 年，全国卫生工作会议通过了《中共中央、国务院关于卫生改革与发展的决定》，提出将"发扬白求恩精神，树立救死扶伤、忠于职守、爱岗敬业、满腔热情、开拓进取、精益求精、乐于奉献、文明行医的行医风尚"作为医德规范。

进入 21 世纪，党中央提出"以德治国"的重要方针，颁发了《公民道德建设实施纲要》，并把医疗卫生行业的职业道德和行风建设作为重点来抓。医疗卫生行业和广大医务人员大力加强医德建设和行风建设，坚持以人为本，全心全意地为人民群众的健康服务，维护人民群众的健康权益，为构建和谐平安社会、全面实现小康社会的目标做出了应有的贡献。特别是在 2003 年防治"非典"的斗争中，广大医务工作人员经受住了考验，标志着社会主义医德不断完善，逐步走上了健康轨道。

（二）西方现代医德

西方现代医德最早始于中世纪欧洲文艺复兴时期，随着医学的发展，新的学科不断产生，生物医学模式也逐渐向生物－心理－社会医学模式转变。为了和医学的发展相适应，医德也有了较大的发展。特别是 20 世纪 40 年代后，一些国家相继成立了医学伦理学会和相应的研究机构，一系列国际性医德文件相继产生。

《纽伦堡法典》：1946 年制定，规定了关于人体实验的基本原则，"一是必须有利于社会，二是应该符合伦理道德和法律观点"。

《医学伦理学日内瓦协议法》：1948 年颁布，以《希波克拉底誓言》为蓝本，把它作为全世界医务人员共同遵守的行为准则。

《护士伦理学国际法》：1953 年由国际护士会制定，1965 年经德国法兰克福大议会修订并采纳，并于是年再次做了重要修改。

《赫尔辛基宣言》：1964 年在芬兰赫尔辛基召开的第 18 届世界医学大会上通过，制定了关于指导人体实验研究的重要原则，强调了人体实验必须得到研究对象的知情同意。这一文献到 2000 年已修改到第 5 稿。

《悉尼宣言》：1968 年在悉尼召开的第 22 届世界医学大会上通过，确定了死亡的道德责任和器官移植的道德原则。

《东京宣言》：1975 年在东京召开的第 29 届世界医学大会上通过，规定了关于对拘留犯和囚犯给予折磨、虐待、非人道的对待惩罚时，医师的行为准则。

《夏威夷宣言》：1977 年在夏威夷召开的第 6 届世界精神病学大会上通过，规定了关于精神病医生的道德原则。

《生命伦理学吉汉宣言》：2000 年在世界生命伦理学大会上通过。

上述文件，都从不同方面对医务人员提出了国际性的医学道德原则。

第三节　学习医学伦理学的意义和方法

一、学习医学伦理学的意义

学好医学伦理学具有重要的理论意义和现实意义

1. 是对每个从医者的要求　这是由医学职业的特殊性决定的。医学工作直接涉及人们的生命、健康和死亡，稍有不慎都可造成无法挽回的损失，每一起医疗事故都是血的教训，正如古人说："医本活人，学之不精，反为夭折。"在医疗救治中，患者对医者的高度信赖和医者对患者的高度负责是突出的职业特征。医者的道德行为可以直接影响医疗质量，因此，医学对从业者提出了较高的职业道德要求，学好医学伦理学有助于帮助他们解决医疗实践中的道德问题，提高自身的职业道德素质。

2. 是医学职业发展的需要　现代医学的发展使卫生行业不仅关系着患者的安危，而且关系着人类的生命过程和生命质量，关系着人类的现状和未来。而且，随着全球经济的一体化发展，国际医学合作越来越密切，世界各国在医学发展中需要共同遵守有利于整个人类的伦理原则，这也正是医学伦理学的新使命。例如，生殖技术、基因技术、克隆技术、人类干细胞研究等都需要医学伦理学的介入和调控。

3. 是医德医风建设的需要　医德医风建设是整个社会职业道德建设的重要方面，医学界的行业自律是医学伦理关系建设的主要方面。从现实的角度看，医德医风已成为全社会关注的热点问题之一，加强医学伦理学的研究与教育，加大医疗卫生行业职业道德建设的力度，已成为共同的呼声。

4. 是社会主义市场经济条件发展的要求　在社会主义市场经济条件下，加强医学伦理教育的必要性主要取决于正确处理市场经济对医学服务正负双重效应的要求。社会主义市场经济的自主性、竞争性等特征调动了医疗机构的自我发展能力和潜力，以及医务人员的积极性，对医疗活动具有明显的促进作用，推动了医学事业的发展。同时，社会主义市场经济体制对医疗活动的负效应也表现在医疗活动中，如市场经济的竞争性、逐利性导致一些医院片面追求经济利益，将医疗权利、技术当作牟取不正当利益的手段，把医学事业看成是纯粹的商业行为，唯利是图。因此，加强医德建设可防止和最大限度地限制市场经济对医疗活动的负作用，为医疗卫生体制改革奠定基础，导引方向。

加强医学职业道德的督导、调控作用，完善自律与他律相结合的机制，大力加强医学伦理学教育已势在必行。医学伦理学既有完备的理论体系，又强调学以致用，是一门知行统一的学问。

二、学习医学伦理学的方法

学习医学伦理学的意义解决的是为什么学的问题，而更重要的是，怎样才能学好，并把所学的知识应用到实践中去，提高分析问题、解决问题的能力。学好医学伦理学，我们还要掌握几种具体方法。

（一）理论联系实际的方法

医学伦理学是医德理论化、系统化、规范化的总结。医德理论来源于医疗实践，又指导医疗实践工作。医学伦理学不仅是一门理论学科，更是一门实践学科，理论联系实际是学习医学伦理学的基本原则。通过对医德的研究和分析，把握其本质和规律，为人们提供一套切实可行的行为规范，为医疗实践服务。并可通过案例分析的方法，用已学的伦理学理论，研究、分析市场经济体制条件下出现的新情况、新问题，寻求解决的办法，同时提高学生的道德判断、推理、决策能力。道德应用能力的提高反过来能促进医务人员更好地理解医德的行为规范，自觉地践行医德的伦理思想，用自身的实际行动来推动医学伦理学的发展。

在理论联系实际时，常常需要进行案例分析，其方法如下：

1. 收集与分析各方面事实情况 何时，何地，何人，什么事实，什么原因。

2. 事件关系人 案例中涉及的所有人际关系，谁是矛盾解决的决定者。

3. 做决定的人的情况 情感倾向，价值观，信仰，知识水平。

4. 矛盾、冲突的核心 核心问题是什么，可分为几个层次，利益关系如何。

5. 相关道德原则、规范及冲突

6. 行动方案 行动的目的、动机及后果。

7. 后果评价 反思评价所做的决定及所采取的行动。

（二）价值分析的方法

医学伦理学是以医德为研究对象的，而医德是一定经济关系的产物，是从经济关系表现出来的利益中引申出来的。因此，我们应该用价值手段来考察各种医德现象。医务人员要分析判断哪些行为有价值，哪些无价值或是负价值，还应区分对自己的价值和对病人的价值，并做出正确的价值判断，提高道德决策能力。

另外，学习医学伦理学还有历史逻辑的方法。道德问题要与一定的历史时期、一定社会条件相联系，要动态、辩证地考察社会主义市场经济条件下，社会转型时期的历史现实因素对医德的影响，不能脱离历史条件和环境。总之，掌握正确的学习方法是学好医学伦理学的关键。

本章小结

医学伦理学就是运用一般伦理学原理研究和指导医疗卫生领域中的道德现象、道德关系和道德问题的学说和理论。它以医学领域中医务人员的医德意识和医德活动为研究对象，主要包括医患关系、医际关系、医学与社会的关系、医学科研中的道德。了解祖国医德发展历程和各时期的优良医德传统，继承和弘扬中外医德遗产是每一个医务工作者的神圣职责。

思考题

一、单选题

1. 医学伦理学的精髓是（　　）
   A. 医德理论　　　　　　　B. 医德规范　　　　　　C. 医德实践
   D. 医德关系　　　　　　　E. 以上都不是
2. 医学伦理学的核心问题和基本研究对象是（　　）
   A. 医生与医生之间的关系
   B. 医生与患者之间的关系
   C. 医生与护士之间的关系
   D. 护士与护士之间的关系
   E. 患者与患者之间的关系
3. "五戒十要"的作者是（　　）
   A. 龚廷贤　　　　　　　　B. 陈实功　　　　　　　C. 张璐
   D. 张杲　　　　　　　　　E. 孙思邈
4. 制定关于人体实验道德标准的是（　　）
   A. 悉尼宣言　　　　　　　B. 赫尔辛基宣言　　　　C. 纽伦堡法典
   D. 生命伦理学吉汉宣言　　E. 爱丁堡宣言

二、多选题

1. 社会主义的医德关系应是（　　）
   A. 谋生协作型　　　　　　B. 赐舍恩惠型　　　　　C. 友好合作型
   D. 排斥对立型　　　　　　E. 志同协调型
2. 孙思邈在《论大医精诚》中提出（　　）
   A. 无私救治，一视同仁　　B. 作风正派，清廉正直　C. 救死扶伤，治病救人
   D. 医术精湛，精勤不倦　　E. 同情病人
3. 被誉为"金元四大家"的名医是（　　）
   A. 朱丹溪，林逋　　　　　B. 刘完素，朱震亨　　　C. 皇甫谧，钱乙
   D. 张从正，李杲　　　　　E. 陈实功，张仲景

第二章　医学伦理学的基本原则、规范与范畴

学习目标

1. 了解医学伦理学的基本原则。
2. 掌握医学伦理学的规范和范畴。
3. 能够正确运用医学伦理学的规范和范畴指导自己的医疗实践活动。

社会窗口

2011 年 11 月，"青青岛社区"网站上有这样一篇文章《您扶起的不仅仅是伤者，而是跌倒的社会公德心》。该文章描述了一位中年男子在上班途中救治一跌倒者的感人场景。重庆汽车北站附近的公路右侧绿化带区域躺着一个人，许多经过此处的人都没去看个究竟，只有一中年男子路过此处时主动救人，招呼路人帮忙，打 120 急救电话。

助人于危难之中是一种美德，救死扶伤更是对医务工作者人道主义精神的更好诠释。

（图片来源：http://club.qingdaonews.com）

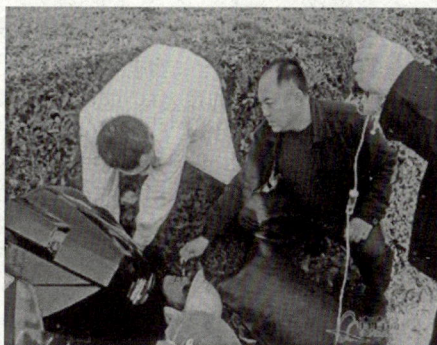

第一节　医学伦理学的基本原则

一、医学伦理学基本原则的含义

原则是指人们观察问题、处理问题的准则。个人对问题的处理和提出的看法经常会受到其立场、观点及方法的影响。人类从自然界和历史中抽象出来的正确反映客观事物规律的原则将会有利于指导人们的实践活动。医学经过长足的发展之后，人类总结和抽

象出了医学领域中医务工作者观察问题和处理问题时应当遵循的一些医学伦理学的原则。

医学道德基本原则就其实质来说，是社会发展过程中医学发展和社会进步到一定历史阶段，在二者的交互作用中产生的。它是根据大家认可的比较具体的医德观念和行为准则，由专门的研究者抽象和概括出的反映某一医学发展阶段及特定社会背景之中医学道德的基本精神。它是医德规范体系的总纲和精髓，在医学伦理学规范体系中处于核心地位，起着主导作用。它用于调节医疗实践活动中形成的各种人际关系，主要包括医务人员与病人、医务人员相互之间、医务人员与社会之间关系的行为准则，也是衡量医务人员医德水平的基本道德准则。

健康所系、生命所托的医疗实践活动效果的好坏，在很大程度上依赖于医务工作者内心良好道德信念的支持。医学道德基本原则为医务人员树立正确的医疗道德意识，掌握正确的医疗道德规范，选择良好的医疗道德行为指明了方向。它也有利于医务工作者提高自身的医学道德修养，更加客观地进行医学伦理评价。

二、我国医学伦理学基本原则的内容

医学道德的基本原则不是凭空产生出来的，也不是一成不变的。它总是根源于一定的社会经济条件，并在一定社会道德的制约下产生、形成和发展的。在不同的历史时期、不同的社会形态里，医学道德的基本原则也是各不相同的。

我国发展到社会主义阶段，医学道德基本原则也有了新的内容，体现了社会主义制度下医务人员与病人、与社会之间的新型关系，高度集中地反映出我国当代医学服务所具有的广泛的人民性、彻底的人道性、鲜明的时代性等伦理本质。

1981 年，第一次全国医学伦理道德学术讨论会在上海召开。该会议首次明确提出了我国的"社会主义医德基本原则"，其内容为"救死扶伤，防病治病，实行革命的人道主义，全心全意为人民服务"。20 世纪 80 年代中期，经修改，把上述提法确定为"防病治病，救死扶伤，实行社会主义人道主义，全心全意为人民身心健康服务"，简称为社会主义医学人道主义。

1. 防病治病，救死扶伤　这是医学的根本任务，是医务人员最基本的职责，也是医务人员医疗实践和医德行为的基本出发点和归宿。

随着现代医学的发展，传统生物医学模式向生物-心理-社会现代医学模式转变，医疗工作的内容由治疗扩大到社会预防、社会保健等方面。这种变化，在客观上就要求医学服务必须承担完整的医学道德责任，医务人员必须肩负起防病与治病的全部使命。一方面，医务人员要刻苦钻研业务，提高自己的医疗技术，以此来提高医疗质量。另一方面，则要做好社会预防，尽量减少和消除致病物质和致病因素对人类的危害，增强人们的机体抵抗力，降低发病率，有效保障广大群众的身心健康。

救死扶伤，它是医学服务的首要道德职责，医务人员都应把患者的生命和健康放在第一位，为病人谋利益。"救死扶伤是临床医务人员的天职"，这一医学道德思想可以说是古今中外医家的共识。我国医德传统中，用"医乃活人之术""医乃仁术""医之使之生"来诠释古代的医疗活动。西方医学之父希波克拉底以"为病家谋利益"和"不伤害"等为行医准则。无论是我国还是西方，人们都在诠释着一个伟大的思想，救死扶伤乃是医务工作者的神圣职责和光荣使命。

医德基本原则把全面的医德责任作为其首要内容，这是社会主义制度和现代医学发展等多因素综合作用的必然结果。

2. 实行社会主义的人道主义 它是处理好医学道德人际关系必须遵循的普遍的、现实的基本准则，是人道主义思想在社会主义医疗工作中的体现。

社会主义医学人道主义是在批判地继承传统医学人道主义的基础上，对无产阶级革命人道主义的继承和发展，是医学人道主义的高级历史形态。传统的医学人道主义因医疗条件等限制，只停留在关心、同情、怜悯病人的基础上。社会主义医学人道主义集古今中外医学人道精神之大成，它要求医务人员在医务实践活动中对人的生命加以敬畏和珍爱，尊重服务对象的人格，关心和同情服务对象的疾苦病痛，对病人的权利给以尊重和保护。实行社会主义医学人道主义，就是要竭尽全力防病治病、救死扶伤。当然，在功利主义的影响下，社会主义医学人道主义还需要不断发展和充实。

3. 全心全意为人民的身心健康服务 全心全意为人民身心健康服务是对医务人员履行工作职责提出的最高要求和理想目标，是我国社会主义医学道德区别于以往传统道德的本质特征。

马克思主义认为，人民群众是历史的创造者，人类社会发展的历史就是人民群众创造社会财富、进行社会变革和推动社会前进的历史。只有全心全意为人民服务，才能推动历史的发展，也才符合无产阶级的根本利益。因此，医务工作者在全心全意为人民的身心健康服务上，一要踏实工作，专心致志，任劳任怨地救死扶伤，治病救人，既要为人民群众治病，更要为其防病，既要关心人民群众的身体健康，还要注重他们的心理健康。二要坚持社会主义集体主义原则，防止和克服利己主义倾向。在医疗实践活动中，一切以病人利益为重，以集体利益为重，以社会利益为重，尽最大努力解除病人的痛苦，全心全意为人民的身心健康服务。

总之，我国社会主义医学道德基本原则的三个层次相互联系、相互支撑、相互作用。"防病治病，救死扶伤"是实现"全心全意为人民身心健康服务"的手段，"实行社会主义的人道主义"是"全心全意为人民身心健康服务"的内在要求与精神，"全心全意为人民身心健康服务"是前两者的目的与归宿。

三、医学伦理学的具体原则

医学服务的对象是人类的生命和健康事业，它的理想状态就是为每个人的健康保驾护航。我国的医学道德原则形成、发展于我国几千年的传统文化，国外医学道德的发展同样经历了漫长的过程。无论是在国内还是国外，医学都有着共同的理想和追求，并逐渐形成了医学行业应遵循的一些做事的具体原则。目前，公认的医学道德的具体原则主要有四个方面：不伤害原则、有利原则、尊重原则和公正原则。

（一）不伤害原则

1. 不伤害原则的含义 不伤害是指医务人员在医疗活动中，不要因不必要的过失或其他因素给病人的身体或精神造成伤害。简而言之，是指医务人员医疗行为的动机与结果均应避免对病人的伤害，这是医务人员工作中应遵循的基本要求。一般而言，在对如精神病人、智障患者、老年和幼儿病人、昏迷病人进行诊疗时，由于这些诊疗对象无保护行为能力或丧失行为能力，医务人员更应坚持不伤害原则的要求。

俗话说，是药三分毒。许多医疗活动在治疗效果上都具有双重性。如对肿瘤患者进行的化疗，既能抑制肿瘤，又对人体的免疫系统造成不良的影响。有些伤害是不以人的意志为转移的，我们在使用该原则时不应以一个绝对化的角度去理解，而应站在相对的角度把可预见的对患者的伤害尽量避免或者降低到最低程度，树立正确的医疗作风。

2. 医疗伤害的类别　根据划分标准的不同，医疗伤害也有不同的种类。

（1）从其与医方主观意志的关系划分　医疗伤害分为有意伤害（故意伤害）、可知伤害、可控伤害、责任伤害四种。有意伤害指医方受其自身恶意主观意志的支配，为使自己对患者的报复心理、对医院或者其他人员的不满、对医疗环境及收入的不满等不良情绪得到释放和缓解，在诊疗过程中拒绝给病人以必要的临床诊治或急诊抢救、为病人滥施不必要的诊治手段等所直接造成的故意伤害。与此相反，不是医方出于自身的恶意在诊疗过程中产生的伤害属于无意伤害。可知伤害是医方在诊疗活动前已经知晓的对病人的伤害，如使用副作用较大的药物。与此相反，在诊疗过程中无法预先知晓的一些伤害称之为意外伤害（例如麻醉意外）。可控伤害是医方经过努力可以也应该降低其损伤程度，甚至可以杜绝的伤害。与此相反，超出控制能力的伤害则是不可控伤害（如医疗活动受到自然灾害的影响等）。责任伤害一般是指有意伤害，以及虽然无意但属可知、可控而未加认真预测和控制，任其出现的伤害。

不伤害原则就是针对医方的主观恶意行为，以及可预见而医方未预见、能够控制而医方却不加以控制的责任伤害提出的医务人员应遵循的行为准则。

（2）从伤害的内容划分　医疗伤害分身体伤害、精神伤害和经济伤害。身体伤害指医务人员因医疗技术、专业能力、敬业精神等原因误诊误治而导致的病人躯体疼痛、功能损害、组织肢体伤残、生命丧失等伤害。精神伤害是指病人的医疗隐私被医务人员泄露，病人的人格受到侵害等导致病人心理受到伤害。经济伤害指医务人员和医疗机构因功利性目的造成病人在医疗过程中诊疗费用的无谓付出。如现在有些医院中存在的"过度医疗"，为患者开展不必要的检查等，给患者造成巨大的经济负担和损失。

3. 不伤害原则的要求　在医疗活动中，医务人员要更好地贯彻不伤害性原则。首先，医务人员应树立高度的事业责任感，强化一切以病人为中心的思想意识，恪尽职守，千方百计防范无意但可预知的伤害及意外伤害的出现，不给患者造成原本可以避免的身体上或精神上的伤害及经济上损失。其次，不滥施辅助检查，不做弊大于利的辅助检查。再次，在药物治疗中，要杜绝滥用药物给病人造成伤害。最后，医务人员必须权衡手术治疗与非手术治疗的利弊及界线，掌握手术治疗的适应证，防止滥施手术给病人带来不必要的伤害。

4. 不伤害原则与有利原则的冲突　不伤害原则是医护人员应当遵循的最起码的道德原则，但临床现实中，完全的不伤害是不可能的，用药和手术都存在有益方面和副反应，不伤害原则的执行关键在于这种伤害是有益还是无益，是多大程度上的伤害。

（二）有利原则

1. 有利原则的含义　在国外，有利原则又称行善原则。美国著名的伦理学家威廉·弗兰克纳认为，行善原则包括不应该施加伤害、应预防伤害、去除伤害、做善事或促成善事。可见，有利原则是指医务人员一切以患者为中心，为了患者的利益而履行仁慈和善良的德行。有利原则有两个层次的内容：较低层次是不伤害病人，较高层次是为病人谋幸福。

行善是医务人员应该承担的责任与义务。医务人员有责任和义务积极促进病人的健康，增进病人的幸福，预防和减少对病人的伤害。

2. 有利原则的要求　有利原则要求医务人员将有利于病人健康放在第一位，切实为病人谋利益。一是医务人员应尽心尽力去关心患者的主客观利益，将维护患者的健康和生命作为自己工作的出发点和归宿，如节省患者医疗费、满足患者正当的心理需要等。二是医务人员在实际的诊疗中应尽最大努力为患者提供最佳的治疗方案，解除病人的痛苦，维护病人的健康。

3. 有利原则与其他原则的冲突　有利原则要求医务人员的行为对病人确有益处。但在现实生活中会有这样的现象，治疗因车祸受伤的患者，发现要保住其性命就必须截去右腿。在这种利害并存时，要权衡利弊，坚持"两害相权取其轻，两利相权取其重"的做法，力求取得最大善果和最小恶果。

有利原则要求医务人员对患者不应该施加伤害，应预防伤害、去除伤害。它与不伤害原则密切联系。有利原则中包含着不伤害，不伤害是有利的一个方面。

（三）尊重原则

1. 尊重原则的含义　尊重原则有狭义和广义之分。狭义上指医务人员在诊疗活动中应该真诚地尊重患者的人格。广义方面强调医务人员不仅要尊重患者的人格，还应该尊重病人自主的权利，尊重患者隐私等。

2. 尊重原则的要求　一般而言，尊重原则在诊疗活动中主要体现在三个方面：尊重患者的人格、尊重患者的隐私权、尊重患者的自主权。

（1）**尊重患者的人格**　人格权是社会个体生存和发展的基础，是整个法律体系中的一种基础性权利。它是一个人生下来即享有的权利，是尊重原则之所以具有道德合理性并能够成立的前提和基础。在我国，依据现行法律法规和价值观念，每一位公民都享有的人格权利有生命权、健康权、身体权、姓名权、肖像权、名誉权、荣誉权、人格尊严权、人身自由权、隐私权和其他人格权利，人去世后仍享有姓名权、肖像权、名誉权、荣誉权、隐私权、遗体权等，还享有具有人格象征意义的特定纪念物品的财产权。在诊疗活动中，尊重患者的人格即是对患者及其家属以上人格权的尊重。

（2）**尊重患者的隐私权**　隐私，即隐秘的事情，不可告人的事情。患者的隐私指患者在医疗活动中与病情有关的不想或不愿告人的事情。患者合理的隐私受到保护将有利于维护良好的护患关系，有利于医务人员取得病人的信任和合作，可以防止意外和不良后果的发生。在诊疗过程中，医务人员经常会碰到需要保密的患者，如未婚先孕的女士去医院做人流要求医生给予保密，患者被检查出患有艾滋病等疾病需要保密。针对需要保密的情况，医务人员该如何做出选择？事实上，对病人隐私的保护并不是无限制的、绝对的，恪守医疗保密必须满足以下几个伦理条件：①医疗保密的实施必须以不伤害病人自身的健康与生命利益为前提；②医疗保密原则的实施不伤害无辜者的利益；③恪守医疗保密原则必须满足不损害社会利益的伦理条件；④遵循医疗保密原则不能与现行法律相冲突。

（3）尊重患者的自主权　指尊重患者根据自己的思考做出合理决定的权利，保证患者自己做主。主要体现在患者的自主选择、自主同意、自主知情权方面。

医务工作者面对的患者是复杂的，如儿童患者、青年患者、老年患者的身体及心理状态存在很大的差异性，面对患者的多样性，患者自主权的实现需考虑以下几方面的条件：

首先，对医务人员来说，患者对医疗专业知识相对欠缺，患者自主权的实现需要医务人员对患者及其家属和监护人提供尽可能详细的医疗信息。如在进行诊疗时，用通俗易于理解的语言同患者沟通；进行手术治疗时，医务人员应给患者详细说明术前、术中、术后的有关事宜。以此为患者及其家属和监护人行使自主权提供前提条件。医务人员对患者的自主选择应保证其是在理性状态下做出的。

其次，对患者来说，行使自己所拥有的自主权并不是无条件的。患者行使自主权必须是自己有能力做决定时，如智障人群、精神病病人、昏迷病人、未成年人等，可以由其家属、监护人或代理人代替行使自主权。患者自主权的行使不应与他人、社会利益发生冲突。

再次，医生行使自主权。从人道主义的原则出发，当患者处于紧急状态下需要在事故现场或医院实施手术等医疗活动，但病人、家属或监护人等无法给予医疗授权时，医生行使医疗自主权具有合理性。如地震灾害中患者的救治、流浪人群的救治等。

（四）公正原则

1. 公正原则的含义　公正即社会公平和正义，它是政治学、社会学和伦理学所研究的一个重要原则。对于公平、正义的相关研究古已有之。古希腊著名哲学家亚里士多德在《尼各马可伦理学》一书中对公正做了阐释。他把公正解释为分配的公正、矫正的公正、交易的公正。伦理学认为，按照一定社会的道德原则与规范去行动，就是合乎公平和正义的。从公正的历史发展看，公正作为体现人与人之间平等关系的价值准则，它是历史的、具体的、相对的。

在当前的医疗实践中，公正主要包含形式公正和内容公正两方面。其中形式公正是指对同样的人给予相同的待遇，对不同的人给予不同的待遇。内容公正是指依据个人的地位、能力、贡献、需要等分配相应的负担和收益。医疗领域当中的公正原则应坚持形式公正和内容公正的统一。

2.公正原则的要求 公正原则在医疗活动中主要体现在医疗公正和卫生资源分配公正两个方面。医疗公正指每一个社会成员都有平等接受医学治疗的权利，医务人员对患者应一视同仁，平等对待，要尊重和维护患者平等的基本医疗照顾权利。卫生资源分配公正指医务人员应当公平合理地分配使用现有的卫生资源，最大限度地实现公平，做到公平优先、兼顾效率的原则。

3.卫生资源的分配与使用 医疗卫生资源是指为满足医疗需要，社会可提供的人财物等方面的资源，包括药品、医疗设备、信息和技术、医疗费用、医务人员等。卫生资源分为一般资源和稀缺资源两种。稀缺的卫生资源指那些技术含量高、来源紧缺、不可能普及的卫生资源，比如高级医疗人才、贵重的药品、器官、高级医疗设备等。

通常情况下，一般的卫生资源可以满足患者需要，但在特殊的医疗需要下，稀有的卫生资源如何分配和使用？如器官移植作为 20 世纪一项重要的医疗技术挽救了很多人的生命，但我国器官的缺乏却导致很多的患者因得不到这种稀有的卫生资源而失去救治的机会。面对稀有卫生资源的分配和使用，目前临床上主要是分程序、按步骤地实施医学标准、社会价值标准和个人与社会可负担的标准，以确定患者对稀缺卫生资源的优先使用。医学标准主要考虑的是疾病的危重程度、患者的免疫相容性等医疗适应证等方面。社会价值标准考虑的是患者过去、现在及未来对社会等的贡献，该标准主要参考美国的照顾性原则、前瞻性原则、家庭角色原则、科研价值和余年寿命原则。个人可负担的能力考虑的是患者家庭经济状况、病人对他周围人的重要性等。在处理实际问题时，我们应将几种标准结合起来考虑。

第二节 医学伦理学的规范

一、医学伦理学规范的含义

在现代解释中，规范指约定俗成或明文规定的标准，用以调整人们之间的关系，维持社会的和谐。在社会活动中，为保障工作能较好完成，不同的行业、不同的部门及不同的领域等都有自己成文或约定俗成的规范，如手术室伦理规范、公共场合文明用语规范、治疗室用药规范等。

医学伦理学规范指依据一定的医学道德理论和原则制定的，用以调节医务人员在医疗实践活动中的各种医疗人际关系，评价医学行为善恶的准则和具体要求。

医学伦理学规范的制定，有利于调节医疗活动中医务人员与患者、医务人员之间的道德关系，有利于医务人员形成良好的医疗道德品质，在良好医疗风气的形成等方面发挥着积极的作用。

二、医学伦理学规范的形式

医学伦理学规范规定了医务人员在医疗活动中应该怎么做才能更好地满足患者的需要，更符合社会医疗事业发展的需要。医学伦理学规范的形式多种多样，古代多采用

"××戒律""××宣言""××誓言""××誓词""××祷文"等形式，现代多采用"××守则""××规范""××条例"等形式。这些成文的戒律、誓言等即是医学道德的规范。

1. 西方医学道德规范 有"医学之父"希波克拉底的《希波克拉底誓言》、古阿拉伯迈蒙尼提斯的《迈蒙尼提斯祷文》、德国胡佛兰德的《医德十二篇》、美国医学会颁布的《医德守则》等。

2. 我国医学道德规范 我国医学道德规范有明代陈实功的《医家五戒十要》，清代张璐的《医门十戒》等。1981年10月18日，卫生部颁发了《医院工作人员守则和医德规范》。1988年12月15日，卫生部发布了《医务人员医德规范及实施办法》。1991年，中华人民共和国教委高等教育司颁布了《医学生誓言》。1996年，在专家学者倡议下制定了《临床医师公约》。2012年7月18日，为进一步规范医疗机构从业人员行为，原卫生部、原国家食品药品监督管理局和国家中医药管理局组织制定了《医疗机构从业人员行为规范》，该规范从医疗机构从业人员基本行为规范、管理人员行为规范、医师行为规范、护士行为规范、药学技术人员行为规范、医技人员行为规范等方面做了较为详细的说明。

三、我国医学伦理学规范的内容

医学伦理学规范是人们对长期医疗实践活动经验的概括和总结。随着社会的进步和发展，医学伦理学规范也在逐步成熟和完善，概括起来有以下几个方面。

1. 救死扶伤，忠于职守 救死扶伤是医务人员的神圣职责，忠于职守是医务人员崇高的敬业精神。在不同的时代，医务工作者都在用行动诠释着救死扶伤、忠于职守这个优良的道德规范。古代流传下来的赞誉医德的典故有"悬壶济世""济世救人""医乃仁术"等。在当代，要求医务人员正确对待自己所从事的职业，牢固树立救死扶伤、忠于职守道德精神。这种精神在工作中的具体表现就是：热爱医疗事业，要勇于奉献，心中时刻想着病人，痛病人之所痛，急病人之所急，千方百计为病人着想。

《医学生誓言》的最后一句提到：救死扶伤，不辞艰辛，执着追求，为祖国医药卫生事业的发展和人类身心健康奋斗终身。2003年，中国工程院院士、著名呼吸病专家钟南山院士在与突如其来的传染性非典型肺炎做斗争的过程中深有感触地说："医院是战场，作为战士，我们不冲上去谁上去？"体现了当今医务工作者的医德精神。

2. 钻研医术，精益求精 古人云"为医之道，非博不能明其理，非精不能至其约"，"业精于勤荒于嬉，形成于思毁于随"，说明了精湛的技艺对医疗效果的积极作用。医疗效果的好坏，与医务人员的专业技能密不可分。钻研医术，精益求精，要求医务工作者在学术方面应不断进步和提高。医学关乎人的生命，关乎人的健康。自古至今，人的生命质量不断提高，旧的疾病种类得到控制和消灭，均得益于人类医学知识的发展和医疗技术的提高。

随着人类生存环境的变化，新的疾病也在不断威胁着人类的健康，如糖尿病、心脑血管疾病、癌症等。对于新的疾病的治疗技术的突破还需医务人员不断钻研自己的业务知识，提高医疗技术。《医务人员医德规范及实施办法》要求医务人员要严谨求实，奋发进取，钻研医术，精益求精，不断更新知识，提高技术水平。

3.平等交往，一视同仁 平等交往指医务人员在对患者进行诊疗及和患者进行沟通的过程中应平等相处，不应因自己具有深厚的专业知识而居高临下，轻视患者的一言一行，将患者置于被动的地位。一视同仁指医务人员对不同的患者应同等对待。平等交往、一视同仁是医务人员在医疗活动中处理医患关系时必须遵守的道德准则。

平等交往、一视同仁的道德规范要求医务人员把自己和患者置于平等地位。不论患者的年龄阶段、种族和国家、权力的大小、家庭经济的贫富及是否为精神病患者等，都应该平等对待，真心为患者的健康服务。正如孙思邈的《论大医精诚》中言："若有疾厄来求救者，不得问其贵贱贫富，长幼妍媸，怨亲善友，华夷愚智，普同一等，皆如至亲之想。"

4.举止端庄，语言文明 这是医务人员良好素质和自我形象的表现。俗话说："良言一句三冬暖，恶语伤人六月寒。"医务人员的一言一行都会对患者的情绪产生影响，这就要求医务人员在诊疗活动中要保持冷静的思维，动作轻重缓急有度，平时神态、表情和动作有条不紊，穿着要规范、整洁。

语言是人类交流最有效的工具，口头语言在医患交往中更是如此。医务人员在与患者的接触中应使用礼貌性、通俗易懂的语言，切勿使用生硬、蛮横的语言。举止端庄、语言文明的重要性在古希腊名医希波克拉底那里就已经得到体现，他说："世界上有两种东西可以治病，一是对症的药物，二是良好的语言。"

5.廉洁行医，遵纪守法 指医务人员在医疗诊治中应清正廉洁，遵守相关的法律法规。古代"杏林春暖"的故事讲述了名医董奉大公无私的奉献精神。唐代孙思邈曰："凡大医治病，必当安神定志，无欲所求。"在市场经济发展的今天，医务人员更应该严格要求自己，树立正确的义利观、价值观和幸福观，处理好自身利益与患者、医院、社会等利益之间的关系，自觉学习国家、医疗机构等部门制定的法律法规，增强自己的法律法规意识，做到工作有章可循。

6.诚实守信，保守秘密 这有利于维护良好医患关系。诚实守信指医务人员要真诚，信守诺言。反对医患沟通中的弄虚作假、欺诈取巧。保守秘密指医务人员在不违反法律和不损害公共利益的前提下为病人保守秘密，实行保护性医疗，不泄露病人的隐私与秘密。

保守秘密分两种：一是替病人保守秘密。患者在治疗中会有一些不愿向外界公开的特殊疾病（性病、人工流产、心理疾病等），医务人员要替患者保守秘密。二是对病人保密。一些重大的疾病，当患者知道后会影响其康复的效果时，医务人员要对患者保守秘密。如对癌症病人进行必要的信息保密，将有利于患者疾病的治疗和健康的恢复。

在医疗实践中应该如何保密，在什么情况下对病人保密，医务人员应按动机和效果统一的原理具体分析，但根本的一条是要有利于诊疗，有利于患者的康复。

7.互尊互学，团结协作 指医患人员之间、医务人员之间、医务人员与其他工作人员之间应相互尊重，相互学习，相互合作。这有利于强化医疗团队意识，提高医务人员的专业水平，也有利于医患之间形成合力，促进患者疾病的诊疗。

有合作必然有竞争，在医疗机构这个小范围中，医务人员之间的竞争是普遍存在的，比如业务能力的竞争、医生地位的竞争等。我们在肯定竞争的同时，也应该正确对待竞争。在坚守为患者健康服务、为人的生命着想的基础上，采取公开、公平、公正的竞争。

第三节　医学伦理学的基本范畴

一、医学伦理学基本范畴的含义

范畴是人认识客观世界的基础，是反映事物本质属性和普遍联系的基本概念，这些概念反映着客观现实现象的基本性质和规律，以及规定着一个时代的科学理论思维的特点。各门学科都有自己的一些基本范畴，如哲学中的矛盾、质和量、本质和现象，政治经济学中的商品价值、抽象劳动、具体劳动，化学中的化合、分解等。伦理学的范畴是概括反映伦理道德现象的一些基本概念，是对人与人之间的道德关系中某些本质方面的概括和总结，从具体和基本的环节上指导着人们的行为。

医学伦理学是研究医学道德的一门学科，医学伦理学范畴即医学道德范畴，它是人们对医学道德现象、医学道德关系、医学道德实践活动等的本质属性及关系的最一般的概括和反映。

医学伦理学范畴有广义和狭义之分，广义的医学伦理学范畴包含了医学伦理学这门学科所涉及的基本概念。狭义的医学伦理学范畴指医学伦理学规范体系中反映医务人员行为准则的医学道德的本质与特征的概念，它是医学伦理学理论体系的重要组成部分，是指导医务人员自觉践行伦理原则和规范要求的最基本的道德观念。我们这里描述的是狭义上的医学伦理学范畴，主要包括：权利和义务、情感与良心、审慎和保密等。

二、医学伦理学基本范畴的内容

（一）权利与义务

1. 权利　是相互对立又相互统一的范畴。既没有无权利的义务，也没有无义务的权利。从法律的角度讲，权利指公民依法应享有的权力和利益，或者法律关系主体在法律规定的范围内，为满足其特定的利益而自主享有的权力和利益。从医学伦理学的角度讲，权利指医患双方在医疗诊治活动中所享有的权力和利益。

（1）**患者的权利**　指患者在疾病的诊断、治疗、后期康复中享受的权力和利益。这种权力和利益既有法律学的意义，更有伦理学的意义。道德和法律同时作为调节社会关系与人们行为的重要手段，彼此渗透，相互补充。

患者权利的争取始于法国大革命时期。1946 年的《纽伦堡法典》规定了病人知情同意的三项必要条件：知情、自由意志和有能力。此后，知情同意的原则从人体试验扩大到临床诊疗。1972年，美国医院协会采纳了《病人权利法案》。1981年，第34届世界医学大会通过了《病人权利宣言》，1986年，第38届世界医学大会通过的《医师专业的独立与自由宣言》中提到病人有权利接受和拒绝治疗，医师应尊重病人的选择和决定。1998年，丹麦出台了《病人权利法》。1996年，我国的邱仁宗出版了《病人的权利》一书，它是我国第一部研究病人权利的学术著作。在我国的相关法律法规中，病人的权利主要体现在以下几个方面。

①隐私权：隐私是一种与公共利益、群体利益无关的，当事人不愿他人知道的个人信息。病人的隐私权指患者在诊疗过程中因诊疗需要而被医务人员及医疗机构合法获取，不得非法泄露的个人秘密，如身体的某些部位、生理特征、心理活动、与公众无利害关系的"过失"行为等。在不影响社会及第三者的前提条件下，病人有权要求医务人员为其有关诊疗方面的个人信息进行保密。《中华人民共和国执业医师法》规定：医务人员应对病人生理心理隐私、病历及各项检查报告等资料进行保密。

②知情同意权：指病人有权知道医务人员为自己的诊疗做出了何种决定，并有权决定接受还是拒绝，如检查、治疗、护理方案的风险和收益、诊疗手段的选择、实验性的治疗信息的知情等。在现实中，知情同意的实施应把握一定原则：一是病人在理智的、有能力的情况下做出的选择。二是病人拒绝治疗是在不危及病人自身生命或产生严重后果的前提下。2000年8月10日，原卫生部、国家中医药管理局联合发出的《关于实行病人选择医生促进医疗机构内部改革的意见》中，要求各医疗机构普遍实行病人选择医生的制度。该制度体现的病人选择权属于知情同意权范畴。

③平等医疗权：指病人在疾病治疗期间享有平等健康保护和医疗的权利。无论病人有无性病、年龄、国家、职业、肤色、权利等方面的差异，都享有平等的医疗权利。医务人员及医疗机构应给予同等的治疗。

④疾病认知权：指病人对自己所患疾病的相关信息享有了解和认知的权利，医务人员及医疗机构在不损害病人的利益和不影响治疗的前提下，应给病人提供与病情相关的信息。告知病情应根据病人的病种和病情严重程度及病人自身的身心素质综合考虑，选择适宜的方法。《中华人民共和国执业医师法》第26条明文规定："医师应当如实向患者或者其家属介绍病情。"

⑤医疗赔偿权：指在医疗活动中，因医务人员或医疗机构方面出现差错，造成病人的利益受到损害的，病人有权通过卫生行政或法律部门获得相关物质和精神赔偿。2002年2月20日，国务院第55次常务会议通过《医疗事故处理条例》。

⑥监督医疗过程权：病人有权监督自己医疗权利的实现。在疾病治疗过程中，病人有权参与治疗全过程，并对自己权利的实现程度实施监督，发生医患分歧时，可直接或间接向有关部门反映和寻求解决。

⑦免除一定社会责任和义务权：病人进入治疗阶段后，最大限度承担社会责任和义务的能力减低，视病情的轻重，有权暂时或永久免除某些社会责任和义务。

（2）医务人员的权利　指医务人员在医疗实践中应享有的权利。这种权利有法律层面的，也有道德层面的。

法定权利方面，《中华人民共和国执业医师法》规定，医师享有如下权利：①在注册的执业范围内进行医学诊断、疾病调查、医学处置，出具相应的医学证明文件，选择合理的医疗、预防、保健方案；②按照国务院卫生行政部门规定的标准，获得与本人执业活动相当的医疗设备基本条件；③从事医学研究、学术交流，参加专业学术团体；④参加专业培训，接受继续医学教育；⑤在执业活动中，人格尊严、人身安全不受侵犯；⑥获取工资报酬和津贴，享受国家规定的福利待遇；⑦对所在机构的医疗、预防、保健工作和卫生行政部门的工作提出建议，依法参与所在机构的民主管理。

道德权利方面，医务人员有：①诊治病人疾病的权利，包括对疾病的检查权、独立处置权（处方权）、紧急处置权等；②拒绝治疗的权利，如在病人不配合治疗、医务人员人身权利遭受威胁或不法侵害等情形下，医务人员可拒绝进行治疗；③宣告病人死亡的权利，即医务人员依据医疗行业的死亡判定标准，有权利认定病人的死亡；④对病人进行隔离的权利；⑤特殊干涉权，即精神病患者、自杀未遂等患者拒绝治疗时，甚至患者想要或正在自杀时，医务人员可强迫其治疗或采取约束措施控制其行为。

2. 义务 义务的含义与权利相对，指人在政治上、法律上、道义上对他人、集体和社会应承担的责任。与病人和医务人员的权利相对应，在医疗实践中，病人和医务人员在行使权利的同时应承担相应的义务。

（1）**病人的义务** 病人首先是一个社会人，就医本身也是一种社会行为，病人有义务在就医过程中履行相应的社会责任。①要向医务人员如实提供自己真实的病史，不能隐瞒病史，由于隐瞒病史而发生的医疗事故应该由患者来负责；②医院是公共场所，病人应遵守医院各项规章制度；③配合诊断和治疗，遵从医嘱并配合完成取得自己同意的诊疗措施；④按时足额缴纳医疗费用并按医嘱出院；⑤尊重医务人员的劳动和人格尊严；⑥有接受强制性治疗的义务（如戒毒病人、传染病病人、精神病病人）。

（2）**医务人员的义务** 指医务人员对病人及社会所应承担的责任。《中华人民共和国执业医师法》规定，医务人员的义务有：①遵守法律、法规，遵守技术操作规范；②树立敬业精神，遵守职业道德，履行医师职责，尽职尽责为患者服务；③关心、爱护、尊重患者，保护患者的隐私；④努力钻研业务，更新知识，提高专业技术水平；⑤宣传卫生保健知识，对患者进行健康教育。

执业医师法规定的医务人员义务，一方面是其对患者应履行的义务（如承担治疗的义务、解除痛苦的义务、解释说明的义务、医疗保密的义务），另一方面是其对社会应尽的义务（如面向社会的保健知识宣传和普及义务、提高生命质量的义务、参加社会现场急救的义务、发展医学科学事业的义务等）

（二）情感与良心

1. 情感 心理学上讲，情感是人对客观事物是否满足自己的需要而产生的主观态度体验。人的这种主观体验有两个层次的表现，一是情绪，一是情感。情绪与人的生理需要有关系，易于变化，如人的情绪在一天之中喜怒无常。情感与人的社会需要有关，形成之后较稳定，如对祖国、家乡、单位的热爱情感。医学道德情感指医务人员在尊重病人的生命价值、人格和权利的基础上，表现出的对病人、医学事业的真挚热爱，是一种高尚的情感。这种高尚情感是在长期的医疗实践活动中逐步形成的。

医学道德情感的内容包括同情感、责任感和事业感三个方面。同情感是医务人员最起码、最基本的医德情感，感性成分占主导地位，是促使医务人员主动为病人服务的原始动力。责任感是起主导作用的医德情感，理性因素居主导地位，它使医务人员的行为具有稳定性，并使其能真正履行对病人的道德责任。责任感是同情感的升华，它建立在医务人员对社会和他人高度负责的基础上。事业感是医务人员对最高层次自我实现需要的追求，有事业感的医务人员能够将自己所从事的医疗工作当作自己终生奋斗的目标。为了实现这个远大的目标，他们勇于探索，乐于奉献，任劳任怨，并愿意为之献身。

医务人员具有高尚的情感有利于和谐的医患关系的建立和维护；有利于病人诊疗活动的实施及健康的恢复；有利于医务人员积极主动地进行医学研究，推进医疗卫生事业的健康发展。

2. 良心　良心是一个人内心的是非感，是一定的社会关系和道德关系的反映，是人们的各种道德情绪、情感在自我意识中的统一，是人们在履行对他人和社会的义务过程中形成的道德责任感和自我评价能力。

医务人员的医德良心是医德情感的深化，是医务人员在履行对病人和社会的义务过程中形成的道德责任感和自我评价能力。医德良心是医务人员道德责任的自觉意识，体现了医务人员医疗活动的内在自律性。医务人员凭借自己内在的医德良心，在没有外在医疗制度等的约束下也能自觉地为病人的健康服务。

医德良心具有以下作用：①选择作用：动机是行动的前提，医务人员在医疗活动前准备采取什么样的行为，要受其动机的控制。良心将使医务人员做出正确的动机选择。如治疗轻微的感冒时是给病人吃药、打针还是输液？在经济利益的驱动下，不同的医务人员会有不同的选择。如果医务人员养成了良好的职业良心，这种职业良心会对医务人员的选择产生影响，使医务人员摒弃不符合道德的治疗方案，选择合乎道德的治疗方案。②监督作用：医疗活动过程受各种因素的影响，有积极因素（良好的医患关系、患者积极配合），也有消极因素（拒绝治疗的患者、处于生气中的患者）。在各种因素影响下，医务人员能否继续保持合理规范的诊疗活动，需要靠医务人员内心的道德律令来监督。这些道德律令及时提醒医务人员调控自己的行为，以保障治疗行为合理规范地继续实施。③评价作用：医疗行为的后果是对医疗行为动机和过程的检验。良心能够自发对行为后果做出评价。当医疗活动结束后，如果医务人员的治疗使病人的健康得到恢复，或者使病人的痛苦减轻，医务人员会产生自我工作的成就感，产生高兴和喜悦的心情。相反，若病人痛苦的增加和不幸是由于医务人员未尽到医德要求所致，医德良心就会给治疗活动以否定评价，医务人员会产生内疚、羞愧等感受，这又会促使其纠正自己的医疗行为，提高自己的医疗技术和水平。医德良心的选择、监督和评价作用促使医务人员的医疗活动更加规范、合理和有效。

（三）审慎与保密

1.审慎   即周密谨慎。通俗讲，审慎是人在做事过程中体现出的细心、认真、一丝不苟的心理活动机制，这种心理活动通过行为来表现。

医务人员的审慎指其在医疗活动中，内心谨慎认真、一丝不苟的心理活动。这种谨慎的心理活动外化于医务人员的言语和非言语行为之中，是医务人员严谨的工作作风和医德情感的体现，更是医务人员内心信念和良心的具体体现。审慎的内容包括言语审慎和行为审慎。

（1）言语审慎   言语指人们掌握和使用语言的活动。言语活动是医疗活动中医患之间沟通的有效手段。希波克拉底曾经说过，有两种东西能治病，药和语言。在今天的医疗领域也有个说法：医生治疗病人的三个手段是药物、语言和手术刀。由此可见言语沟通的重要性。所以，医患交流中，医务人员应审慎使用自己的言语，说话的语调、语气与语速要适中，问候和称谓要合适，使言语交流产生"良言一句三冬暖"的效果。

（2）行为审慎   主要是对医务人员的动作要求。医务人员在医疗器械的操作、医患之间的握手、治疗上的抚触等行为中应做到力度适当，勿粗暴治疗。在医疗活动的各个环节，不仅要自觉做到行为谨慎，还应该严格按照技术操作流程和制度规范仔细认真地实施治疗。

2.保密   是人保守事物秘密的一种行为。医德保密指保守医疗秘密的行为，是医务人员在医疗过程中不得泄露能造成不良后果的有关病人疾病等信息的信托行为。《中华人民共和国执业医师法》中有关心、爱护、尊重患者，保护患者的隐私的规定。保护患者隐私的内容、范围、限制还需不断规范和完善。

为病人进行保密概括起来有两个方面：一是纯粹的病人个人隐私，医务人员有绝对保密的义务，不论有无委托都应严格保密。具体包括病人不愿向外透露的诊疗信息，尤其是某些特殊的疾病，如性病、妇科病、精神病、传染病等；病人不愿向外泄露的生理缺陷，如勃起功能障碍、性器官畸形等；病人不愿意向外泄露的病史，如性病接触史；病人不愿意外界知道的与治疗无关的一切个人隐私等。另一方面，为病人保密并不是毫无限制的，在以下情况发生时，保密的限制可合理解除：给病人自身生命健康或他人的生命健康带来危险时；给社会带来危害时；法律需要、医疗及医学科研需要时，病人应给以理解和支持。

对于现实中要不要告诉病人"坏消息"这一问题，医学界说法不一，有赞同的、有反对的，如癌症早期、慢性病等。针对这种情况，医务人员应按照动机和效果统一的原理具体分析，从病人的具体情况及病种病程考虑。总的来说，我们应坚持有利于诊疗、有利于康复、有利于延长病人生命的原则处理问题。

本章小结

本章揭示了医学伦理学三个方面的内容：医学伦理学的原则、规范及范畴。三方面共同组成了医学伦理学的规范体系。原则处于规范体系的核心和统帅地位。规范是在原则指导下制定的协调医疗人际关系、评价医学行为善恶的准则和具体要求。范畴是医学伦理学学科中反映医学道德关系的本质与特征的概念体系。学习和掌握医学伦理学的规范体系可以增强医务工作者的医德修养，营造和谐的医患关系。

思考题

一、单选题

1.下列不属于医学伦理学基本原则的是（　　　）

A. 不伤害原则

B. 有理原则

C. 公正原则

D. 尊重原则

2.下列哪一项不符合医学伦理学的有利原则（　　　）

A. 选择最大受益和最小伤害的治疗

B. 减轻患者的经济利益

C. 临床处理要保证只对患者有利

D. 尽可能使患者受益

3.下列不是病人应尽的道德义务的是（　　　）

A. 支持医学科学研究

B. 遵守医院的规章制度

C. 尊重医务人员的劳动

D. 保守医疗差错事故秘密

二、简答题

简述良心在医疗活动中的作用。

第三章　医疗人际关系的伦理道德

1. 了解影响医患关系的因素。
2. 熟悉医患关系内容及模式。
3. 掌握医患关系的伦理要求。

🔍 **社会窗口**

北京军区总医院原外一科主任华益慰是一位值得托付生命的人。他从医56年，始终如一地对事业极端负责，对人民极端热忱，对技术精益求精，把爱心奉献给人民，把毕生精力倾注于军队医学事业。在他眼里，每一位患者都是亲人，在患者心中，他不是亲人胜似亲人。他年过七旬还坚持每年做100多台手术，直到被查出胃癌晚期的前一天，依然工作在手术台上。（资料来源：中国共产党新闻网）

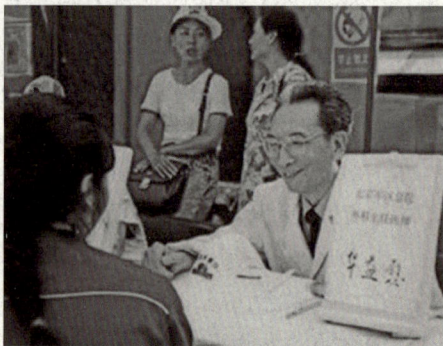

第一节　医患关系伦理道德

医患关系是一种社会关系，是患者和医者在医疗实践活动过程中所建立的最基本、最重要、最核心的人际关系，是医疗活动中诸多关系中的主体关系。

瑞士著名医学史专家西格里斯说："每个医学行动始终涉及两类当事人：医生和患者，或者更广泛地说，是医学团体和社会，医学无非是这两群人之间多方面的关系。"一般来说，在医患关系中，医生往往处于主动地位，患者则处于被动地位，因此，这种关系不利于调动患者的积极性和提高医疗质量。随着社会的发展，人们的价值观、道德观发生了变化，法律意识不断增强，医患关系也随之从医生主动而患者服从的被动模式转向医患协商、互相尊重的新型医患关系。

医生与患者，施治与被治表征的医患关系在任何国家社会中都是人际关系的特殊表现形式，是社会人文科学与环境发展的重要线索。医患关系状况从一个方面反映了国家政治、经济、科学、文明与道德等项方面的综合发育程度，并受这些因素的影响，决定医患关系的最终相互作用结果。因而，研究和认识医患关系的发展变化、重视现代医患双方的权利和义务，建立新型医患关系，对保障人民身心健康、促进医疗卫生事业的改革和发展，具有重要的意义。

一、医患关系的概述

（一）医患关系的含义

医患关系是指患者与医务人员在诊疗、缓解疾病及预防保健康复中所建立的各种联系。医患关系有狭义与广义之分。狭义的医患关系即医生和患者的关系，这是一种个体关系，是属于传统医学道德研究的内容，也是最古老的医疗人际关系。

在广义的医患关系中，"医"不仅仅是指医生，还包括护士、医技人员及医院的后勤管理人员等；"患"不仅仅是患者，还包括与患者有关联的亲属、监护人、单位组织等群体。尤其在患者失去知觉或没有行为判断能力时（如昏迷患者、精神病患者及婴幼儿等），与患者有关的人群往往代表患者的利益。因此，广义的医患关系是指以医生为主的群体（医者一方）与以患者为中心的群体（就医者一方）在诊疗疾病和预防保健康复中所建立的一种相互关系。这是一种群体关系，属于现代医学伦理学研究的内容。

医患关系是医疗人际关系中最核心、最本质的部分。医患关系是平等的互动关系，是以尊重彼此的权利与义务为前提的，并由此引申出医患关系的性质、特点、内容、模式等，决定了医患关系的道德规范。

（二）医患关系的性质

医患关系是在医疗卫生保健活动过程中建立的特定的人际关系，也是最重要、最基本的医疗人际关系。医患关系的性质属于信托关系和契约关系。

1. 信托关系 医患关系是一种特殊的信托关系，它是建立在患者对医务人员充分信任和依赖基础之上的，即健康所系、生命之托。

2. 契约关系 医患关系是一契约关系，它强调的是医患之间平等的道德和法律地位。在这种关系中，医患双方都拥有独立的人格，都有尊重与被尊重的权利、义务。

（三）医患关系的特点

美国功能学派社会学家帕森斯和福克斯认为，医患关系和父母与子女的关系有相似性，故他们将医患关系的特点归纳为四点：支持、宽容、巧妙地利用奖励和拒绝互惠。

1. 支持 在医患关系中，由于接受了对患者提供保健照顾的义务，医生变成了在患者生病期间依靠的支柱。支持包括使自己可以被患者利用，并且尽力为处于依赖状态的患者提供所需要的保健照顾。

2. 宽容　在医患关系中，患者被允许有某种方式的行为举止，而这些举止在正常情况下是不允许的。患者的某些行为和举止之所以得到宽容，是因为生病期间，患者对他的疾病不负责任，只需要继续担任患者角色并承担希望和尽力恢复健康的义务。

3. 利用奖励　在医患关系中，为了在获得患者的服从时提供另外的支持，医生有能力建立并巧妙地利用一种奖励结构。通过控制患者非常重视的奖励，可以增加医生的权威和患者的依赖。

4. 拒绝互惠　在医患关系中，尽管医生给患者以支持，并且比较宽容患者的偏离常规的行为，但医生通过在人际反应中保持一定的距离来保证医患关系的不对称性。也就是说，医生了解患者的真实感情，但不以允许患者了解自己的真实感情作为回报。

（四）医患关系的内容

医患关系的内容根据与诊疗实施有无关系分为两部分：医患关系的非技术方面和医患关系的技术方面。

1. 医患关系的非技术方面　是关于医患交往中的社会、伦理、心理方面的关系，即通常说的服务态度、医疗作风等。主要表现为道德关系、法律关系、经济关系、文化关系。

（1）**道德关系**　医患间的道德关系是指在医疗活动中，双方遵循一定的道德原则和规范结成的人际关系。在医疗活动中，要求医务人员不仅要有精湛的医疗技术，还应具有高尚的职业道德，能够以患者为中心，既关注患者的疾病发展，更关注心理和社会因素对患者健康的影响。同时，患者一方也要尊重医务人员的人格、劳动和权利，文明就医，积极配合医务人员正常的医疗活动，从而建立平等、公正、真诚、礼貌、负责、互谅、和谐的医患关系。

（2）**法律关系**　医患间的法律关系是指在医疗活动中，双方共同在一定的法律法规约束和调节下，形成了一定的权利与义务关系。现代的医患关系不仅依靠道德调节，也越来越依赖法律的调节力量，越来越多的医患关系中的细节被纳入了法律规约的范围之内。在诊疗过程中，医患双方的权利和行为平等地受法律保护和约束。一方面，医务人员的职业资格必须得到法律的认可，其从事医疗活动及行使职业自主权要受法律的监督和保护，违法行医要被追究法律责任；另一方面，患者享有平等的医疗卫生权，其就医行为和医疗安全同样受到法律的保护，违法就医也要受到法律的制裁。同时，医患双方都必须主动自觉地承担各自的责任和义务，依法保护和保证医疗活动正常有序地开展。

（3）**经济关系**　医患间的经济关系或称利益关系是指在医患间服务与被服务时，双方实现各自正当利益时结成的人际关系。医患关系是一种经济关系，特别是在社会主义市场经济条件下，医院成为激烈的市场竞争的主体，既要求生存，又要促发展，社会效益和经济效益必须同时并重。同时，医务人员付出了劳动，也应得到经济价值的体现和补偿，以更好地维护自身的生存和发展。因此，有偿医疗、付费看病的医患经济关系必将伴随着市场经济体制的健全、社会保障保险体系的形成而健康发展。

（4）**文化关系**　医患间的文化关系是指医患间服务与被服务的医疗活动是在一定的

文化背景下建立起来的一种特殊关系。医疗活动中的医生和患者都是一定文化中的个体，当这种关系建立时，必然形成一种文化关系，并影响着医患关系的进一步展开和医疗行为活动的结果。医患双方存在着文化程度、素质修养、宗教信仰、风俗习惯、语言举止、个性心理等诸方面的差异，在医疗实践中，医务人员应注意自己的语言、举止、表情，尊重患者的宗教信仰和风俗习惯，运用语言艺术和真诚的服务减小与患者之间的文化差距，建立和谐、文明、温馨的医患关系。

　　大多数患者对医生、医院是否满意，并不在于他们能判断医生给予的诊断是不是很准确，采取的治疗方案是不是最佳，或者医生的操作是否正确而且熟练，因为对绝大多数患者对医疗技术了解得并不多，没有这个能力对医疗技术做出评价。患者对医务人员的看法往往就在于医务人员是否耐心、认真、热情，对患者是否抱着深切的同情，是否尽了最大努力去做好诊治工作。因此，医患关系的非技术方面在医患关系中具有非常重要的地位。

　　2. 医患关系的技术方面　指医生在诊断治疗过程中采取什么样的治疗措施，以及在治疗措施执行的过程中，医务人员和患者的相互关系。比如，治疗方案要同患者讨论，诊疗实施前征求患者意见，取得同意，这些均是医患关系的技术方面，即与医疗手段实施本身有关。

　　医患关系的技术方面表现在医疗活动过程中，反映了医生与患者彼此的地位。从历史发展的角度看，医患关系有两种典型化的类型："家长式"和"民主式"。传统的医患关系中，医生具有绝对的权威。国外谚语说，"医生像父亲"，"护士像母亲"。从积极意义上说，医生、护士对患者应该有慈父慈母般的胸怀，把情感倾注在患者身上。但这种家长式的医患关系也有其缺陷，即忽视了患者在治疗过程中的能动作用，忽视了患者的独立意志。现代医患关系中，民主意识增强，患者不是完全被动地接受治疗，而是参与医疗意见和决策，我们称其为民主式的医患关系。从家长式的医患关系到民主式的医患关系是一种进步。

　　但在进行危急患者抢救时，医师的临场处置权和患者的选择权之间的关系则大不相同。在现代医患关系中，患者享有诸多权利，但这些权利都必须以生命的存在为基础，也就是说，在患者的诸多权利中，生命权明显大于选择权。在危急状态下，医师的所有为保证患者生命存在而采取的措施都是为了维护患者的根本利益。医师的临场处置权与患者的根本利益是一致的。作为患者，应当尊重医师的临场处置权，积极配合医师的救治，而不能片面强调患者的独立意志和主动参与。

　　医患关系的技术方面常用医患关系的模式来描述。

（五）医患关系的模式

　　医患关系模式是指在医疗卫生活动中形成的描述和概括医患关系的标准样式。医患关系模式是医学模式在人际关系中的具体体现。医患关系模式主要有生物医学模式中的医患关系模式，即主动－被动型、指导－合作型、共同参与型，以及现代医学模式即生物－心理－社会医学模式中的医患关系模式。

1. 生物医学模式中的医患关系模式　医患关系的模式是随着人类社会的进步、医学科学事业的发展和社会制度的发展而变化的。对医患关系的技术方面做概括描述的首推美国学者萨斯（Szasz）和荷伦德（Hollender）。1976 年，两位作者根据医生和患者的地位、主动性大小，在《内科学成就》一文中提出了医患关系的基本模式。文中根据医患互动、医生与患者的地位、在治疗活动过程中主动性大小等将医患关系归纳为三种类型：主动－被动型、指导－合作型、共同参与型，现已被医学界广泛接受。

（1）主动－被动型　这是一种传统的、具有悠久历史的医患关系模式。在这一模式中，完全主动的医生为完全被动接受治疗的患者进行医疗活动，是一种不平等的医患关系。它的特点是患者到医院就诊，请求医生给予诊疗，往往将自己置于被动地位，而医生掌握诊疗技术，接受患者的请求，给患者诊治，往往以主导者自居。患者不能发挥积极主动作用，不能发表自己的看法，也不能对医生的责任进行有效的监督，容易引起不应有的事故和差错。

主动－被动型模式在现代医学实践中普遍存在，但在强调人文的今天，已受到越来越多的批评。但这一模式特别适用于急诊治疗，患者有严重创伤、大出血或者休克昏迷时，对婴幼儿、麻醉下的患者、精神病患者或难以表述主观意见的患者也是合适的。这一模式相当于生活中父母与婴儿的关系。

（2）指导－合作型　这是一种构成现代医患关系的基础模式。这种类型的患者往往能自由活动，能表达自己的病情，医生和患者之间存在着相互作用。患者因患病去求医，医生根据病情告诉患者做什么，并期待患者按医嘱服从治疗，给予合作，患者能按医生提出的诊治要求予以配合，对医生的治疗效果和不良反应可以提供较准确的反馈。医生往往也把患者当作一个社会人，比较注重患者对诊治的要求和意见。医患之间的关系比较融洽，有利于提高诊治效果，有利于及时纠正医疗差错，在协调医患关系中能够起到一定作用。

指导－合作型的医患关系无疑比主动－被动型医患关系前进了一步，但这种模式的医患关系仍然是医生以主导者地位自居来指导患者，要求患者合作，这种合作是以尊重和听从医生的指导为前提的被动合作。这一模型相当于生活中父母与青少年的关系。

（3）共同参与型　这是现代医患关系的一种发展模式。此型的医患相互关系中，医生和患者有近似相等的权利和地位。患者不是处于被动地位，而是主动与医生合作，并参与医生的治疗，向医生提供自己对疾病的准确叙述及对治疗效果的体验，以帮助医生做出正确的诊断，有的还能对医生的治疗方案提出自己的意见。医生也能认真听取患者的反映，采纳患者的合理意见。这种关系犹如成年人之间的相互关系，双方是平等的，有近似相等的权利和地位，诊治中发挥着医患双方的积极性。

共同参与型对消除医患隔阂，建立真诚和相互信任的医患关系，提高医疗服务质量是非常有利的。几乎所有的心理治疗、精神治疗都属于这种模式，大部分慢性病患者也适用这种模式。

医患关系的三个基本模式及其临床应用见表 3–1。

表 3-1 医患关系的三个基本模式及其临床应用

模式	医生的作用	患者的作用	临床应用	原型
主动-被动型 （代理母亲模式）	对患者做某事	接受	麻醉、严重外伤、昏迷、谵妄等	父母-婴儿
指导-合作型 （医生-技师模式）	告诉患者做什么	合作者	急性感染过程等	父母-儿童
共同参与型 （约定-临床医师模式）	帮助患者自助	合作者	大多数慢性疾患	成人-成人

以上这三种医患关系在它们特定的范围内都是正确和有效的。在现实医疗实践中，要建立良好的医患关系，就必须依据患者的文化素质高低和实际状况来决定选用何种模式相处，绝不能千篇一律地追求某一种模式。对于缺乏医学文化知识的患者，不宜选择共同参与型。相反，对于掌握较多医学文化知识的患者，不能选用主动-被动型，尤其是对患者本身就是从事医疗卫生工作的人员，最适宜的模式是共同参与型。对一个昏迷休克患者，不可能让他来参与什么意见，只能采取主动-被动型的医患关系来组织医疗活动。而对大多数患者则应该以指导-合作型或共同参与型医患关系来组织医疗过程。依据服务对象的不同选用不同的模式，是建立良好医患关系的一个关键，医务人员必须给予高度的重视。

目前，医患关系正处于以医生为中心向以患者为中心转变的过程中，医患关系中患者的地位不断提高，权利不断增强。随着教育水平的提高，公民权利意识的增强，患者对自身健康的关注，医患关系中患者的地位和主动性将更加提高。患者拥有更多的自主权利，医生也必须把尊重患者的自主权利看成是绝对的义务，让患者有权参与有关自身的医疗选择，建立切实履行义务基础上的医患关系。

2. 现代医学模式中的医患关系模式 1977年，美国精神病学和内科学教授恩格尔首次提出了现代医学模式，即生物-心理-社会医学模式。现代医学发现，传染病、营养不良等疾病也不再是威胁人们的主要疾病，取而代之的是心脑血管病和肿瘤。这些疾病的共同特点是：病因不像细菌感染性疾病那样具有单一性，而是具有多因素相互交叉的复合性，其中，尤以不良的社会生活方式和心理行为受到医学界的普遍关注。生物-心理-社会医学模式就是对医学观、人体观和疾病观更新的认识，成为现代医学发展的标志，也是现代医患关系的发展趋势。

（1）**尊重患者的生命价值** 随着现代医学的发展，要重新确立医务人员爱护、关心患者的人道主义医学传统，人类社会文明发展的趋势越来越尊重人的尊严和生命。体现在医患关系中，医生要尊重患者的生命和医疗权利，尊重患者的尊严。

（2）**重视患者的心理因素作用** 现代人体科学发现，心理也是物质的，其对人体的作用可以十分重要。现代医学模式强调把患者看作是一个完整的人，既重视生理治疗，也重视心理治疗。体现在医患关系中，医生要重视观察患者的心态变化和心理作用。

（3）**强调社会因素对患者的作用** 现代医学模式强调医患关系，重视患者社会因素的作用。人生活在社会群体中，人的生命、寿命、疾病、健康无不与社会生活息息相关，人的欢乐、烦恼、幸福、悲哀、舒畅、焦急等一系列维持或破坏人体正常生理功能的情绪都与社会生活相连，很多疾病的病因都可以从社会生活事件中找到端倪。体现在医患关系中，医生要重视观察社会因素对患者的影响。

（4）**确立双向作用的医患关系** 生物－心理－社会医学模式强调人的权利，重视患者的地位和自主权利。医患关系是平等的双向互动关系，医疗活动已不仅仅是医者向患者实施道德义务，而是患者应该享受和保证的一种基本权利。这种双向作用的医患关系有利于医疗质量的提高。

（5）**扩大医疗服务的范围** 生物－心理－社会医学模式把人当作一个整体来认识，把人看作是包括自然环境在内的生态系统的一个组成部分，从生理学、心理学、社会学、伦理学等不同层次来观察人类的健康和疾病，运用科学的综合措施来防治疾病，增强体质。这种新型的、道德的医患关系必将使医患双方在诊治上都感到满意。

（六）医患关系与市场经济

近年来，随着市场经济在我国的发展，一些学者认为医患关系是一种契约关系。契约是平等主体之间订立的有关民事权利与义务关系的协议。而建立契约关系的前提是相互信任，信任是医患关系的支柱，要做到互相信任，医生取信于患者是主要的，而医务人员的道德水平是获得患者信任的重要因素。

（七）医患关系道德的实质

道德的实质主要体现在医患关系道德诸多因素对医疗效果的影响上，如具有认真负责、精益求精态度的医务人员在为患者提供服务的时候，更能令患者满意。医疗水平受到诸多因素的影响，在一般情况下，主要受四种因素影响和制约：科学技术发展的水平、医务人员的技术水平、卫生政策和医疗制度的合理性、医务人员的道德水平。

医患关系道德对医疗质量的影响主要通过两方面来发挥作用：一方面是调动患者的积极参与性，争取患者的理解与合作。另一方面是直接影响患者的心理和应激状态。

（八）影响医患关系的主要因素

医患双方的根本利益是一致的，患者就医是为了诊治疾病、恢复健康，医生诊疗是为了治病救人，二者都是为了一个共同的目的，没有根本的利害冲突，双方结成良好的关系是共同的愿望。但是，由于种种原因，医患之间仍然经常存在矛盾，医患关系中还存在着许多紧张因素。一般来说，影响医患关系的因素主要来自三个方面：医务人员方面、患者方面和医院管理方面。

1. 医务人员方面 医患关系中最普遍的问题是医务人员的服务态度。在整个医疗过程中，很多问题都是由于医务人员不能遵守医德原则，对工作不负责任，没有尽最大努力帮助患者解决疾病的痛苦而引起的，主要表现在：

（1）**医务人员的医疗观**　随着传统医学模式向生物－心理－社会医学模式的转变，健康的观念也发生了变化。健康不仅意味着没有疾病或虚弱现象，也包含具有良好的心理状态和社会适应能力。然而，有些医生由于受传统医学模式的影响，看不到或不重视情感、思想、意识等心理因素的影响，加之临床广泛应用高新技术后医患关系的"物化"趋势，加重了医患之间的心理、思想、情感交流的障碍，势必造成医患之间的隔膜，甚至产生矛盾。

（2）**医德境界低**　有的医务人员平时不注意医德修养，对患者冷若冰霜，语言生硬，使患者及亲属精神上受到损伤；有的医务人员责任心不强，办事不认真，相互推诿，观察病情粗心大意，造成漏诊、误诊，乃至发生责任性医疗事故，加重了患者的痛苦，甚至造成死亡；还有的医务人员乘人之危，借职务之便敲诈勒索、索贿受贿，在患者中造成恶劣影响，导致医患之间发生冲突。

（3）**精神心理因素**　由于医务人员的道德品质、文化素养不同，形成了不同的心理状态，如恩赐心理、权威心理、单纯研究心理等，不是把患者当作亲人，没有把解除患者的痛苦当作自己义不容辞的责任，而是把患者就医当作向自己的乞求，把诊治疾病看成是对患者的恩赐，听不得患者半点意见。有的医生认为自己对患者具有绝对权威，"你求医，我看病，一切都得听我的"，在诊治过程中凌驾于患者之上，对患者的一些合理要求也置之不理；还有的为了自己的研究课题，只爱病不爱人，只关心与研究课题有关的疾病，只想从患者身上收集自己需要的资料，较少考虑患者的痛苦和经济负担。这些做法势必对医患关系造成不良影响。

（4）**社会不良风气的影响**　传统的医患交往的价值取向一向崇尚道德，重义轻利。而在市场经济条件下，重义轻利的观念受到了冲击，某些医务人员见利忘义的思想和行为直接影响了良好医患关系的建立。

2. 患者方面　从患者方面来看，影响医患关系的因素往往围绕着是否满足各自的要求展开，而患者的要求又往往与他们的文化素养、求医行为、对健康的期望值、就医心理和疾病本身的因素等有关，具体表现在：

（1）**不遵守就医道德**　有的患者缺乏就医道德修养，为满足自己的欲望，不尊重医生的人格和尊严，稍不如意便轻则态度生硬，重则谩骂甚至动手殴打医务人员，严重损伤了医生的自尊心；个别患者就医行为不文明，不遵守医院规章制度，就诊时点名要药，强令医生做某种检查，强令医生开证明等，既干扰了正常的医疗工作，又影响了医患关系的和谐。

（2）**对健康的期望值过高**　有些患者由于对医学知识知之甚少，不懂得疾病的发生、发展与转归规律，不了解诊断的程序与手段，不知道药物的使用原则及某些难以避免的副作用，总认为有病到医院诊治，医生就得立即确诊，治疗就得立即收效，当个人要求没得到满足时，就迁怒于医生。

（3）**患者的心理情绪因素**　疾病破坏了人的情绪状态，并使心理应激增强，极易产生恐惧、紧张、焦虑、绝望、厌恶、暴躁等不良情绪。如癌症患者会产生恐惧、绝望情绪，传染病患者常怕受到别人的冷落，性病患者害怕受到社会的歧视等，而这些因素很容易影响医患关系的和谐发展。

（4）对医务人员不信任　信任是人际关系的心理基础，缺乏信任不可能有医患双方的情感交流和彼此合作，不可能建立和谐的医患关系。患者对医务人员缺乏信任与医者的年龄、资历、技术水平、知名度、医德修养水平等有关，也与患者的文化素质和道德水平有关。对医务人员缺乏信任常表现为拒绝医生的诊治或怀疑医生的处置是否恰当，不遵从医生的处方，隐瞒病史或隐私等。这些因素既不利于医疗活动的正常进行，也不利于患者的康复，还会使医务人员的心理和精神受到伤害，增加医患冲突的机会。

3. 医院管理及社会方面

（1）医院管理上的缺陷　主要包括医院办院方向不明确，规章制度不健全，医疗关系不协调，医疗秩序不规范，医疗流程不尽合理，医疗环境难以满足需求等，这些都会导致医患矛盾加剧。另外，如医院强调经济效益，处方开出无原则，见利忘义乱收费等引起患者的不满；医院的环境和条件不理想，如病房条件较差、伙食不好、服务态度差、不能接受患者意见等，都是造成医患关系紧张的原因。

（2）对卫生事业的投入不足和不正之风　影响医患关系的社会方面因素，一是国家对卫生事业的资金投入不足，满足不了人民群众的卫生保健需要，看病难、住院难和手术难的问题依然比较突出；二是社会上不正之风的存在，给医患关系带来了负面影响。

（3）卫生立法跟不上形势发展的需要　卫生法规不够健全，特别是规范医疗行为、医患行为的相关法律等尚未出台，对调节医患关系、维护正常医疗秩序十分不利。

总之，现代医学的发展虽然对认识疾病、战胜疾病、促进健康、提高寿命起到了重要作用，但在医患关系方面也导致了医患关系的群体化，医患结构的人机化，患者参与意识和主动性的弱化。"高技术、低情感"现象的出现实际上是医患关系的一种倒退，必须引起注意与重视。随着生物医学模式向生物－心理－社会医学模式的转变，作为医学人际关系核心的医患关系也必然会发生相应的变化，新型的更为理想的医患关系将会建立起来。

二、医患关系的古今变迁

（一）古代医患关系及其特点

古代医患关系是建立在农耕文化基础之上，以血缘关系为纽带的熟人社会背景之中，医患双方的利益关系主要靠伦理道德来调节，具有直接性、稳定性、全面性三大特点。

1. 直接性　古代患者的诊疗过程都是在家中完成的，从诊病到治疗，都由医者亲自完成，没有护士和仪器。中医的"望、闻、问、切"四诊法，都是医者亲自接触患者完成的。

2. 稳定性　古代患者因交通限制，往往把生命和健康寄托于某一个医生，而医者对患者的疾病诊疗全面负责，单独承担诊治患者的全部医疗责任，呈现出医患关系的稳定性。

3. 全面性　医者对患者的疾病进行整体诊疗，不仅诊治患者的生理疾病，还重视观察患者的精神变化和家庭状况。医者采用游走行医，了解患者病情及日常生活、思想观念、家庭背景等与疾病和健康相关的因素，除医疗救治外，还安慰患者，缓解患者的紧张情绪，全方位为患者进行医疗服务。

（二）近代医患关系及其特点

1. 医患关系物化　随着近代医学科学技术的发展，医者逐渐把诊疗方式置于实验科学基础之上，把患者看作是生物体。医者用还原论把人体分解为相对独立的器官、组织和细胞，用物理医疗设备和化学药物诊疗疾病，用手术刀剔除疾病，形成生物医学模式。医者和患者直接交流机会减少，医患双方感情淡化，医患关系被物化。

2. 医患关系分解　随着医学的发展，临床医学分科越来越细，医者分工专科化。患者在医院进行集中诊疗，患者的健康和生命需求由多个医师、护士和其他人员来满足需求。整体稳定的医患关系分解成多个部分，医患双方情感联系减弱。

3. 患者与疾病分离　为了用仪器探索引发疾病的物理、化学、生物因素，忽略了引起疾病的社会、心理等因素。医者只看病，不看人，话语权越来越强势，医患双方的亲密关系逐渐淡化。

（三）现代医患关系发展趋势

1. 医患关系完全技术化　医学高新技术应用于临床治疗，大大提高了对疾病的诊治能力，使医学朝着认识疾病内在机制方向迈进。但是人们在享受医疗技术进步所带来的好处时，也走向了对医疗技术运用的另一个极端：一些医学工作者对先进技术由倚重发展到顶礼膜拜，认为医疗服务不过是药物、手术的混合物。美国著名医生刘易斯·托马斯说："触摸是医生最为古老而且也最为有效的一种动作……在众多至今仍不断出现的新医疗技术中，听诊器是设计用来加大医生和患者之间距离的第一个设备。"新技术的出现使医生对患者的关心和亲密快速减少，医生忽视了对患者生命的关爱，淡化了对患者的理解和尊重，使医患关系演化成了医生－机器－患者的关系。

2. 医患关系趋向市场化　尽管从世界范围来看，无论是发达国家还是发展中国家都否认医疗服务是商品，但是市场对医疗领域的渗透却是日渐增强。市场为医学发展带来了巨大的推动力，特别在医药科技研发方面表现最为明显。但是，市场干预医疗活动也带来了非常大的负面影响，特别是在我国目前医疗卫生体制处于改革和不完善的情况下，少数医务人员把市场经济的"等价交换"原则移植到医患关系中来，使本来救死扶伤的神圣职责成了与患者交换的筹码。尽管将医疗服务变成商品是非常困难的，但随着整个社会市场化的不断强化，那么医患关系的市场化就是一种必然的趋势。

3. 医患关系不断民主化　传统的医患关系是医生凭借对医疗技术的掌握而具有权威性，而患者对其只能绝对服从。但是，随着医学的发展和社会生活领域的诸多变迁，在现在医患关系中，医生的权威在不断降低，而患者的权利则在不断增长。在医疗活动中，医患之间已演变为共同参与医疗决策和选择的关系。在诊疗过程中，患者不再是被动的接受体，而是在知情同意的前提下，主动参与治疗。在对待疾病的问题上，医患双方地位越来越平等，医患关系变得越来越民主化。

4. 医患关系日益法制化　传统的医患关系中，医患双方的权利义务是约定俗成的，在很大程度上完全依赖于医患双方的道德自律。在此基础上，医患之间形成了以绝对负责－信任为纽带的人际关系。但是随着上述纽带的不断解体，在当代医疗活动中，仅仅通过道德自律来实现医患双方的权利和义务的可能性已经非常小。所以，当今医患双方的权利和义务更多地是以法律规定的形式出现。医患关系依然是道德关系，但是可能随着时间的流逝将更多地是法律关系，医患关系的法律化同样是医患关系演化的必然趋势。

随着整个社会生活和医学科学的发展，医患关系还会展现出其他的发展趋势，仅从目前状况来说，医患关系发展中的上述趋势将会不断增强。

三、医疗事故与医疗纠纷

（一）医疗事故

1. 医疗事故的含义　医疗事故是指医疗机构及其医务人员在医疗活动中，违反医疗卫生管理法律、行政法规、部门规章和诊疗护理规范、常规，因过失造成患者人身损害的事故。

2. 医疗事故的分级　根据对患者人身造成的损害程度，医疗事故分为四级。一级：造成患者死亡、重度残疾的。二级：造成患者中度残疾，器官组织损伤导致严重功能障碍的。三级：造成患者轻度残疾，器官组织损伤导致一般功能障碍的。四级：造成患者明显人身损害的其他后果的。

3. 医疗事故的构成　①医疗事故的主体必须是合法的医疗机构及其医务人员；②医疗事故必须发生在医疗活动中，包括为之服务的后勤和管理；③医疗活动过程中，医务人员主观上必须存在过失；④过失是导致损害后果的原因，医疗行为与损害后果之间存在因果关系。

4. 医疗事故的赔偿按照下列项目和标准计算：

（1）**医疗费**　按照医疗事故对患者造成的人身损害进行治疗所发生的医疗费用计算，实际花费支付，但不包括原发病医疗费用。结案后确实需要继续治疗的，按照基本医疗费用支付。

（2）**误工费**　患者有固定收入的，按照本人因误工减少的固定收入计算，对收入高于医疗事故发生地上一年度职工平均工资3倍以上的，按照3倍计算；无固定收入的，按照医疗事故发生地上一年度职工年平均工资计算。

（3）**住院伙食补助费**　按照医疗事故发生地国家机关一般工作人员的出差伙食补助标准计算。

（4）**陪护费**　患者住院期间需要专人陪护的，按照医疗事故发生地上一年度职工年平均工资计算。

（5）**残疾生活补助费**　根据伤残等级，按照医疗事故发生地居民年平均生活费计算，自定残之月起最长赔偿 30 年；但是，60 周岁以上的，不超过 15 年；70 周岁以上的，不超过 5 年。

（6）残疾用具费 因残疾需要配置补偿功能器具的，凭医疗机构证明，按照普及型器具费用计算。

（7）丧葬费 按照医疗事故发生地规定的丧葬费补助标准计算。

（8）被扶养人生活费 以死者生前或者残疾者丧失劳动能力前实际扶养且没有劳动能力的人为限，按照其户籍所在地或者居所地居民最低生活保障标准计算。对不满 16 周岁的，扶养到 16 周岁；对年满 16 周岁但无劳动能力的，扶养 20 年。但是，60 周岁以上的，不超过 15 年；70 周岁以上的，不超过 5 年。

（9）交通费 按照患者实际必需的交通费用计算，凭据支付。

（10）住宿费 按照医疗事故发生地国家机关一般工作人员的出差住宿补助标准计算，凭据支付。

（11）精神损害抚慰金 按照医疗事故发生地居民年平均生活费计算。造成患者死亡的，赔偿年限最长不超过 6 年；造成患者残疾的，赔偿年限最长不超过 3 年。

案例

门诊取环术死亡案

2006 年，某女到某妇产科计划生育门诊行取环术，用药不到 1 小时即发生休克，濒临死亡，住院 22 天后去世。医方坚持认为患者属于过敏体质，本次事件属于医疗意外事件，仅仅愿意给予患方一定金额的补偿。由于双方争议的数额差距很大，患者家属向法院提起民事诉讼。

案例分析

该案经过专家认真分析，发现医方在休克发生以后没有及时诊断为过敏性休克，也就没有进行抗过敏性休克的治疗，当属误诊误治。该案为一级甲等医疗事故，最后患方胜诉并得到合理的赔偿。

5. 医疗事故的处理

（1）书写并保管病历资料 医疗机构应当按照国务院卫生行政部门规定的要求，书写并妥善保管病历资料。因抢救急危患者，未能及时书写病历的，有关医务人员应当在抢救结束后 6 小时内据实补记，并加以注明。

（2）现场实物封存和启封 疑似输液、输血、注射、药物等引起不良后果的，医患双方应当共同对现场实物进行封存和启封，封存的现场实物由医疗机构保管。需要检验的，应当由双方共同指定的、依法具有检验资格的检验机构进行检验；双方无法共同指定时，由卫生行政部门指定。

（3）尸检 患者死亡，医患双方当事人不能确定死因或者对死因有异议的，应当在患者死亡后 48 小时内进行尸检；具备尸体冻存条件的，可以延长至 7 日。

（二）医患纠纷

1. 医患纠纷的含义　医患纠纷是指医疗单位（包括卫生行政部门）与患者在诊疗、护理、康复等过程中，由于某些原因造成了互相冲突或发生了不良后果及对不良后果的原因认识不一致而导致的争议。

2. 医患纠纷的分类

（1）**医院方面原因**　①医疗事故引起的纠纷；②医疗差错引起的纠纷；③服务态度引起的纠纷；④不良行为引起的纠纷；⑤法律意识淡薄引起的纠纷；⑥医疗技术不规范引起的纠纷。

（2）**患者方面的原因**　①缺乏医学知识引起的纠纷；②对医院规章制度不理解引起的纠纷；③患者及家属的不良动机引起的纠纷；④患者的期望值过高引起的纠纷。

3. 医疗纠纷的构成　①特定在医疗服务领域；②当事人都是合法民事主体；③争议事实是过失行为；④过错责任处于待定状态。

4. 医患纠纷的原因　①诊疗行为存在过失并造成损害结果；②虽有诊疗过失但未造成损害结果的情形，如手术中误伤相邻组织但及时处理愈合；③不存在诊疗过失但确有损害结果的情形，如麻醉意外、手术并发症、药品不良反应等；④生物药品、器械设备、耗材敷料等医疗供应品发生意外，包括涉嫌产品质量责任的情形；⑤患方因医学知识受限，对医疗风险认识不足而产生误解的情形，如早产儿本身就是新生儿脑瘫的致病因素；⑥与诊疗行为本身无关的其他情形，如患者自残自杀或非医疗行为导致的人身财产损失等。

5. 医患纠纷的处理　目前处理医疗纠纷的途径主要是和解、调解和民事诉讼三种。

（1）**和解**　所谓和解是没有第三方介入，双方当事人自己协商谈判，对各自诉讼权利和实体权利的处分。

（2）**调解**　指在卫生行政机关、第三方法人或自然人，或者在法院的主持下，对当事人之间的医疗纠纷进行裁决的活动，分为诉讼外调解和诉讼中调解。

（3）**诉讼**　民事诉讼是在案件当事人和其他诉讼参与人的参与下经人民法院开庭审理，查明事实、适用法律，对医疗纠纷进行裁决的活动。

四、医患冲突与医患沟通

（一）医患冲突

1. 医患冲突的含义　指医患双方在诊疗护理过程中，为了自身利益，对某些医疗行为、方法、态度及后果等存在认识、理解上的分歧，以致侵犯对方合法权益的行为。

2. 医患冲突的核心　医患冲突的核心问题是利益冲突，根结在于我国卫生资源分配的不平衡，医疗卫生体制改革不深入、不彻底，卫生法制不健全。

3. 医患冲突的原因

（1）**患方的疗效期望值大**　患者和其亲属认为"既然自己出了钱，就希望得到应有的服务"。只要疾病治愈或得到了缓解，即使花了较多的钱，多数患者也是能够承受的，一般不会酿成医患冲突。但是，当患者付出较大经济耗费却未能得到自己期盼的"理想"医疗效果时，患者心态不平衡，这种冲突就会爆发出来。

（2）患者对医疗费不堪重负　尽管国家采取了一些措施（如降低一些药品的价格），但医疗成本仍居高不下，除少数富裕阶层外，工人、农民、普通的工薪阶层日益不堪治病的重负。普通公民对医疗机构追求商业利润的行为怨声载道。市场经济条件下，社会利益日益多元化，医疗机构及相关部门自然要考虑自身利益，而"利益"的渊源最终还是患者。"白衣天使"的形象淡化，医患间的敌对情绪严重。

（3）"富人医疗"趋势严重　我国医疗体制改革没有很好地考虑中低收入者的承受能力，社会上相当多的医疗机构热衷于追求高标准、超豪华，"富人保健""富人医疗"趋势严重。医院在所谓成本核算、自负盈亏的压力下，追求利润也不择手段。医生救死扶伤的仁术变成了待价而沽商品。医疗机构公益性、福利性光环消失，使人们在心理上难以承受。

（4）医疗保障制度建设滞后　医疗保障制度建设跟不上形势发展，国家不能及时、有效地化解矛盾，医患冲突更加复杂化。

（5）医患双方维权意识增强　患方强调保护自己的隐私权、知情同意权，而医方也需要全面了解病史、正确把握病症，医患间戒备心理严重。

（二）医患沟通

1. 医患沟通的含义　医患沟通是对医学理解的一种信息传递过程，是为患者的健康需要而进行的，它使医患双方能充分、有效地表达对医疗活动的理解、意愿和要求。

2. 医患沟通的分类

（1）语言的沟通　语言沟通是指以语词符号为载体实现的沟通，主要包括口头沟通、书面沟通和电子沟通等。

（2）身体语言的沟通　身体语言简称体语，指非词语性的身体符号，包括目光与面部表情、身体运动与触摸、姿势与外貌、身体间的空间距离等。医生通过语言和身体语言把信息、感情、思想传递给患者及患者家属，达成诊疗过程中的共识。

3. 医患沟通的意义　①加强医患沟通是建立医院良好的公共关系的基础性工作。②加强医患沟通是塑造医院形象。在医疗服务中，良好的人文关怀要通过医务人员施行，所以加强医患沟通，与患者建立良好的关系，就是塑造医院的形象。③加强医患沟通是患者及家属的需要。④加强医患沟通是医务人员进行医疗工作的需要。⑤加强医患沟通是医学科学发展的需要。⑥加强医患沟通是减少医患纠纷的需要。

4. 医患沟通的技巧

（1）一个根本　诚信、尊重、同情、耐心。

（2）两个技巧　倾听，就是多听患者或家属说话；介绍，就是多对患者或家属说话。

（3）三个掌握　掌握患者的病情、治疗情况和检查结果，掌握患者医疗费用的使用情况，掌握患者社会心理状况。

（4）四个留意　留意患者的情绪状态；留意患者受教育程度及对沟通的感受；留意患者对病情的认知程度和对交流的期望值；留意自身的情绪反应，学会自我控制。

（5）五个避免　避免强求患者及时接受事实，避免使用易刺激患者情绪的词语和语气，避免过多使用患者不易听懂的专业词汇，避免刻意改变患者的观点，避免压抑患者情绪。

（6）六种方式　预防为主的针对性沟通、交换对方沟通、集体沟通、书面沟通、协调统一沟通和实物对照沟通。

5. 医患沟通的方式

（1）预防为主的针对性沟通　在医疗活动过程中，主动发现可能出现问题的苗头，把对医疗工作不满意的家属作为沟通的重点对象，与家属预约后根据其具体要求有针对性地沟通，例如在晨间交班中，除交接医疗工作外，还要把当天值班中发现的家属不满意的苗头作为常规内容进行交班，使下一班医护人员有的放矢地做好沟通工作。

（2）交换对象沟通　在医生与患者家属沟通困难时，另换一位医生或主任与患方沟通；当医生不能与某位患者家属沟通时，可换一位知识层面高一点的患者家属沟通，让这位家属去说服其他家属。

（3）集体沟通　对患有同种疾病的患者，医院可召集家属，以举办培训班的形式进行沟通，讲解疾病的起因、治疗及预防知识。这种沟通，不但节约时间，还可促进患者间的相互理解，使患者成为义务宣传员，减少医务人员的工作压力。

（4）书面沟通　为了弥补语言沟通的不足，医院可实行书面沟通，把一些常规问题以书面形式印发，便于患者家属翻阅。例如，新生儿病区因无人陪伴，家属完全不了解病儿的治疗、生活情况，除有限的探视外，医务人员将宝宝在病区一天的喂养、洗换、护理、治疗等共性情况及出院随访、喂养护理知识等编成小手册，发给每位入院婴儿家属，以达到沟通目的。

（5）协调统一沟通　当下级医生对某疾病的解释拿不准时，先请示上级医师，然后按照统一的意见进行沟通；对患者的诊断尚不明确或疾病恶化时，医护人员要在沟通前进行内部讨论，统一认识后再由上级医师与家属沟通。

（6）实物对照沟通　对于某些疾病，口头和书面沟通都比较困难，可辅之以实物或影视资料。比如对先天性心脏病患儿的家属，医生可用心脏模型结合画图进行讲解，家属就会形象地了解疾病到底出现在哪个部位，如何进行手术修补等；再如骨科患者，患者家属不知道骨病在什么位置，骨科医生可出示人体骨架，用通俗的语言给患者讲解。

做好新形势下的医患沟通，医院要不断适应患者的就医新需求，增强医患沟通意识，通过提高诊疗质量和服务水平，开展如"后医疗管理"等特色有效医患沟通方式，真正达到与患者的有效沟通，实现医患双赢。

五、医患关系的伦理要求

医患关系的伦理道德要求主要是为了建立符合道德的、合理的关系。符合道德的、合理的医患关系应该是平等合作、真诚负责、公正礼貌的关系。

(一) 平等合作

建立平等合作的关系是处理医患关系应该遵循的一条基本道德原则。在现实生活中，医患关系的平等是相对的，不平等是绝对的，这是因为受到了社会经济状况、医学科学发展水平及医疗卫生资源多寡的制约和影响。所以，要建立真正平等合作的医患关系是很不容易的。但是，我们应积极努力，在差别中求同一，在不平衡中求平衡，不平等中求平等。

1. 差别中求同一 患者的社会地位、文化素养、经济状况和生理特征等存在着很大差别，病情也有各异，但他们的要求是一样的，即把病治好。尽管患者不同，但他们治病的权利是相同的，医生对他们的治疗义务是相同的，医务工作者应时刻牢记"普同一等""一视同仁"的道德要求，平等地对待所有患者。

2. 不平衡中求平衡 医疗工作是技术性很强的工作，它必须由经过特殊训练的专业人员来担任，这决定了医务人员有独立的诊断权、处方权、治疗权，并且非医务人员是很难对此进行干预和介入的。这就从客观上造成了医患之间在医疗面前存在着不平衡性。医务人员是医疗技术的拥有者，对此，患者"无能为力"，这易助长医务人员利用医疗技术职权牟取私利的不正之风，妨碍医患关系的平等合作。要克服这种不平衡带来的危害，就必须加强医务人员的道德修养，恪守服务至上的道德原则，不断地加重为患者服务的砝码，树立患者第一的服务思想，从不平衡中求平衡。

3. 不平等中求平等 由于医患关系之间是一种对医疗卫生保健服务的供求关系，因而医务人员与患者之间客观上存在着地位的不平等性。医务人员处于主动地位，患者处于被动地位。这种不平等性，容易造成医务人员蔑视患者的权利和尊严，忽视自己的义务和职责，从而影响到医患关系的正常化，带来一系列的道德问题。要解决不平等带来的一系列道德问题，医务人员就应该遵循人道主义的道德原则，以人道主义的精神对待患者，在不平等中求得平等。

案例

顾玉东是上海医科大学附属华山医院外科教授、中国工程院院士，他的研究成果达到了国际先进水平，在美国访问时，美方愿以年薪12万美元的待遇留他在美国工作，但他拒绝了，毅然回到祖国。他每治疗一个患者，都认认真真地做好病历卡，几十年来，共积累了几千张卡片。他说："我每一次成长，每一次成功，都离不开患者的支持、理解和奉献。是无数患者给我提供了一次又一次实习、提高的机会，是患者造就了我。对医生来说，患者才是真正的恩人。"

案例分析

确实，没有病例，没有服务患者的实践，就没有医学的发展。医务人员不是恩人，更不是救世主，医务人员和患者的关系应该是平等的医疗关系。

（二）真诚负责

真诚相处是建立协调和睦医患关系的基础。医患之间要真诚相待，就必须做好医疗实践中的知情同意、医疗保密及讲真话等伦理道德问题。

1. 知情同意　知情同意是临床上处理医患关系的基本伦理准则之一，也称为知情承诺原则。它是指在临床过程中，医务人员在为患者做出诊断和治疗方案后，必须向患者提供包括诊断结论、治疗决策、病情预后及诊治费用等方面的真实、充分的信息，尤其是诊疗方案的性质、作用、依据、损伤、风险及不可预测的意外等情况，使患者或其家属经过深思熟虑后自主地做出选择，并以相应的方式表达其接受或者拒绝此种诊疗方案的意愿和承诺。在得到患方明确承诺后，才可最终确定和实施拟定的诊治方案。

在知情同意原则中，知情与同意是密切相关、不可割裂的统一体：知情是前提和条件，同意是结论和目的。恪守知情同意的医德原则是医患之间真诚相待的首要道德要求，是尊重患者对自身治疗自主权的具体体现，是世界医学所奉行的道德伦理主张，也是我国医患关系实践总结出来的至尊准则。

2. 医疗保密　医疗保密是医患之间真诚相处的起码要求。医生的职业特点决定其可以了解患者的一些隐私和有关健康情况，这种知晓是医生的一种权利。但任何人都有权利维护自己的隐私不受到侵害，患者对自己的生理、心理及其他隐私，有权要求医务人员为之保密。医务人员利用职业优势随意泄露患者隐私，是不道德或违法侵权行为。希波克拉底誓言中说："凡我所见所闻，无论有无业务关系，我认为应守秘密者，我愿保守秘密。"

1949 年，世界医学会采纳的日内瓦协议法规定："凡患者托于我的秘密，我均予以尊重。"我国《医务人员医德规范及实施办法》规定：医务人员应具有"为患者保守医密，实行保护性医疗，不泄露患者隐私与秘密"的医德规范。对此，世界各国都有条文规定。

3. 讲真话　讲真话是人与人之间真诚关系的基础。患者对医务人员要讲真话，医务人员对患者也要讲真话。但是对有些患者，如对患晚期癌症等不治之症的患者能否讲真话，应按照动机和效果统一的原则，具体情况，具体分析，区别对待，不能一概而论。或是不讲真话，或是讲真话，"一刀切"的做法都是不可取的。相反，应该依据患者所患疾病的种类和程度、患者的文化水平和社会地位及患者心理特征来决定该不该讲真话，讲什么内容，什么时候讲，在什么地方讲，这是讲真话时应该注意的基本准则。

（三）公正礼貌

在医患之间建立公正礼貌关系是治疗疾病、保障健康的重要环节。公正的医患关系指医患之间的非买卖关系，不允许医生运用医疗手段和手中掌握的医药分配权营私舞弊。

1. 公正　公正的医患关系的道德要求是医生不受贿、不受礼，这在我国现行的市场经济条件下尤为重要。医务人员受贿、受礼的行为即使在封建社会，在道德上也是受谴责的。在现实生活中，亦有不少人为了达到个人的不正当目的而对医生行贿，当然也有的患者希望医生重视自己的疾病，手术认真点，看病仔细点，但关键在于医生是否掌握原则。医生的职业是崇高的，不允许医生拿手中的医疗技术作为资本，收受患者的贿赂，甚至于做一些伤天害理的事情。

由于医疗工作的特殊性，常常在危急的时候给患者以抢救，特别是一些重症患者或疑难杂症患者的生命被抢救过来后，常常以送礼来表达自己的感激，患者的这种心情是可以理解的，作为医务人员应该怎么对待患者的物质酬谢？华山医院外科顾玉东教授说，"我从不收取患者的'红包'，哪怕是患者心甘情愿硬塞过来的。因为我一旦收了，患者是心安了，但是，我的心却不安了。"

2. 礼貌　礼貌关系是指医生在治疗疾病过程中要注意自己的言谈举止和提高自己的修养。

礼貌的医患关系的道德要求是态度诚恳、仪容端庄、言语文雅。这里特别要强调医生的语言问题。从道德要求的角度来看，对医务人员应该提倡治疗性语言，反对刺激性语言。在医疗活动中，针对不同的对象，医务人员的语言也要有所不同，如老年人喜欢唠叨一些，青年人喜欢语言活泼些，小孩则喜欢滑稽可笑；对病重的患者，语言要少，要深沉，具有同情感；对长期卧床不起的患者则应多使用鼓励性语言。这些都是值得医生注意的。建立礼貌的医患关系在现实生活中十分重要，现在个别医务人员身上存在着"生、冷、硬、顶、推"，"吃、拿、卡、要、勒"等不良现象，解决这些问题的根本措施在于加强医务人员的道德修养和实施强有力的医院管理。

第二节　医际关系伦理道德

一、医际关系概述

从现代医疗实践的规模来看，医疗职业在本质上便是一个要与其他医务人员密切合作，才能实现其自身功能的职业。医际关系是医疗实践活动中的重要人际关系，由于现代医务人员在医学活动中的主导地位与作用日益重要，医际之间关系如何，直接影响到医疗质量和效果。

（一）医际关系的含义

在医学活动中，医际关系是发生最频繁、联系最紧密的一种人际关系，是指同样从事医疗职业的医务人员形成的一种业缘关系。医际关系也有广义与狭义之分。广义的医际关系是指医务人员相互之间、医务人员与行政管理人员之间及后勤人员之间的关系；狭义的医际关系是指医生、护士、医技人员之间的关系。

医际关系常以个人关系为其表现形式，但两者却有着很大的区别。个人关系的调整，只要遵循"私德"准则就可以了，但医际关系却有着更为丰富的内涵和更为具体的职业规定，它是由担负共同职业责任、面对共同工作任务的人们所结成的一种特殊的工作关系，在这种关系中，诸如职业责任、职业使命感等特征显得格外突出。每个置身于这样关系的人都需履行自己的职业责任并完成自己的分内工作，如果失责，会因此而受到自己的职业良心及医疗集体的责备。所以，医际关系的协调与否与医疗卫生机构内每一个从业人员的努力状况密切相关。

古今中外的医学家和伦理学家都十分重视医际关系，并把它作为医德修养和评价的重要内容。我国唐代名医孙思邈在《论大医精诚》中指出："夫为医之法，不得多语调笑，谈谑喧哗，道说是非，议论人物，炫耀声名，訾毁诸医，自矜己德。"希波克拉底也说："凡授我艺者，敬之父母，作为终身同业伴侣。彼有急需，我接济之。视彼儿女，犹我兄弟。"《法国医学伦理学法规》中明确规定："医生之间应负道义上互相帮助的义务。如同事间发生个人意见分歧，应努力设法达到谅解。不得恶意中伤、诽谤或传播有损于同事执行业务方面的行为。保护受到不正当打击的同事是体现同行之间的良好友谊。"在医学科学迅速发展、分科愈来愈细、专业化程度愈来愈高的今天，医际间彼此良好的关系不但有利于患者疾病的诊治和康复，而且有助于创造一个宽松和谐的人际关系环境，使得医务人员的工作积极性、主动性和创造性得以充分调动和发挥。

（二）医际关系的基本类型

在人类的医疗实践活动中，医际关系伴随着医学历史的发展真实而又客观地存在着，其存在的类型决定于社会生产力的发展水平。现代医院分科分工较细，医疗辅助科室日益增多，管理人员介入，医际关系呈现出日趋复杂、相互交错、联系广泛频繁和立体多维的趋势。医际关系类型各异，归纳起来，目前现代医院主要存在以下五种基本类型：互补－合作型、指导－服从型、对手－竞争型、拆台－破裂型、不思进取－与世无争型。

1. 互补－合作型 互补－合作型是指医务人员之间思想上互补，技术上互补，知识、能力上互补及工作上合作。在医务人员的群体中，个体的知识能力、价值观念、临床工作经验都各有差异，都需要互相学习与合作，博采众长，从而使互补－合作型关系得以形成。

互补－合作型医际关系多产生和存在于老、中、青年医务人员之间，他们的思想、知识、技能等各有所长，各有所短。老年医务人员深思稳定，考虑全面，经验丰富，但易有经验主义、排斥新生事物的思想倾向；中年医务人员思维严密，勇于开拓，知识面广，技能熟练，但缺乏老年医务人员的经验和青年医务人员的跳跃性思维；青年医务人员思维敏捷，富于想象力和创造力，知识结构合理，但缺乏临床经验，临床技能不完善。这样，老中青年医务人员互相取长补短，优劣相济。

这种类型的医际关系还常出现在跨科室的医务人员之间。受个人的实践经验、知识技能、工作环境的限制，当遇到病情复杂的疑难病例和危重病例时，由于超出了自身能力范围，从而要借助其他学科医务人员的支持，进行会诊和抢救。互补－合作型医际关系有利于现代医院的建设和医疗质量的提高。

2. 指导 – 服从型　指导 – 服从型医际关系是指上级医务人员指导下级医务人员，下级医务人员服从上级医务人员的指导。上级医务人员的临床经验和技能一般都优于下级医务人员，二者形成一种能力差和水平差。下级医务人员对才华出众、知名度高、德高望重的上级产生敬仰之情，思想感情上敬重，工作上自觉服从，甚至产生晕轮效应，在名师下聚集着一批业务尖子，接受上级的指导，从而形成了指导 – 服从型医际关系。在一般情况下，下级医务人员应自觉服从上级的指导。

3. 对手 – 竞争型　竞争是一种普遍的社会现象。对手 – 竞争型医际关系是指医务人员之间开展竞争，互为对手，这种类型医际关系的形成条件是在同级医务人员之间医疗技术、科学研究能力和水平的竞争。双方往往有危机感、紧迫感，都想在竞争中取胜，超过对手，通过竞争，互相促进。如果这种医际关系处理得当，就会催人奋进，共同提高。

4. 拆台 – 破裂型　拆台 – 破裂型医际关系是指医务人员之间的互补 – 合作型、指导 – 服从型、对手 – 竞争型医际关系破裂，形成了互不服气、互相"拆台"的状况。产生的原因是互不尊重、互相攻击、造谣中伤、当面顶撞；也可能是由于竞争，彼此之间有利益上的矛盾，或在竞争中处理不当；或者由于思想意识、工作方法上的不当造成医务人员之间不能合作。这种类型的医际关系虽不多见，但是偶尔存在就会严重影响医疗质量，因此，应避免发生和存在，一旦发生和存在要通过积极的思想教育工作和加强管理予以清除。

5. 不思进取 – 与世无争型　这种医际关系是指医务人员当中个别人缺乏进取精神，不愿参与竞争，同志之间交往和交流少，关系淡薄。不思进取 – 与世无争型医际关系多发生在中、老年医务人员身上，青年医务人员少见。主要表现为满足现状，缺乏竞争意识，不求上进，缺乏进取向上的精神和工作热情，同志之间关系冷淡，很少与同事进行交往、交流，思想消沉，情绪低落。

不思进取 – 与世无争型医际关系产生的原因可能是因在竞争中受到挫折，丧失信心，心灰意冷，自暴自弃和甘拜下风，产生了消极态度。也有的是因年龄大，快到退休年龄而安于现状，不愿付出更多努力，也可能是由于缺乏高度的事业心和责任感。

对不思进取 – 与世无争型医际关系要加强引导，用激励机制调动积极性，向对手 – 竞争型和互补 – 合作型医际关系引导，变消极因素为积极因素。

二、医际关系的内容和特点

随着生命科学和现代医学的飞速发展，生物技术、计算机技术、遗传工程技术等进入医学领域，医学科学的研究既高度分化又高度综合，既向宏观发展又向微观深入，分化与综合同在，宏观与微观并存。医学科学研究打破国界，医学模式由生物医学模式向生物 – 心理 – 社会医学模式转变，医学分科越来越细，医务人员分工越来越专一。医务人员之间的关系立体多维，纷繁复杂。因此，了解医际关系的主要内容和特点，对于我们建立良好和谐的医际关系，提高医疗质量和效果，具有重要的现实意义。

（一）医际关系的内容

医际关系的内容主要有：医生之间的关系、医护之间的关系、医生与医技人员之间的关系、护士之间的关系、医务人员与行政管理人员之间的关系。

1. 医生之间的关系 在医务人员的相互关系中，医生之间的关系最重要。它包括不同年龄医生之间、同级医生之间、上下级医生之间的关系。在社会主义社会中，这种关系建立在全心全意为患者健康服务，共同维护患者利益和社会公益的基础上，是一种根本利益相一致的同志式关系。医生之间应做到相互学习、相互信任、相互尊重，不骄傲、不自满、不猜疑、不嫉妒、不搬弄是非、不诋毁同行、不追名逐利、不唯我独尊，共同为保障人民的身心健康做出贡献。

2. 医护之间的关系 医生与护士之间的关系是在对患者的治疗与护理活动中建立起来的。一百多年来，医护关系的主要模式是主从型，即把护理工作视为医疗工作的附属品，护士从属于医生，机械地执行医嘱。形成这一模式的原因有三：一是社会因素所致。在私有制社会，护士的社会地位低下，无论在社会上还是在医院里都是如此。我国也存在着重医轻护的现象。二是对护理工作的专业性、科学性认识不足，认为护理工作无非是打针、发药、饮食起居和日常生活等琐事。三是护理教育体系不合理。长期以来，我国护理教育体系基本上是单一的中等教育结构，护士的学历水平偏低，难以适应现代医疗卫生事业日益发展的需要。

随着护理学发展成为一门独立的学科，护理工作愈来愈显出它的重要性，医护关系的模式也正向互补 - 合作型转变。在工作中，医生和护士之间应该做到：尊重护士，医嘱清楚；严遵医嘱，密切配合。

3. 医生与医技人员之间的关系 医学科学技术的发展使医生和医技人员的关系越来越密切。医生与医技人员的关系协调与否，已成为能否正确诊断和治疗的重要前提。因此，医生在处理与医技人员的关系时，应尊重医技人员的劳动，认真对待医技科室的报告结果，切不可漠然置之或背后指责、贬低对方；而医技人员也应为诊断提供第一手资料，应准确及时地报告结果，与医生精诚合作，努力满足临床诊断治疗的需要。

4. 护士之间的关系 护士是医院最基本最主要的群体之一，是医疗卫生战线上一支不可缺少的主力军。护士之间的关系如何，医德水平的高低与否，直接决定着医疗的质量。为了做好护理工作，护士们应在宽容、谅解、友谊、支持、关心、爱护的和谐气氛中，共同出色地完成护理任务，为神圣、崇高的护理事业做出贡献。

5. 医务人员与行政管理人员之间的关系 在医疗实践过程中，行政管理人员是卫生群体的组织者和指挥者，通过协调医院内各方面的关系，激发医务人员的积极性与创造性，实现"提高医疗质量"这一组织目标。行政管理人员与医务人员之间思想统一，感情融洽，行为协调，整个医院就会形成一个和谐凝聚的团队。反之，则内耗丛生，矛盾重重。

"医管关系"常见两种形式：一是家长式，即管理者凭借自己手中的权力，一切个人说了算，把自己置于群众之上。二是民主式，即行政管理人员能注意倾听不同意见，善于协调医院内各方面的关系，激发医务人员的积极性与创造性，使大家共同参与医院管理，使医院的各科室到处充满着尊重、信任、团结、协作、文明、和谐的精神。

（二）医际关系的特点

医际关系的特点主要有：联系广泛，立体多维；双向合作，相互支持；相互竞争，相互促进。

1. 联系广泛，立体多维　由于医学科学技术的发展，分科分工精细，医生所从事的工作相对单一和专一，为了治病救人、开展医学科学研究，需要开展广泛的协作。因此，医务人员之间联系增加，交流广泛，除与本院医务人员之间交往增加之外，与其他医院的医务人员之间也有广泛的联系和交往。

2. 双向合作，相互支持　随着医学科学技术的进步，医疗活动相对复杂，过去传统的医疗形式被现代的医疗方式所取代，"单兵作战"的医疗方式在现代医院已不存在，随之而来的是多学科、多种专业医生、护士的广泛协作和相互支持。没有双向合作和广泛地支持是难以完成医疗保健工作的。

3. 相互竞争，相互促进　社会主义市场经济条件下的今天，医院建立起竞争机制，并实行竞聘制，医务人员之间也成了竞争的关系，为了竞聘同一岗位，彼此视为竞争对手。这种竞争性的医际关系有利于相互促进，处理得好，就会形成你追我赶、催人奋进、竞相前进的良好关系。

三、影响医际关系的主要因素

（一）影响医生之间关系的主要因素

一是年资差异者认识上的偏见。医生队伍由老、中、青不同年龄和高、中、低不同知识结构的专业技术人员组成。一般来说，老年医生临床经验丰富，学术造诣较深，社会威信较高；青年医生意气风发，敢想敢干，富于创造精神。但是，由于年龄不同，经历不同，人的知识水平、思想方法、医德境界不同，往往各自从自己的"优势"出发，不能正确看待处于其他年龄段上的同行的思想和言行，成为影响医生之间团结协作的因素。而同级医生之间，因年龄经历相似，业务能力相当，常出现相互嫉妒、相互猜疑、互不服气的行为，这样无疑会造成内耗增加，个人的积极性也难以调动起来。

二是工作上的不协调。如在转诊时，接诊医生在患者或家属面前，诋毁原经治医生。易诊时，原经治医生对新接诊医生不支持，不协助，有时相互设难，相互推诿，相互扯皮。这样就会使医生之间关系紧张而难以配合和协作。

三是物质利益方面的矛盾。如在职称评聘、职务晋升、进修学习、工资提级、奖金发放时贬低别人，抬高自己，设置障碍，甚至不惜损害别人的荣誉等，严重影响了相互之间的关系。

（二）影响医护之间关系的主要因素

一是心理因素。医生方面重医轻护的心理，导致轻视护理，不尊重护士，甚至藐视护士人格的现象。护士的依赖服从心理与自卑心理也影响其主观能动性的发挥，影响与医生的协作配合，造成医生方面的不满意。

二是分工、协作的矛盾。医护是两个独立的学科，具有各自的职责。但分工不能分家，必须相互配合、协作，特别在抢救危重患者时更应如此。然而，在实际工作中，医护之间常会发生矛盾，护士希望医生干净利落，医嘱清楚，执行容易、方便、省时；医生则根据医疗的需要，较少考虑到护理因素，特别是某些新的治疗方法和手段的采用，医护双方很难划清职责范围，容易引起医护之间的矛盾和冲突。

（三）影响医护人员与医技人员关系的因素

医护人员与医技人员发生冲突主要是因为双方对相互的工作缺乏理解、支持与尊重，如检验科、影像科、药剂科的人员责怨医生开的化验单、影像单、处方，而医生则责怨化验不准确、影像不清晰、常用药缺货等。护士与医技人员也会发生冲突，如护士不按时送检患者所留标本，检验人员有意见；检验人员将病房检验单错送门诊，给护士增添了麻烦，引起护士的不满。

（四）影响医务人员与行政管理人员关系的因素

一是进修学习上的需求得不到满足。医务人员迫切要求更新知识，扩展知识面，因经费限制及领导者"重使用、轻培养"的思想影响，容易引起医管之间的心理隔膜。

二是晋职提薪方面的需求得不到合理解决。医院实行专业技术职务聘任制时，由于在评聘中存在重学历轻实践、重资历轻能力的偏向，直接影响了一部分医务人员的积极性。

三是生活上的需求得不到满足。近几年来，广大医务人员的生活条件有了较大改善，但仍然存在着住房拥挤、交通不便、文体活动较少、负担过重等现象。有些领导者只注意抓工作，忽视医务人员的生活，很少进行这方面的深入调查，并给予必要的关怀，这也是医务人员与院领导形成隔膜的重要因素。

另外，某些医务人员缺乏管理的自觉性，以及管理者与医务人员在个性心理特征、道德修养方面存在的差异，也是引起医管关系冲突的因素之一。

四、建立良好医际关系的原则

处理好医际关系，有利于提高医院的凝聚力和团队效应，加强医院的内涵建设。要建立良好的医际关系，必须坚持以下三条基本原则。

（一）建立彼此平等、相互尊重的同志关系

保护患者的生命与健康，捍卫患者的正当权益，这是医务人员的共同义务与天职。"一切以患者为中心"是医务人员应共同遵循的道德原则，也是建立良好医际关系的基础。医院是社会医疗活动的重要场所，是医务人员共有的大家庭，每个医务工作者都应当守护自己的工作单位，维护医院的整体利益。

在维护患者和医院利益的共同目标下，医务人员有分工不同和上下级之分，但在工作性质、人格上没有高低贵贱之分，彼此是平等的。如在医护关系中，过去那种所谓的"医生的嘴、护士的腿"的主从型关系模式，必须向并列 - 互补型转化，才能达到医护间的平等。

医际间的平等是建立在互相尊重的基础上的。一个人渴望被别人承认和信任，这种心理人人有之。因此，医务人员之间要相互尊重，不能随便训斥、嘲笑、指责他人。例如，医务人员不应随便指责行政管理人员官僚主义、不产生效益等，而要自觉尊重他们的管理。反过来，管理人员不能听不得医务人员的意见，要别人唯命是从，而是要善于听取职工的建议，主动关心职工的利益。

医际间的相互尊重表现在要重视别人的意见，不妒贤嫉能，不医者相轻，不贬低他人抬高自己。例如，同级医务人员之间，在晋升、调级时，要多看他人的长处，不要"各以所长，相轻相短"。在发生医疗差错时，要相互尊重，实事求是，与人为善，积极查找原因，及时采取补救措施，不要幸灾乐祸，甚至落井下石，更不能怂恿、支持患者或其家属到医院闹事，破坏医院的秩序，借机泄恨，这是极不道德的，其结果只能是严重恶化医际关系和医患关系。

综上所述，在"一切以患者为中心"的共同宗旨下，建立相互平等、相互尊重的医际关系，才是真正的志同道合、同心同德。

（二）建立相互信任、彼此支持的协作关系

医院内部分工是医学发展的必然结果，它有利于医学的不断深化。医务人员各司其职，搞好本职工作是医务人员的基本责任。在此基础上，医务人员在不同的工作岗位上，要相互支持和彼此协作。相互信任是相互支持、协作的基础。

因此，良好的医际关系要求每个医务人员都要立足本职，不断巩固专业信念，发挥自己的主动性和创造性，最大限度地提高自己的工作效能。在立足本职、安心本职的基础上，要以自己工作的可靠性赢得他人的信任，同时也要相信他人工作的主动性、可靠性和能力。如检验人员以自己检验的准确性得到医生的信任，才能减少不必要的重复检验；医生也要相信检验人员的工作，尽量不要搞"大撒网式的检查"和不必要的重复检验。这样才能在相互信任的基础上，通过各自的努力，建立有效的支持与协作关系。

建立相互信任、彼此支持的协作关系，不仅是医学发展和提高工作效率的需要，也是搞好各自本职工作的必要补充。每个医务人员都要为患者提供条件和方便。如护士要主动协助医生，观察和及时提供病情、建议，认真执行医嘱；医生也要体贴、尊重护士的劳动，尊重她们的劳动成果，倾听她们的合理化建议，同时参加一些力所能及的护理工作。再如后勤服务人员，要及时主动上门服务，使医护人员更好地工作；医务人员也要尊重后勤服务人员的劳动，不提过高的要求和以患者的安危去增加后勤的压力。

（三）建立共同提高、发挥优势的竞争关系

医务人员的自我完善包括身心素质、思想道德素质和科学文化素质等方面的完善。

这不仅是医务人员个体成长的需要，也是良好医际关系的基础。其中，道德素质的完善，主要是指在深刻理解社会公德和认识道德本质的基础上建立起来的医德认识、情感、意志和信念，进而形成医德良心，进行道德自我完善，最后，通过医德修养，达到职业上的"慎独"境界等。

在自我完善的过程中，医际间要相互学习，这种学习既体现了和谐的道德关系，又是自我完善的必要补充和重要途径。在医际关系中，由于各人的年龄不同，智能优势不一，道德品质各异，相互之间可以学到更多东西，只要能坚持就能达到取长补短的效果，实现医际之间的互补和继承功能。

良好的医际关系是现代医学发展的客观需要，是提高医、教、研效益的重要因素，是建立新型医患关系的重要条件，是保证医务人员健康成长的重要环境。每一名医院管理者都应当重视医际关系的研究，努力营造良好的医际关系，促进医院内涵建设的发展。

五、建立良好医际关系的意义

医际关系是在医学活动中发生最频繁、联系最密切的一种人际关系，建立良好的医际关系至关重要，历代医家都十分重视同行之间的关系，把它作为医德修养的重要内容。在医学分科愈来愈细、内部分工和专业化程度愈来愈高的现代医学文化中，医际间的良好关系，不但有利于提高医学诊疗水平，而且有助于创造一个宽松和谐的人际关系环境，使医务工作者心情舒畅地工作和学习，并使其积极性、主动性和创造性得以充分调动和发挥。

（一）现代医学发展的客观需要

随着现代科学技术的发展，人类对客观世界的认识不断深化，医学科学也不例外。在人类生命现象、健康与疾病的关系方面，现代医学的认识已经进入到分子水平、基因水平，医学分科也越来越细，现已有几十个门类、数百个分支学科。同时，现代科学技术对医学的影响越来越明显，众多自然科学、社会科学、人文科学的研究成果和技术在医学中得到了广泛应用，相关学科间的联系愈加紧密。上述变化，一方面使医学出现了分化趋势，另一方面又导致了医学学科间及医学与相关学科间的相互渗透、融合而出现了综合趋势。学科的分化促使医学，特别是临床医学向专科、专业化发展，提高和深化了医务人员对疾病的认识和理解，但同时也容易使医务人员知识面过窄，影响其对疾病和患者的整体判断。而医学科学综合化趋势又要求医务人员一方面扩展自己的知识面，另一方面还要加强学科间的合作与交流。因为任何一个医务人员，不管他如何勤奋，都不可能穷尽所有医学知识和精通各个专业，没有同行之间的团结协作，就不可能很好地完成自己所承担的临床医疗和医学科研任务。因此，在提高医疗服务质量和发展医学科学方面，除了要完善有关规章制度以保证协作配合的顺利以外，还必须建立起良好的医疗人际关系。

（二）有利于发挥医疗部门的整体效应

人际关系的好坏直接影响到一个群体合力的发挥。在医疗卫生部门，医务人员相互之间建立起融洽、和谐的人际关系，每一个身处其间的个体都会感到心情舒畅，工作积极性、创造性和主动性得以发挥，工作效率大大提高。医务人员相互间配合默契，取长补短，整体合力也会大大增强。反之，人际关系紧张，群体缺乏内聚力，内耗增加，不但不能充分调动个人的积极性、创造性和主动性，群体的整体合力也会下降。

（三）有利于建立和谐的医患关系

在医疗实践中，医务人员相互之间的关系是围绕为患者服务的活动建立的。医务人员相互间的支持与协作有利于患者疾病的诊疗与机体康复，这对建立良好和谐的医患关系有着积极的促进作用；而医务人员相互间人际关系紧张，必然会影响诊疗活动顺利、有效地进行，进而危及患者的利益，引发医患之间的矛盾。医务人员相互之间关系的紧张一旦被患者感知，还会影响医务人员在患者中的形象，造成患者对医务人员的不信任，并将阻碍良好医患关系的建立，有时甚至会引发医患矛盾和纠纷。

（四）有利于医务人员的培养与成材

医务人员的培养与成材除需自身努力外，还要有良好的外部环境。人际关系就是人才培养的一个重要外部环境。美国卡内基工业大学曾对一万个个案记录进行分析，结果发现"智能""专业技术""经验"只占一个人成功因素的15%，其余85%取决于人际关系。哈佛大学工业就业指导小组调查了数千名被解雇的男女，发现人际关系不好的比不称职的高出两倍。美国还有不少调查研究报告证明，在每年调动的工作人员中，因人际关系紧张而无法施展才能的占90%。良好的人际关系是个体在群体中保持主动和获得信任、支持、帮助的前提，因此，医务人员同行之间建立良好的人际关系是自身培养、成材的重要条件。

六、医际关系的伦理道德要求

（一）平等和尊重

在维护患者利益和社会公益的共同目标下，虽然医务人员有分工不同、职级之分及领导与被领导之别，但在工作性质、人格上没有高低贵贱之分，彼此是平等的。只有相互之间成为并列－互补关系以及树立医务人员都是为患者服务的思想，才能达到医护之间、医生与医技人员之间、医务人员与后勤人员之间的真正平等。平等还表现在医务人员间的相互尊重上。

1. 尊重他人人格 医务人员有着不同的个性心理特征，不要把自己的意愿强加给他人，更不要随意训斥、指责、嘲弄、取笑他人。医务人员不要当着患者的面相互责怨，如检验科、影像科、药剂科医务人员不要随意责怨医生开的化验单、检查单、处方等，而医生也不要随意责怨化验单不准确、影像看不清、常用药缺货等，彼此间要相互体谅，对待相互之间出现的矛盾要及时沟通、主动协商，不要让患者跑来跑去，更不能不负责任或借患者"撒气"。

2. 要尊重他人的才能、劳动和意见　医务人员的才能不一，即使同级医务人员也是有差别的，因此，要学他人之长，补自己之短，不应嫉贤妒能及贬低他人而抬高自己；要尊重他人的劳动和意见，如在接待转诊患者时，要肯定转诊医院、科室和医务人员的先前工作，不要在患者和家属面前诋毁其名誉；在接待易诊患者时，要尊重原经治医生的劳动，不要在患者面前贬低原经治医生而故意抬高自己；在会诊时，要实事求是和尊重会诊医生的意见，不要出难题和转移自身的责任等。

3. 要保守他人的隐私　任何人都不是十全十美的，医务人员不可议论他人的隐私、缺陷，更不可在患者面前随便张扬，否则会影响患者对医务人员的信任，也会影响相互间的团结协作，从而造成医患关系和医际关系的紧张。

（二）帮助和信任

医务人员的专业、岗位不同，但是相互之间都要承认对方工作的独立性，并且要相互为对方的工作提供方便、支持和帮助，这样才能建立良好的医际关系，才有利于共同目标的实现。因此，医院任何一个科室、专业的医务人员都不能认为别的科室、专业的医务人员是依附自己而存在的。护士、医技科室医务人员都是依附于临床医生的观点也是错误的。医务人员要相互承认对方工作的独立性和重要性，而且履行相互支持和帮助的义务。

医务人员在相互支持和帮助的同时，还要相互信任，信任是相互协作的基础和前提。医务人员之间要达到相互信任，首先要立足于本职，从自己做起，在自己的专业岗位上发挥积极性、主动性和创造性，以自己工作的可靠性和优异成绩去赢得其他医务人员的信任。同时，自己也要对其他医务人员的能力、品格等有正确评估，估计过低难以产生信任，估计过高而产生的信任也难以持久。其次，彼此又要主动加强沟通和联系，将容易引起不信任的因素及时解决，达到相互理解、谅解，消除存在的误会，而不要相互议论和到处张扬，否则，将会加剧不信任程度，破坏融洽的医际关系。

（三）协作和监督

在相互信任的基础上，医务人员之间才能产生协作的愿望和达成富有成效的协作。反过来，协作又可以不断增强信任程度。医务人员之间的协作是医院医疗、科研、教学的客观需要，只有协作才能提高医疗质量，只有协作才能出科研成果，也只有协作才能培养高素质的人才。医务人员之间的协作是相互的、互利的，不能以自我为中心，要采取积极主动的态度，这样才能达到实质上而不是表面上、形式上的协作。如医护之间的协作，护士除按医嘱要求敏捷、准确地完成护理任务外，还要主动地协助医生观察患者，及时给医生提供各种信息，以利于医生诊治工作的顺利进行，即做好护理诊断；医生也要主动地倾听护士对诊治方案的意见，积极采纳其合理化建议，并尽力协助护理工作或为护理工作提供方便。如果医护在诊治中出现了差错事故，要本着实事求是的态度，双方都不要推卸责任。再如后勤服务人员与医务人员的协作，后勤服务人员应主动上门为医疗、教学、科研第一线服务，同时尽力为医务人员的生活提供方便而解除后顾之忧；医务人员也要支持后勤服务人员的工作，体谅他们的困难，不要借助患者给他们施加压力，同时在奖金、物质分配时兼顾到后勤服务人员的利益。

医务人员在协作中，还要彼此制约与监督，其目的是为了防止差错事故的发生，以维护患者的利益。如护士在执行医嘱或药剂人员在发药时，如果发现医嘱和处方不当或有差错，应及时向医生提出纠正，不能抱着消极、不负责的态度盲目执行，否则会危害患者，甚至造成难以挽回的后果。再如医务人员对待别人出现差错事故的苗头，应该及时提出忠告或批评，不能袖手旁观，听任差错事故的发生。另外，对待医疗差错事故的责任者或有失医务人员尊严的行为也要敢于批评。医务人员对待别人的忠告、揭发和批评，也应抱着虚心的态度认真对待，不能置若罔闻，更不能认为是有意刁难，否则后果不堪设想。

（四）学习和竞争

在医务人员中，各人的年龄不同、专业各异、智能优势和个性也有差别，相互学习可以取长补短，以实现医务人员之间的互补与师承。老年医务人员经验丰富，学术造诣和威信高，然而年迈体衰，心有余而力不足，有时思想保守，创造力有所下降等；中年医务人员既有理论又有实践经验，而且年富力强，可以发挥承上启下的作用，然而对事物的敏感性和探索精神有时不及青年医务人员；青年医务人员朝气蓬勃，敢想敢干，富有创造精神，然而欠成熟、稳重，也缺乏经验。老、中、青医务人员相互学习，可以发挥年龄优势，能够形成互补和师承；相互学习可以促进医务人员博学多知，有利于开展综合性研究和疑难病的攻关；相互间的学习和组合，可以产生合力作用，也可以达到智能上的互补。

医务人员相互学习，可以共同提高，而共同提高绝不是不允许"冒尖"。要鼓励发挥各自的优势，并进行相互竞争。随着市场经济的建立和卫生改革的深入，竞争观念已深入人心，医务人员之间的竞争也是客观存在的。但是，我们提倡的竞争是充分发挥自己的技术特长、智能优势，以维护和增进人类的健康为目的。为了鼓励竞争，医院应努力为医务人员创造竞争的环境和提供平等竞争的机会，并为优胜者创造更好的条件，以促进医院的发展和人才的成长。

本章小结

医患关系是医疗活动中诸多关系中的主体关系。医患关系的性质是信托关系和契约关系，其特点是支持、宽容、巧妙地利用奖励和拒绝互惠，其内容表现在非技术方面和技术方面。医患关系主要有生物医学模式下的主动－被动型、指导－合作型、共同参与型，以及现代医学模式即生物－心理－社会医学模式下的医患关系。医患关系伦理的要求是：平等合作，真诚负责，公正礼貌。

医际关系主要有互补–合作型、指导–服从型、对手–竞争型、拆台–破裂型、不思进取–与世无争型。医际关系的内容包括医生之间的关系、医护之间的关系、医生与医技人员之间的关系、护士之间的关系、医务人员与行政管理人员之间的关系。医际关系的伦理道德要求是：平等和尊重，帮助和信任，协作和监督，学习和竞争。

思考题

一、单选题

1. 医疗活动中，最基本、最重要的人际关系是（　　　　）

   A. 医患关系

   B. 护患关系

   C. 医护关系

   D. 医际关系

2. 下列医患关系中，属于技术关系的是（　　　　）

   A. 医务人员对患者良好的服务态度

   B. 医务人员对患者高度的责任心

   C. 医务人员对患者的同情和尊重

   D. 医务人员以精湛医术为患者服务

二、名词解释

1. 医患关系

2. 医际关系

三、简答题

1. 影响医患关系的因素是什么？

2. 医患关系的伦理要求有哪些？

3. 医际关系的伦理要求有哪些？

第四章　临床诊疗实践中的伦理道德

学习目标

1. 了解现代医学模式对临床诊疗的道德要求。
2. 熟悉临床诊断和治疗工作的道德要求。
3. 掌握在临床实践情景下应践履的医德要求。

社会窗口

2014 年 2 月 13 日，建立国家住院医师规范化培训制度工作会议在上海召开，标志着我国住院医师规范化培训制度建设正式启动。会议强调要扎实稳妥推进住院医师规范化培训工作，确保到 2015 年，各省全面启动住院医师规范化培训工作；到 2020 年，基本建立住院医师规范化培训制度，所有新进医疗岗位的临床医师全部接受住院医师规范化培训。（图片来源：央视新闻）

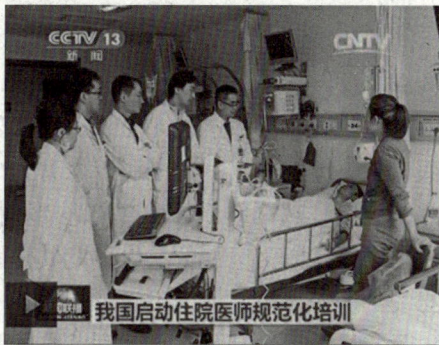

临床诊疗实践活动在整个医学实践中居于重要地位，医务人员的伦理修养直接关系到诊疗的质量及患者的生命安危。在医疗实践中，临床诊疗道德包括诊断道德和治疗道德，而诊断道德包括问诊道德、体格检查道德等，治疗道德又包括手术治疗道德、药物治疗道德、心理治疗道德等。现代医学模式告诉我们，只重技术因素忽视心理因素的观点是错误的。医务人员必须根据临床诊疗的道德要求，制订符合患者利益的最佳诊疗方案，促进患者健康的恢复。因此，医务人员必须重视临床诊疗的伦理道德。

第一节　现代医学模式与临床诊疗最优化原则

一、现代医学模式对临床诊疗的道德要求

医学模式实质上就是一种医学观，即人们对健康和疾病的总的看法。医学模式是在医学实践活动和医学发展过程中逐步形成的。随着人类社会的进步、自然科学特别是医学科学的发展，医学模式也在不断地发展变化。在医学模式发展过程中，比较具有代表意义的是神灵主义医学模式、自然哲学医学模式、机械论医学模式、生物医学模式及现代医学模式。

现代医学模式也叫新医学模式，即生物－心理－社会医学模式。它是美国纽约罗彻斯特大学医学院精神病学和内科学系恩格尔教授于1977年提出的。现代医学模式既重视生物因素的作用，又重视心理、社会因素的影响，把生理、病理、心理、社会环境等因素有机地结合起来了。可见，医学模式从生物医学模式向现代医学模式的转变在本质上反映了医学道德的进步。

那么，现代医学模式对临床医务人员有哪些道德要求呢？概括起来主要有以下几个方面：

（一）以患者为中心，把诊疗疾病与重视患者统一起来

现代医学模式的核心思想就是尊重病人、关心病人，最大限度地促进人类身心健康，最突出的特点就是强调以患者为中心。现代社会中，人们的法制观念、人权意识增强，患者有被尊重（重视）的愿望和权利。部分医疗纠纷的出现，不是因为诊疗技术的差错，而是因为医德的缺失，尤其是因为患者被尊重的需要没有得到满足。为了避免不必要的纠纷，更好地为患者提供服务，这就要求医务工作人员在诊疗过程中不能只见病不见人，既要做到无伤、有利、自主和公正，更要重视患者，尊重患者，把诊疗疾病与重视患者统一起来。

（二）建立新型医患关系，把医务人员的主导性与患者的主体性统一起来

指导－合作型是一种最广泛存在的医患关系。临床诊疗过程是医患双方互动的过程。医务人员掌握诊治疾病的知识，具有解决患者问题的能力和经验，在医患关系中处于主导地位。但是诊疗过程的顺利进行还有赖于患者的主动配合、支持和参与，两者密切配合才能取得良好的诊治效果。因此，在临床诊疗过程中，需要在平等的基础上建立起双向、信任、合作、和谐的医患关系，既发挥医务人员的主导作用，又体现患者的主体地位。

（三）从实际出发，把患者利益与社会公益统一起来

现代医学模式促使医疗服务范围更广、更全面，它强调要把人类健康和疾病放在更

广阔的背景下进行研究。从治疗到预防、生物到社会、生理到心理、机体到环境等方面，几乎无所不包，全属于医疗服务的领域。一般来说，患者利益是最高利益，单个患者的利益也是社会公益的一部分。但在诊疗过程中，患者利益与社会利益有时也会出现矛盾。这就要求医务人员不仅要着眼于患者个人利益，更应着眼于社会公益，从而合理分配有限的医药卫生资源，促进医学科学的发展和整个人类的健康。

（四）树立新的健康观，把人的生物性与社会性统一起来

世界卫生组织帮助人们对健康有了更全面的理解。健康包括躯体健康、心理健康、社会适应良好和道德健康。新的健康观认为，人体健康与生物、心理、社会的因素密不可分。人是一个整体，是自然人与社会人的统一，其结构与功能、躯体与精神是相统一的。这就要求医务人员在诊疗过程中不能只注重患者的局部病痛而忽视人的整体性，也不能只重视疾病的生理病理变化情况而忽视心理治疗和社会支持。也就是说，医务人员应该全面地认识病人，把疾病与病人，把人的生物性与社会性统一起来，进行整体、系统、科学的诊治，力争取得事半功倍的疗效。

总之，现代医学模式从新的角度和视野看待人类健康与疾病的发生、发展和转归过程，对医务人员提出了更高的伦理道德要求。医务人员必须紧跟时代，更新观念，运用新的医学模式，在诊疗过程中恪尽职守，为患者、医学科学和人类健康做出贡献。

二、临床诊疗最优化原则

临床诊疗原则是医学伦理学基本原则在临床工作中的具体应用，最优化原则是最普通也最基本的诊疗原则。最优化原则也叫最佳方案原则，是指在选择临床诊疗方案时以最小的代价获得最大效果的决策。最优化原则是有利原则和无伤害原则在临床诊疗实践中的具体体现。此原则的内容包括四个方面。

（一）效果最佳

效果最佳是指在当时的医学科学发展水平和当地的医疗水平条件下，诊断和治疗的方案及结果是最佳的，达到诊疗目的与诊疗手段的统一，近期效果与长远效果的统一，患者个人利益与社会公益的统一。

（二）痛苦最小

应尽量选择给患者带来最少痛苦的诊疗手段，在诊疗过程中要尽可能减少患者的疼痛、血液损耗、体力消耗等痛苦。医务人员可以通过加强医疗技术、规范操作技能、培养良好的医患关系等途径来实现"痛苦最小"的目标。

（三）耗费最少

耗费包括人、财、物、信息等多方面的内容。要坚决杜绝因单纯追求利润或其他非医疗动机而不恰当地使用医疗技术，给患者带来额外的经济负担，造成公共卫生资源的

分配不公和浪费。所以，医务人员必须在保证诊疗效果的前提下，尽可能减轻患者、集体和国家的经济负担，避免医药资源的不必要消耗。

（四）安全无害

在诊疗过程中，要尽量避免可能给患者造成的伤害，切不可因追求一时的"疗效"而留下长期难以消除的后遗症。安全无害并非是绝对的，临床诊疗技术、药物等本身就如同一把双刃剑，有时不可避免地会给患者带来伤害，如凡药三分毒，放射线或化学治疗对造血和免疫功能的抑制，外科手术造成机体的损伤等。因而医务人员在选择这些诊疗措施时，要权衡利害得失，使患者获得较大的益处或预防更大的伤害。可见安全无害实际上是最大安全、最小伤害。

最优化原则的四方面内容是相互联系、不可分割的，要求医务人员在具体操作时要针对实际情况综合地加以应用。

三、临床诊疗伦理的其他原则

临床诊疗工作是一项复杂的系统工程，服务对象广，病种多样且变化无常，病情轻重缓急各不相同，要高效地对每个患者服好务，除了要遵守最优化原则，还应坚持以下几个原则：

（一）患者健康利益第一的原则

患者健康利益第一是临床诊疗工作最基本的道德原则，也是社会主义医德基本原则在临床诊疗工作中的具体实践。根据这个原则，就要坚持以病人为中心，把病人的利益放在首位，做到一切为了病人，全心全意为病人身心健康服务。在诊疗过程中，医务人员要一视同仁地对待每一位患者，视他们为亲人，同情关心患者身心疾病，尽最大可能给以帮助；尊重病人的医疗权利，具有科学求实的精神，勇于承担风险，谨慎诊疗行为；抵制损坏患者利益的言行，维护患者利益。

（二）保守秘密原则

在医患交往中，患者通常非常信任医务人员，甚至把自己不愿意告诉家人的秘密和"隐私"告诉医生，这些信息往往对医务工作者诊治患者疾病起到重要的作用。但是，一旦向他人泄露可能会直接或间接损害患者的人格、尊严和声誉，进而影响患者的身心健康。这就要求医务人员在医疗实践活动中保守医密，不向他人泄露患者的个人及疾病隐私，防止损害患者的自尊心，造成不良的后果。

（三）知情同意原则

知情同意是患者的权利和医生的义务。在此是指在临床诊疗中，医生向患者及其家属做详尽的解释说明，患者及其家属在充分理解（知情）的基础上自主表示出来的同意或选择。

（四）团结协作原则

临床诊疗工作是一项系统的复杂工程，临床分科越来越多，一个科室内各专业的分工也越来越细。科室与科室之间，科室人员相互之间是一个相互联系、密不可分的整体。诊疗效果好坏不仅取决于医务人员个人能力的大小与水平的高低，也取决于整个群体水平的高低。所以，为了确保最佳诊疗效果，医务人员必须树立整体观念，密切配合，团结协作，防止互相拆台，充分发挥各科室人员的优势与长处。

第二节　临床诊断工作的道德

诊断在医学上是通过病情学和其他医学检查手段来提示疾病的本质和确定病症的名称，通过疾病的表现来识别疾病内在属性的程序。临床诊断往往要通过问诊、体格检查等实践活动来了解疾病的临床表现，提示疾病的本质，确定病症。因此，这就要求医务工作者在具备精深的临床医学知识的同时还应具备为患者解除疾苦、发掘疾病成因的强烈意识和愿望，恪守临床诊断工作中特殊的伦理道德要求。

一、询问病史的道德要求

在询问病史过程中，医生应遵循的道德要求主要是：

（一）举止端庄，态度热情

在询问病史时，医生的举止、态度会影响与病人的交流与沟通。如果医生举止端庄，态度热情，和蔼可亲，就会缩短与病人的距离，使病人产生信赖感和亲切感，从而缓解病人的紧张心理，有利于病人倾诉病情，甚至吐露与疾病有关的隐私，使医生从中获得全面、真实可靠的第一手资料。反之，如果医生举止轻浮，态度傲慢冷淡，没精打采，衣着不整，病人就会产生不安全感或心理压抑，就不可能畅所欲言，医生也就难以获得真实全面的病情资料，进而影响疾病的诊断，甚至造成漏诊或误诊。

（二）全神贯注，语言得当

在询问病史时，如果医生的精神集中，冷静理智，语言通俗贴切、易于接受，则有利于迅速、准确地获得病史，掌握病情。相反，如果医生注意力不集中，精神涣散，受它事干扰，或者缺乏理智，不断地惊叹、惋惜、埋怨，或者语言晦涩或专业性太强，或者语言生硬粗鲁、轻蔑无理……这些都会增加病人的心理负担，引起病人反感，最终影响到病史的采集，有时还会导致医患纠纷或医源性疾病。

（三）耐心倾听，正确引导

在询问病史时，为了体现对患者的尊重，医生不要轻易打断病人的陈述或显得不耐烦，应耐心倾听，并随时点头以示领悟。但问诊时间有限，对于滔滔不绝、不着边际的陈诉，或不善表达、语言迟钝者，医生又得抓住病人的关键问题询问清楚，避免机械地听记。但是，医生要避免有意识地暗示或诱导病人提供希望出现的资料，否则，将使问诊走向歧途，造成误诊或漏诊。总之，在问诊过程中，要坚决反对粗心大意、三言两语、模棱两可的做法，坚决反对随便打断病人陈诉、主观片面轻易下结论，坚决反对误导误诊的行为。

（四）规范记录，准确无误

当代社会法治意识日渐增强，所以医务人员要牢固树立医疗活动的证据意识，及时、正确地按照相关规定，规范地做好病历资料的收集、管理工作。这就要求医生在问诊过程中规范地记录资料，做到文字清楚，内容详略得当，用词、数量表示正确无误，即使修改错误也必须严格按照规定执行。

二、体格检查的道德要求

在询问病史的基础上，进行有针对性的、系统而全面的体格检查，对于正确诊断尤其重要。中医有望、闻、问、切"四诊"，而西医有望诊、触诊、叩诊、听诊。从医学科学的发展来看，体格检查可以说是一种简便易行又经济的诊断方法，也是确定诊断的重要环节。在体格检查中，医生应遵循的道德要求是：

（一）检查全面，认真细致

医生在体格检查中，要按照一定的顺序、程序，有步骤地进行。做到不遗漏任何一个部位和内容，不放过任何一个疑点；对于重点部位、模棱两可的体征要反复检查或请上级医生复查；对于危重病人，特别是昏迷病人，为了不延误抢救时机，可先做重点扼要检查，待病情稳定后，再进一步补查。在体格检查中，要避免主观片面，"只见树木不见森林"，丢三落四、粗枝大叶、草率行事的行为，更要杜绝"为了病历而病历"，编造病历，弄虚作假的行为。

（二）关心体贴，减少痛苦

病人往往心烦体虚、焦虑、恐惧、抑郁，自尊心增强，同时一些体检可能会给患者身体带来一些痛苦及不适。患者迫切需要同情、关心和体贴，以减少痛苦。因此，医生在查体时要做到天冷保暖，天热降温；做到体位舒适，多用安慰性鼓励性的语言；做到动作敏捷，手法轻柔；做到检查敏感部位时用语言转移病人的注意力；做到不长时间检查某一个部位或频繁更换体位；做到不我行我素，动作粗暴。

（三）尊重病人，心正无私

医生在查体时，应根据专业要求依次暴露和检查一定的部位，要有相应的分割围护设施。在检查异性时，言行举止要庄重，特别是男医生检查女病人时应有女性医务人员在场，以免引起误会，这既是对病人的尊重，也是对医生的监督、保护。对畸形或有缺陷的病人，不要有任何的歧视或讥笑的表情和言语。对不合作或拒绝检查的病人不能勉强，应先行说服劝导，待其同意后再查或易诊检查。

第三节　临床治疗工作的道德

在诊断正确的基础上，恰当的治疗措施是促进病人康复，减轻病人痛苦的关键环节。目前的临床治疗主要包括药物治疗、手术治疗、心理治疗、康复治疗、饮食营养治疗等方法。各种治疗方法的使用及效果都与医务人员的医德水平相关，因此，各种治疗方法都对医务人员提出了相应的道德要求，下面介绍三种临床治疗工作的道德要求。

一、药物治疗的道德要求

（一）保障安全用药，发挥药物疗效

"是药三分毒"，大量的临床实践报道更加证明了这一点。在临床药物治疗中，医务人员应密切关注药物的毒副作用，防止因为选药不当或过度用药对患者造成不必要的伤害。保障病人的用药安全，是医务工作者在临床用药中必须遵守的首要伦理要求。因此，医务人员在用药物治疗时，不仅要知道所用药物的治疗作用，还要熟悉药物的毒副作用。在对症施治的前提下，医生应根据病人年龄、体重、体质、重要器官的功能、用药史等具体情况，有针对性地选择药物，否则极易引发用药不当造成的药源性疾病。

（二）合理配药，提高疗效

搭配合理的联合用药可以有效提高药物的治疗效果，也可以克服一些药物的副作用，从而使药物发挥更好的治疗效果，但是配伍不良反而会增加药物的不良反应。而且药物种类越多，其相互之间发生不良反应的机会也就越多，而医务人员也难以掌握。因此，医务人员要认真掌握药物配伍的禁忌，实现最佳联合用药，以避免联合用药时产生的不良反应，以取得较好的治疗效果。

（三）节约患者费用，珍惜药物资源

在进行临床药物治疗时，医务人员应在保证有效治疗的前提下合理经济用药，尽量节约病人的医药费用。现在药品市场产品丰富，有的药品质优价廉，也有的药品价格虚高、疗效一般。医务工人员应保持清正廉洁，科学选药，不能动辄给病人开"大处方"或"搭车药"等，以减轻患者的医疗负担。同时，有些药物疗效好、数量少，应为急危重病人服务。因此，医务工作者应根据病人病情的轻重缓急全面考虑，公正分配医药资源，提高药物的使用价值。

（四）坚持查对制度，避免差错

在药物治疗中，一些不起眼的差错事故都会给患者带来严重的损害，医务工作者应自觉严格执行药物查对制度。坚决不能使用假、劣、变质、过期的药品，不能违规使用麻醉药品、放射性药品、精神药品，以免造成不良后果。对开好的处方，应认真审查，如果发现处方中的药物使用不当或有误应及时更改。对配好的药物要进行三查三对，确认无误后再发给患者本人。只有用药认真细致，小心谨慎，才能有效防范差错事故的发生，保证用药安全。

二、手术治疗的道德要求

（一）选择手术治疗的道德要求

早在20世纪30年代，我国震旦大学教授宋国宾就在《医业伦理学》中指出，选择手术的三个必要条件是："（甲）非必要时不施手术；（乙）无希望时不施手术；（丙）病人不承诺时不施手术。"今天，这些伦理原则仍然是适用的。选择手术的道德要求主要是：

1. 动机纯正，确定手术是必需的　手术治疗应该是在比较各种治疗方法后，一种排他性的最佳选择结果，也就是说，在当时条件下是最理想的治疗措施。医务人员必须动机纯正，严格掌握手术指征，凡可做可不做的手术，凡无施术条件的手术，凡弊大于利的手术，甚至可能加速病情恶化或加速病人死亡的手术，都不应当选择手术治疗。

2. 病人或病人家属要知情同意　知情同意是医务人员对病人或病人家属自主权利的尊重，也表明病人及其家属对医务人员的信任及对手术风险的认同和承担。但在特殊情况下，可以灵活应用知情同意。在病人不能表达，病情危急而病人家属未能及时赶到现场的情况下，或者家属虽然在场，但出于不可告人的目的或原因，不顾病人生命安危，固执己见，迟迟不同意签字时，医务人员出于高度的使命义务感，在没有病人或病人家属知情同意下的手术是合乎医德要求的。

3. 充分做好术前准备　①认真会诊研究讨论，研究制订一个安全可靠的最佳手术方案、麻醉方案。②手术设备，应急措施的准备：包括器械、配血、药品及各种辅助设施。③病人心理上、躯体上做好准备，以良好的心态去迎接手术。④医务人员的准备：参加手术的医务人员要分工明确，保持体能，精力充沛，具有良好的心态。同时，医务人员还要有敢于承担风险的勇气。

（二）手术进行中及手术后的道德要求

1. 态度严肃，作风严谨　参与手术的医务人员要尽量避免谈论与手术无关的话题；要有科学求实的精神，认真对待手术的每一个环节，消毒、切口、清理、缝合等要做到稳、准、轻、快，一丝不苟；严格地遵守无菌操作；要严密观察，发现指标异常或出现意外，也不要惊慌失措，而要及时冷静地进行处置。

2. 技术熟练，规范操作　手术病人往往是危急重病患者，时间就是生命或身体的某个组织器官，医务人员能否在最短的时间内完成手术，对患者及患者家庭尤为重要。熟练的技术不仅可以赢得抢救治疗时间，更能使病人减少痛苦，促进康复。这就要求医务人员必须技术上精益求精，规范操作。

3. 精诚团结，密切协作　手术成功是集体智慧、协作的结果。参与手术的每一个医务人员都必须以病人利益为重，不计较个人的名利得失，一切服从和服务于手术的需要，不仅要相互沟通，理解支持，而且要精诚团结，密切协作，最终实现病人的最大利益。

4. 严密观察，勤于护理　手术结束并不意味着手术治疗的终结，术后的观察、护理是手术治疗过程中的有机组成部分。忽视术后的观察和护理，容易造成感染且不能及时控制，术后出血、伤口裂开，甚至呼吸梗阻、死亡等事故，使整个手术治疗前功尽弃。同时，为了防止各种并发症的发生，术后的观察及护理显得极为重要。

三、心理治疗的道德要求

（一）要熟练掌握心理治疗的知识与技巧

心理治疗不等于给病人做思想工作。心理治疗是指以心理学的理论系统为指导，以良好的医患关系为桥梁，运用心理学的技术与方法治疗病人心理疾病的过程。

（二）要有同情、帮助病人的诚意

要求心理治疗的病人在心理上都有种种难以摆脱的困扰与不适。因此，医务人员要有深厚的同情心，理解病人的痛苦，耐心听取病人的诉说，帮助病人尽快摆脱困境，达到治疗的目的。

（三）要以健康稳定的心态去影响病人

心理治疗中，医务人员自身要拥有良好的人格、愉快稳定的情绪，才能给予病人正面的影响，达到改善病人认知、情绪和行为的目的。

（四）保守病人的秘密、隐私

保密是医务人员的义务，心理治疗中更是如此。对病人的相关资料，特别是秘密、隐私，不可张扬，甚至有时是对病人的父母、配偶也要保密，否则会失去病人的信任，使心理治疗难以继续下去。

第四节　临床急救的伦理要求

急救工作是临床治疗的一项重点工作，在现代医学中，急救医学已是一门独立的重要学科。急救工作往往与危重患者的生命密切相关，对危重急症患者抢救工作质量水平

的高低，直接反映出医院的管理水平和医疗质量，也是医德水平的集中体现。

一、急救急诊工作的特点

（一）随机性强

急诊患者的人数、病种、就诊时间、病情危重程度等难以预料，急诊科有时是人员爆满，有时是门可罗雀，随机性很大。

（二）风险大

急诊患者的病情大多危重、复杂。有的患者意识模糊或丧失，有的患者是行人或街坊邻居送医的，亲属等监护人不在身边。医务人员一方面无法有效获得病史资料，另一方面不能延误病情，要立即施救，这使医务工作者需要承担较大的风险。

（三）时间依赖性

需急救的患者往往病情危险，变化多端，如心脏骤停、脑出血等。任何拖延都会给患者及家庭带来严重后果。

（四）协作性强

急诊患者的病情常常复杂多变，涉及多器官、多系统，需要多科室、多专业、多位医务人员的共同参与，协同作战。

二、急救急诊中医务人员应遵循的道德要求

（一）常备不懈，严阵以待

急救患者大都具有"重危急险"、随机性强的特点，要求急诊科的医务人员首先要思想上不松懈，高度负责，坚守岗位，随时处于备战状态；其次要经常检查抢救器材和药品，及时补充、更换，保证其随时都能正常使用。

（二）争分夺秒，积极施救

急救工作中的危重患者病情变化急剧，发展迅速，容不得稍微疏忽和迟缓，医务人员必须"急事急办"，树立"病情就是命令""时间就是生命"的理念，坚持以患者利益为先，及时施救，控制生命第一时段，为后方科室序贯治疗提供可能性并创造最佳条件。在2007年的全国医政工作会议上，原卫生部特别强调，对急诊抢救患者须严格执行首诊负责制，坚决杜绝见死不救等违规违法行为。

（三）果断处置，综合能力强

急诊就是要突出一个"急"字，进行危重病情判断、改善微循环、稳定内环境、保护脏器功能……强调第一时间的诊断正确率与抢救成功率，强调最短时间内综合利用

各种信息得出结论并做出正确处置，还要严格执行各项规章制度和技术操作规程。这就要求急诊医务人员必须具备相当的临床诊断能力、观察能力、调解能力，良好的身体素质、心理素质，医疗诊治的整体、发展观念。

（四）团结协作，勇担风险

由于急诊工作风险大、协作性强的特点，要求医务人员相互之间要以患者健康利益为重，精诚团结，互相协作。如果面对危急患者，医务人员只考虑自己的名声、利益而互相推诿，患得患失，回避风险，推卸责任，是不道德的行为。当然，敢冒风险并不是随意冒险，而是在可能的情况下，权衡最大利益的原则下，做出正确的判断。

（五）严肃认真，周到服务

由于急诊病症大多带有突发性，危重病人病情变化快，患者及家属均无思想准备，往往惊慌失措、情绪急躁。医生要有充分的思想准备，遇事要冷静，做到忙而不乱，周到服务，坚守工作岗位，严肃认真地对待每一个患者，随时应对可能发生的变化。

本章小结

现代医学模式即生物－心理－社会医学模式，它要求临床医务人员在诊疗工作中必须坚持五大基本原则，即最优化原则、患者健康利益第一的原则、保守秘密原则、知情同意原则、团结协作原则。临床诊断工作主要包括询问病史、体格检查和辅助检查，临床治疗工作主要包括药物治疗、手术治疗、心理治疗和康复治疗。临床诊疗工作涉及面广、科室多、任务重、责任大，诊疗工作的不同环节、不同科室和不同情景都对医务人员提出了具体的道德要求。

思考题

一、单选题

1. 现代医学模式强调以病人为中心，反映在诊治病人中的医德原则，哪个是错的（　　）

　　A. 对病人无伤　　　　　B. 对病人有利　　　　　C. 尊重病人自主

　　D. 治疗服务公正　　　　E. 对医院无利益损害

2. 不符合临床诊疗工作中的最优化原则的选项是（　　）

　　A. 效果最佳　　　　　　B. 耗费最少　　　　　　C. 痛苦最小

　　D. 经济效益最好　　　　E. 安全无害

3. 下列五点中哪一点是医生在询问病史时不应采取的道德要求（　　）

　　A. 举止端庄　　　　　　B. 语言得当　　　　　　C. 耐心倾听

　　D. 热情启发　　　　　　E. 正确引导

4. 下面哪一项是属于手术治疗的道德要求（　　　）

    A. 提倡节约，反对推销

    B. 合理配伍，细致观察

    C. 对症下药，安全有效

    D. 技术熟练，规范操作

    E. 依法管药，慎用毒麻

二、多选题

1. 药物治疗对医生的道德要求是（　　　）

    A. 保障安全用药，发挥药物疗效

    B. 合理配药，提高疗效

    C. 节约患者费用，珍惜药物资源

    D. 医院经济效益至上

2. 手术治疗的特点有（　　　）

    A. 一定的损伤性　　　　　　B. 风险性大

    C. 独立性强　　　　　　　　D. 技术性高

三、简答题

1. 临床诊疗的伦理原则有哪些？

2. 试阐述临床诊断中的道德问题。

3. 简要说明临床药物治疗的道德要求。

4. 手术治疗的道德要求是什么？

第五章　临床护理工作中的伦理道德

📘 学习目标

1. 了解临床护理伦理道德的意义及要求。
2. 熟悉整体护理与心理护理的伦理要求。
3. 掌握精神科护理及儿科护理的伦理要求。

🔍 社会窗口

　　2010 年 4 月 14 日早上，青海省玉树藏族自治州玉树县发生了 7.1 级地震。4 月 15 日，广州中医药大学第一附属医院创伤骨科护理人员丁红梅服从医院的安排，赴青海玉树参加医疗救援工作。在玉树抗震救灾的半个月期间，丁红梅一共护理了 270 多位伤员。她努力克服高原反应的不适，运用扎实的专业知识和丰富的临床经验护理藏族伤员，用微笑来安抚藏族同胞的痛苦。一位一直沉默寡言的藏族孤儿在红梅的细心照料下，最后学会用生硬的普通话答谢她道："姐姐，谢谢你！"（资料来源：http://image.baidu.com）

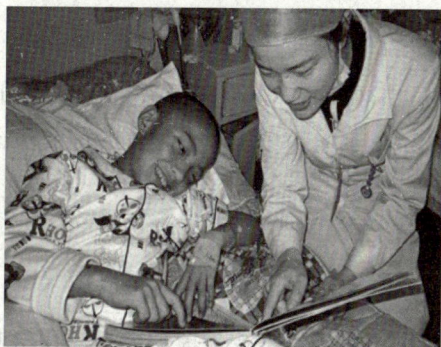

　　护理伦理是医学伦理的重要组成部分，是医德原则和一般规范在护理职业活动中的具体体现。护理工作者的道德水平直接关系到护理工作的质量、医疗措施的效果乃至患者的健康和生命，关系到能否协调好医生、护理人员、之间的关系。因此，不仅是正在和将要从事护理工作的人必须通过扎扎实实的学习和身体力行来努力培养自己的职业道德素质，从事医疗活动的其他专业人员也应对此有正确的理解与掌握，以便能够在纷繁复杂的医疗卫生工作中协调一致，通力配合，达到最佳的救治效果。随着医学技术的进步和医学模式的改进，护理伦理的重要性愈加突出。

第一节 临床护理工作与临床护理道德

一、临床护理

（一）临床护理的含义

临床护理是指护理人员通过护理帮助个人、家庭及社会团体保持生命，减少痛苦和促进健康的活动。

（二）临床护理的特点

1. 广泛性 临床护理服务涉及人的生命的各个时期、生活的各个方面、整个健康人群。

2. 科学性 临床护理是一门独立的科学，具有严谨的科学性和规律性。

3. 艺术性 临床护理具有多学科相结合的艺术性。

南丁格尔说："护理工作是精细艺术中最精细者，其中一个重要原因就是护理人员必须具有同情心和一双愿意工作的手。"

（三）临床护理工作的意义

1. 临床护理工作是医疗卫生工作的重要组成部分。

2. 临床护理工作是康复的重要保证。

二、临床护理道德

（一）临床护理道德的含义

临床护理道德是指护理人员在执业过程中应遵循的用以调节护理人员与患者、与其他医务人员及与社会之间关系的行为原则和规范的总和。

（二）临床护理道德的特点

临床护理道德规范作为护理人员的职业道德，除了具有一般医学职业道德的共性之外，还具有其自身的特点。

1. 护理工作的广泛性与护理道德的协调性 临床护理工作存在于医疗工作的广阔领域内，其服务性的本质决定了它必须完全、及时地满足各种合理需要。因而护理工作具有内容广泛、形式多样、对象复杂的特点。从护理的对象来看，护理人员面对的是各式各样的病人和各种不同的疾病；从护理的内容上说，有基础护理、专科护理、特殊护理等；从护理方式上讲，有责任制护理、心理护理、自我护理、社会护理等。护理工作要因人而异，因病而异，因客观条件而异。护理工作要求根据具体情况制订出最适合的护理方案，采取最恰当的操作技术，实施最优化的护理方式，以达到治疗与护理的高度协调，需求与服务的绝对一致。要做到这一点则必然有赖于护理人员与医生、医技人员、行政管理人员和后勤人员密切配合，真诚合作。在处理诸多关系时，护理人员的道德水平起着重要的作用。因此，协调性是护理伦理的重要特点。

2. 护理工作的严格性与护理道德的主动性　护理工作是一项科学性、技术性很强的实践活动。严格操作规程和准确执行医嘱是对护理人员的基本要求。我们必须认识到，许多护理操作规程是从深刻的教训中总结出来的，许多护理管理制度则是一个多世纪的护理实践的结晶。护理工作的严格性要求护理人员在进行观察病情、查对和执行医嘱、进行各种护理操作、预防各种并发症等工作时，做到及时、准确、无误。护理伦理的主动性则要求护理人员在常规护理中能动地、积极地执行制度，而不是刻板地消极应付。在实施护理时，充分发挥与病人接触密切的优势，认真观察病情变化和执行医嘱，不敷衍、不等待，发现问题及时、主动报告医生，为治疗提供重要依据。在有利于病人的前提下，尤其是在一些特殊、紧急的情况下，为挽救病人的生命或减轻病人的痛苦，护理人员要表现出过人的勇气，突破常规的限制，采取积极果断措施，主动承担一定的治疗和抢救任务。

3. 护理工作的整体性和护理道德的自觉性　人体是一个复杂的整体，而且离不开各种关系交织的社会，用整体观念看待疾病是新的医学模式的特征之一。生物 – 心理 – 社会医学模式强调社会、心理、生物因素对人的机体健康与疾病的发生、发展和转归有直接的影响。心理治疗和躯体治疗、心理护理和躯体护理相互配合是提高医护效果的保证。因此，护理道德包含着躯体护理、心理护理和社会护理三个方面。这就要求在护理工作中用整体性和系统性的观点看待疾病和护理工作，将三者有机地结合起来。要做到这一点，护理人员必须具有高度的事业心和责任感，在与病人的频繁接触中深入了解其不同的性格、气质和生活背景，探究可能的致病心理因素与社会因素，有针对性地进行疏导、安慰，自觉、主动地做好心理护理和社会护理，消除因患病和进入医疗机构后的种种顾虑、不安和紧张情绪，使患者心理稳定、心情愉快，树立战胜疾病的信心，积极配合治疗和护理。

（三）临床护理道德的意义

良好的护理道德有利于调节各种护患关系，发挥护理整体作用；有利于护理人员自觉加强道德修养，钻研护理技术；能够规范和制约不良的护理思想和行为，净化护理环境。

（四）临床护理道德的要求

护理道德问题不但是服务态度问题，也不仅是文明礼貌的问题，而是概括了每个护理人员从思想意识、态度作风到技术实施等方方面面的问题。疾病发生在一个有主观意识、有思维、有情感的人的身上，这就要求把我们的思想、意识、情感融入护理技术中。同时，现代医学科学、心理学、行为科学等研究表明，心理精神治疗对于促进和加速患者恢复健康有重要作用，特别是对于心理疾病、精神疾病、疑难绝症、慢性病患者尤为重要。因此，护理道德不仅是正确处理护患关系的准则，也是治疗疾病本身的需要。应该看到，我们治的是病，而待的是人，这个特定的服务对象和工作宗旨要求我们护理人员必须具备特殊的道德风尚和职业道德，这样才能履行救死扶伤的崇高职责。护理人员越能深刻认识自己的职责，就越能精益求精地提高自己的技术，同时技术越是熟练、精湛，就越能更好地为社会服务，二者是相互促进的。护理人员要具有高度责任心和同情心，设身处地体贴关心患者痛苦；认真钻研技术，提高医疗水平；诚恳坦率，勇于承担责任。

第二节　基础护理、整体护理与心理护理道德

一、基础护理道德

（一）基础护理的含义

基础护理是指应用护理学的基本理论和基本方法，在护理过程中满足患者需要解决的共同问题，也是临床各专科护理的共同基础。

凡两个或两个以上专科所需要的护理理论与护理技术都被列为基础护理的内容。基础护理主要包括带共性的技术服务与生活服务，以及护理资料的收集。基础护理是护理工作的重要组成部分，也是临床护理质量评估的主要内容。

（二）基础护理的特点

1. 时序性　基础护理是每天的常规工作，而且在时间上都有具体的规定，有着明显的时序性。如晨间、晚间护理，体温、呼吸、脉搏的测量，发药、注射、输液，进餐、午休、就寝等都是如此。从全病房的工作来看，也有一定的顺序，比如卫生员的清扫工作要在晨间护理以前完成，而医生查房与各种无菌操作要安排在晨间护理之后，这样既可使病房的工作有条不紊，也可保证患者的生命安全，避免发生感染。

2. 连续性　基础护理工作由于其自身工作的特殊性，需要24小时连续工作，护理人员通过口头交班、床边交班及书面交班等形式使护理工作换班不换岗，时刻不离患者，为患者服务。基础护理的这种连续性特点旨在对患者进行连续的观察，掌握患者的病情和心理的变化，从而及时、有针对性地进行护理，并向医生提供相关的医疗信息，以利于患者治疗计划的调整，确保患者尽快治愈。

3. 服务性　基础护理工作的服务范围很广，既庞杂、具体，专业性、技术性又很强。护理人员既要进行生命特征的监测、发药、打针、换药、灌肠、导尿等一般性护理操作，又要进行照料患者的饮食起居等生活护理工作和心理护理工作，还要对病房的许多具体问题进行科学管理，任务非常繁重，服务性很强。护理人员只有具有全心全意为人民服务的奉献精神，才能赢得患者及家属的信赖和满意。

4. 信息性　护理人员在进行基础护理工作时，通过接触患者，特别是口头交班、病床巡回交班及交班记录而保持对患者连续性的了解，熟悉、掌握患者的病情和心理状况，作为采取针对性护理措施和为医生提供调整治疗计划的参考依据，包括新情况的发现和各种信息的反馈。有的信息是病情发生变化的征兆，对于指导治疗、防治病情恶化乃至抢救生命都有着重要的价值。

5. 协调性　病房是各临床科室医疗工作的基本场所，而病房的日常行政、实务管理及护理技术管理主要由各级护理人员负责。基础护理在为患者提供医疗、休养环境的同时，还要为基本的诊断、医疗工作提供必要的物质条件和技术协助。因此，医护必须互相支持，密切配合，协调一致，才能顺利完成医疗任务。此外，护理人员之间、护理人员和患者之间、护理人员与社会之间、护理人员与医技科室之间，也都有频繁而直接的接触。因此，在基础护理工作中，必须负起协调的责任，只有相互协调，彼此配合，医护工作效率才能提高，质量才能得到保证。

6. 科学性　各项基础护理工作都有科学的理论基础。由于人的个体差异和生命活动的复杂性，疾病的不同致病因素和疾病本身的特异性都会使人在患病过程中的功能活动、生化代谢、形态结构等方面发生某种程度的变化，这些变化又可导致生理需要和心理需要的变化，表现出对护理的特定的要求。护理人员在基础护理工作中要随时体察和捕捉患者生理、心理上的不同需要，并满足他们的要求，这项工作无疑具有很强的科学性。

（三）基础护理的伦理要求

根据基础护理的特点，基础护理应遵循以下伦理要求：

1. 提高认识，恪尽职守　护理人员必须提高对基础护理意义的认识，认识到它是提高医护质量的基础性和广泛性的工作，虽然平凡但却是关系到患者生命安危的必要劳动。在提高认识的基础上，护理人员应恪尽职守，兢兢业业，全身心投入到基础护理工作之中。

2. 主动护理，乐于奉献　患者入院后，因环境生疏，常感无所适从。护理人员应主动热情地为患者提供服务，耐心回答患者的询问，及时解决患者的生活困难。

由于基础护理具有服务性的特点，工作平凡、琐碎、繁重，加之某些世俗的偏见，使一些护理人员不安心本职工作，患得患失，影响了基础护理工作的质量和护理职业的声誉。因此，护理人员必须提高对基础护理意义的认识，要认识到这是一项人道的、有价值的科学性劳动。基础护理固然不像有的工作那样容易展示辉煌业绩，但是它可在细微之处对人类的健康做出可贵的贡献。护理人员应担负起自己的神圣使命，以高度的责任心把精力集中在本职工作上，通过自己辛勤劳动，为基础护理技术和理论水平的提高做出不懈努力，为减轻患者痛苦，提高疗效和促进康复做出贡献。

3. 工作严谨，杜绝事故　护理工作关系到患者的安危和千家万户的悲欢离合，因此，每个护理人员都必须对患者的健康、安全和生命高度负责。患者的最高利益，一是保持生命，二是促进健康。基础护理要把保护患者的生命安全放在第一位，为他们安排合适的环境，做好安全防护，使患者身心不受到任何伤害。为此，护理人员必须经常深入病房巡视患者，遵照护理工作科学性的特点，善于思考，密切、仔细地观察患者病情变化，操作要规范，行为要严谨，审慎地对待每一项护理工作，防止与杜绝任何差错事故的发生。

4. 团结合作，协调一致　护理工作本身是一项协同性很强的工作，护理人员之间不仅要团结合作，协调一致，还要与医生及其他有关人员搞好团结协作，才能做好这项工作。首先，护理人员应尊重医生，在基础护理中既要主动、诚恳、友好地与医生默契配合，又不要过分依赖医生而把自己置于被动从属的地位。其次，护理人员与其他科室的工作人员也要团结协作，接洽工作时应平等友善待人，遇到困难和问题时切忌以患者为借口而盛气凌人，即使患者急需，也要共同商议以寻求解决办法。再次，护理人员要加强与患者家属的联系，取得家属的配合和支持，以促进患者的早日康复。

5. 坚守岗位，遵守纪律　基础护理要一切服从患者的利益和工作的需要，护理人员对待工作不能拈轻怕重，不能挑拣班次、计较工时，遇有危重患者或紧急情况，要做到废寝忘食，不管分内分外，守护在患者床旁，直到情况好转。护理人员要坚守岗位，不可擅离职守，如有时间，应加强病房巡视，主动观察询问病情，及时发现和解决问题，把握机会，进行卫生保健宣传，做到本班工作不留尾巴，为下一班创造便利条件。在班期间，要严格遵守纪律，提前到班，做好一切准备工作，按时交接班，工作全神贯注，不可闲谈、说笑、做私活，要勤奋踏实、尽职尽责，真正起到"临床哨兵"和"生命守护神"的作用。

二、整体护理道德

（一）整体护理的含义

整体护理是以患者为中心，以现代护理观为指导，以护理程序为框架和核心，将护理临床业务和护理管理的各个环节系统化的一种护理工作模式。整体护理的目标是根据人的生理、心理、社会、文化、精神等多方面的需求，提供适合个人的最佳护理。

整体护理的"整体"可以从三个方面来理解：①强调人的整体性。整体护理以开放性整体为思考框架，将护理对象视为生物的、心理的、社会的、文化的、发展的人，强调人与环境的相互影响。②强调护理的整体性。整体护理要求为护理对象提供全方位的护理，包括生理、心理、社会等各个方面，同时考虑人生长发育的不同阶段和不同层次的需要。③强调护理专业的整体性。护理是由一些相互关联和相互作用的要素组成的一个系统的整体，临床护理、社区护理、护理教育、护理管理、护理研究等各个环节，以及护理人员之间、护理人员与护理对象之间、护理人员与其他医务人员之间都应紧密联系、协调一致，以使护理真正成为系统化、科学化的专业。

整体护理包含以下内容：①确立护理理念，并把护理理念作为护理职业特有的指导思想和行为方针；②确立为服务对象解决健康问题的护理目标；③护理工作以护理程序为框架和基础，其中的核心为护理诊断；④制定护理职责条文，考评护理人员的专业行为；⑤建立护理品质保证系统；⑥建立合理的护理人员组织结构；⑦制订标准护理计划、标准教育计划和各种护理表格，保证护理工作的规范化、科学化、标准化。

（二）整体护理的特点

1. 整体性　整体护理要求护理人员要围绕患者这个中心，对患者全面地负责。整体应包括以下六个层次：一是病与病人是一个整体；二是生物学的患者与社会心理学的患者是一个整体；三是患者的物质生活与患者的社会文化生活是一个整体；四是病与社会是一个整体；五是患者与整个生态环境是一个整体；六是患者从入院到出院、在院内与院外是一个整体。

2. 全面性　整体护理是以患者为中心，视患者为具有生理、心理、社会、文化及发展的多层面需要的综合体，并且各层面又处于动态变化之中。健康是一个人生理、心理、社会、文化和精神的动态平衡；护理是诊断和处理人类对现存的和潜在的健康问题的反映，护理始终贯穿于人的生命过程；护理程序是整体护理工作的方法。基于上述理论，护理人员就要负责患者的全面工作，并且负责到底，体现整体护理对患者全面负责的特点。

3. 专业性　整体护理对每一种疾病都设计出"标准护理计划"。标准护理计划包括护理诊断、患者预期结果、护理措施、护理评价等，护理人员针对患者的需要，运用调查、诊断、计划、实施和评价这些系统护理步骤来解决患者的问题。整体护理这一新理论突出了现代护理专业的独立性，并提出很多需要深入研究与探讨的课题，如"怎样确立适合我国国情的护理诊断""我国护理管理的理论模式"等，从而使系统整体护理工作不仅更加专业化，更趋于科学化、标准化。

（三）整体护理的伦理要求

整体护理的伦理要求主要有：独立思考，主动服务；刻苦钻研，精益求精；承担责任，高度自觉。

1. 独立思考，主动服务　在护理过程中，护理人员要积极主动地调动一切有利于患者的积极心理因素，促进患者的康复。护理人员应把高度的责任感和积极主动进取的精神结合起来，把系统整体护理推进到一个新水平。整体护理确定了护理专业的价值观和专业信仰，规定了护理的业务范围和护理职责，决定了护理人员所要面对的专门任务，提供了护理人员解决人的健康问题的工作方法，促使护理专业走向了独立。

但是，护理工作要真正独立，还需要护理人员开动脑筋、善于思考，独立主动地面对问题、解决问题。例如，在护理评估中，对资料的收集和处理要针对不同对象的年龄、性别、文化程度、职业、知识结构、信仰、生活习惯、家庭社会环境及发病史等有关内容，结合患者的身心状况，进行独立的综合思考，具体分析，提出护理问题，进而制订出解决问题的计划，并认真加以实施。又如整体护理要求护理人员做出不同于医疗诊断的护理诊断，它是贯彻护理程序的关键步骤，直接关系到护理计划的制订和护理措施的实施。而做出准确、恰当的护理诊断，既要对服务对象的既存的或潜在的健康问题所反映的主观资料和客观资料进行分析、综合，做出临床判断，又要求其所涉及的问题必须是护理所能解决的，这就需要护理人员去细心分析、独立思考。护理人员只有主动进行独立思考，才能搞好护理工作并更好地发挥潜能，才能为患者解决更多的问题。

2. 刻苦钻研，精益求精　整体护理要求护理人员必须具备不断进取的精神，努力钻研业务，提高知识水平和技术能力，增加社会科学和人文科学知识，培养自己的观察、表达、分析、综合和解决问题的能力。只有这样，才能承担起工作的重任。整体护理对护理人员的素质提出了新的要求，护理人员除了在职业伦理、身心健康等方面应该达到更高要求的标准外，在基本业务方面应达到：具有规范的基础护理和各科护理的基本操作技能；具有对常见病、多发病病情的观察能力，能应用护理程序收集患者资料，分析和诊断一般健康问题，制订护理计划，实施身心整体护理；具有对危重患者的应急处理能力和配合抢救能力；具有对常用药物疗效和反应的观察监护能力；具有较好的人际沟通能力和协作能力；具有护理管理能力、计算机操作能力和较强的自学能力等。护理人员要具备上述素质和能力就必须刻苦钻研、积极进取，既要掌握临床护理知识，又要掌握伦理学、管理学、心理学、社会学、美学等人文社会科学知识，还要具备娴熟的人际沟通能力、高雅的个人修养。总之，刻苦钻研、积极进取是整体护理对护理人员提出的伦理规范，也是每位护理人员追求个人价值和自我完善的必备伦理品质。

3. 承担责任，高度自觉　制订和说明护理计划，并自觉履行护理职责是整体护理的重要内容，也是整体护理取得成功的关键环节之一。就临床整体护理专业护理人员而言，其护理职责有一系列内容，如：收集和记录患者目前的健康状况及病史，对患者进行入院评估，完成对病史的综合分析，对病情进行连续的、准确的估计并进行恰当处理，准确清楚地进行护理诊断，根据护理诊断和患者的各方面需要制订系统的、合适的护理计划，按照患者的需要，以舒适和安全的原则采取护理措施，遵医嘱确定护理步骤，给予药物并观察和记录患者对药物的反应，按标准教育计划认真地进行护理宣教，实事求是地进行护理效果的评价，在评价的基础上准确恰当地计划新的护理措施，从患者和家属中得到反馈以确定患者的需求是否得到满足，简洁、完整、及时地填写护理记录等。整体护理的这一系列工作都需要护理人员自觉地承担责任。承担责任的自觉性是搞好整体护理工作的首要伦理条件。护理人员有了自觉的责任心，才能积极热情地投入工作，处处严格要求自己，以良好的伦理修养和娴熟的业务技能，圆满地完成护理工作任务。

三、心理护理道德

（一）心理护理的含义

心理护理是指在护理过程中，护理人员发现了有碍于患者康复的心理问题，运用心理学的理论做指导，通过护理人员的语言、表情、态度、姿态和行为等，去影响或改变患者不正常的心理状态和行为，使之有利于疾病好转和康复的一种护理方法。

（二）心理护理的特点

心理护理集知识、能力和情感于一体，旨在帮助患者解决存在的心理问题和满足患者的心理需求，使之有利于疾病的康复。因此，心理护理具有自身的特点，具体表现在：

1. 程序性　心理护理的程序包括：了解患者的基本需求，观察患者的心理反应，收集并分析患者的心理信息，制订相应的心理护理措施，进行心理护理的效果评价。另外，患者在患病、就医、住院治疗的过程中，心理变化会有一定的规律。一个健康人变为病人，心理活动中的认知、情感、意志、性格等方面都会产生某种变化，进而又产生心理的需要。掌握了这个规律就可以使心理护理贯穿于各项日常护理工作中，随时随地对患者实施心理护理。心理护理包括对患者入院的周到接待或者仅仅是一次耐心地接听患者的电话询问等，使患者感到温暖，产生安全感和信任感，使患者以最佳的心理状态接受诊治。

2. 多样性　护理人员进行心理护理时，可以通过语言、表情、行为、态度等方式来传递信息。心理护理具体到某一个患者，则由于其性别、年龄、病种、病情的不同，以及文化背景、社会经历、职业地位等的不同，出现的心理问题和心理需求也不同。对每一个患者都需要做具体分析，细致工作，这就使得心理护理具有多样性的特点。

3. 严格性　心理护理是一门集科学性、艺术性于一体的工作，心理护理人员不仅要具有较扎实的护理学基本理论和心理学知识，还需要有伦理学、教育学、社会学、美学、管理学、行为科学等人文科学和社会科学知识，更需要护理人员在实践中不断探索总结应用这些理论和人际交往艺术的方法。由此决定了心理护理的严格性特点，同时也对从事心理护理的人员提出了严格的要求。一是要求护理人员要具有较高的心理健康水平，二是要求护理人员要具有丰富的知识和能力，三是要求护理人员要具有高尚的伦理情感。心理护理要通过良好的护患关系来实现，而良好的护患关系是建立在一定的伦理情感基础上的。这就决定了心理护理对护理人员知识水平和素质要求的严格性。

（三）患者的心理特点

1. 主观感觉异常　所谓主观感觉异常，就是指患者患病之后，由于病体的反应、角色的变化和心理冲突，主观感受和体验与正常时有了差异。除病体反应外，主要因为患者患病之前集中精力忙于工作和学习，心理活动经常指向外界客观事物，对自己的躯体状况不太留意，而一旦患了病，就会把注意力顿时转向自身，甚至对自己的呼吸、心跳、胃肠蠕动的声音都异常地敏感。由于躯体活动少，环境又安静，感受性也提高了，不仅对声、光、温度等外界刺激很敏感，就连自己的体位、姿势也似乎觉察得很清楚。比如，一会觉得枕头低，一会觉得被子沉，一会埋怨床单不平展，总不时翻身，有的患者甚至会出现空间知觉的异常。正常人认为鲜美的味道，却可能引起患者反感；正常人认为美丽的颜色，患者看了却感到讨厌；甚至正常人的嬉笑也会引起患者的厌烦。

2. 心境不佳、情绪不佳　心境乃是具有传染性的比较微弱而持久的一种情绪状态。生病是种不愉快的情绪刺激，容易导致不良的心境。心境不佳，就会看什么都不顺眼，听什么想什么都心烦。基于这种心境，容易出现焦虑、激怒或消沉。所以，有的患者动不动就生气，动不动就发脾气，甚至变得任性起来。患者的这种情绪反应，男性多表现为因一点小事吵吵嚷嚷，女性多表现为抑郁哭泣。尤其当遇到病情有变化，或做特殊检查时，或准备手术时，情绪更易激惹，出现焦虑、恐惧，睡不好觉，吃不下饭。也有的患者把内心烦躁转化为外部行为，如有的人突然梳洗打扮，有的人理发刮脸，有的人挥笔大量写信，有的人狼吞虎咽地吃东西，也有的人长时间向窗外眺望，还有的人蒙头大睡等。

3. 被动依赖　被动依赖是一种顺从而娇气的心理状态。一个健康人一旦生了病，自然就会受到家人和周围同志的关心照顾，即使往常在家中或单位地位不高的成员，现在也突然成为被人关照的中心。同时，通过自我暗示，患者自己也变得软绵绵的不像以往那样生气勃勃了。这时，患者一般变得被动、顺从、娇嗔、依赖，情感变得脆弱甚至带点幼稚的色彩。只要亲人在场，本来可以自己干的事也要让别人做，本来能吃下去的东西几经劝说也吃不下，一向意志独立性很强的人变得没有主见，一向自负好胜的人变得没有信心。即使做惯了领导工作和处于支配地位的人，也变得对医务人员百依百顺。这时，他们对爱和归属感的渴望增加，希望得到更多亲友的探望，希望得到更多的关心和温暖，否则就会感到孤独、自怜。

4. 敏感的自尊心　人的价值感和自尊心是紧密联系在一起的。自尊和自强是完整人格的优良品质。人有了病，自我价值感必然受到挫伤，自尊心也会不同程度地受到伤害。这时患者较之往常更为敏感，点滴小事也要计较。有的人被直呼其名，尤其被以床号代替姓名时，心里就不舒服。

5. 疑虑重重　疑心是一种自我消极暗示，这种缺乏根据的猜测将影响对客观事物的正确判断。当人患病后往往会变得神经过敏，听到别人低声言语，就以为是在议论自己的疾病，觉得自己的病情重了，甚至没救了。对别人的好言相劝也半信半疑，甚至曲解别人的意思。对吃药打针、处置检查也疑虑重重，担心误诊，担心吃错了药，打错了针。有的凭自己一知半解的医学和药理知识，推断药物，推断预后，特别担心药物的副作用，担心几率为百分之几、千分之几的医疗差错或意外不幸降落到自己身上。身体某部位稍有异常感觉，便胡乱猜测。另外，他们有的还会担心因病而增加家庭经济负担，影响自己的前途等。有些患者文化程度低，缺乏科学的生理、药理知识，往往以封建迷信传说来理解自己生理机能的不正常现象。当病程和他自己预想的不一致时，便陷入胡思乱想之中，甚至惶惶不可终日。

6. 焦虑、恐惧　焦虑是一种对象不明、不可名状的担心和害怕。它既可能来自本身对患病的不安，也可能来自疾病本身的临床表现。就拿住院患者来说，有人未进医院时，急盼入院，一旦入了院，听到病友的介绍，看到周围一些患者的状况，不禁产生一种恐怖感，好像面临巨大威胁，迈入了生死关头。他们在精神上十分紧张，怕痛、怕开刀、怕留后遗病症、怕死亡，整天提心吊胆。甚至看到洁白的大衣，雪白的墙，也会产生一种肃穆、死寂的感觉。他们希望对疾病进行检查，而又害怕检查。他们希望知道诊断结果，又不敢去看诊断结果，心理矛盾重重。他们有的反复询问病情；有的虽然避病不谈，实则也是忧心忡忡。

7. 孤独感　一个人生病而离开了家庭和工作单位，住进医院病房，周围接触的都是陌生人，医生只在每天一次的查房时和患者说几句话，护理人员定时打针送药，又极少言谈。这样，使患者自然产生一种孤独感。住在小病室的患者及性格外向的患者更易产生孤独感。曾有这样的患者，本来住在大病室里，病情稳定，一般状态较好，活动自如，手术前对患者进行了无菌隔离，将其搬到小病室去住。不料，该患者感到孤单、害怕，有与世隔绝的感觉，变得失眠拒食，结果不利于疾病的治疗。

8. 期待心理　患者的期待心理是指对未来美好预期的追求。人生病之后，不但躯体发生了变化，心理上也经受着折磨。因此不论急性或慢性患者都希望获得同情和支持，得到认真的治疗和护理，急盼早日康复。这种期待心理促使患者四处求药，八方投医。他们寄托于医术高超的医生，寄托于护理工作的创新，寄托于新方、妙药的发明，幻想着医疗奇迹的出现。总之，就是期待着康复，期待着生存。那些期望值较高的患者往往把家属的安慰、医生护理人员的鼓励视为病情减轻，甚至是即将痊愈的征兆；当病情加重时，又期待着即将出现好转；当已进入危险期，也期待着起死回生、转危为安的可能。

9. 失助、自怜　这是一种无能为力、无可奈何、悲愤自怜的情绪状态。这种情绪状态往往发生在患有预后不良或面临生命危险的患者身上。它是由于心理应激的失控，自我价值感的丧失，自信心的降低而造成的，是一种消极的心理。塞利格曼（Seligman）认为，当一个人认为他对情境没有控制力，并因此无力改变它的时候，就会产生失助感。在失助的心理状态下，患者往往出现自悲自怜的情绪，"我为什么偏偏生这种病"，"老天爷为什么和我过不去"。患者出于绝望，有时无缘无故地大发脾气；有的表现木僵，麻木不仁，好象大难来临似的；有的总是照镜子与自我告别，回首往事，留恋人生。

10. 习惯性　心理患者刚刚生病，往往一时承认有病，一时又常把自己当成健康人。这种心理状态乃是长期健康生活的习惯定势造成的。人们适应环境都需要有一定的心理准备。他们虽来到医院，实则还未进入"患者角色"。患者的这种心理状态不利于配合治疗，不利于安心养病，所以医务人员应设法让患者缩短这一过程。

可是，当患者一旦适应了患者生活，又往往产生对疾病的习惯性，按时打针、吃药，按医嘱办事，成了自己的行为模式，总认为自己的病需要长期的休养和治疗，即使躯体疾病已经康复，心理上也总感到"虚弱"。所以，患者有时会出现应该出院而不愿出院，应该上班而不能上班的情况。这是因为他们在心理上、躯体上又习惯了患者角色，即那种依赖多、活动少和动脑少的患者生活模式，一时改变不过来。

（四）心理护理人员的素质要求

护理心理学是一门新兴的学科，随着医学模式向生物－心理－社会医学模式的转变，临床护理也必然由单纯的生物护理走向完整的心身护理。心理护理随着整体护理的深入开展越来越被重视。在护理过程中，护理人员通过自己的语言、行为、态度、表情、姿势等，改变患者的心理状态和行为，从而调动患者的最佳心理状态，利于疾病的康复。可见心理护理是护理工作中很重要的一个部分，心里护理人员也有一定的素质要求。

1. 必须具备良好的伦理素养　缺乏护理伦理素养是不能胜任护理工作的，护理人员与患者接触的时间最长，对病情观察得比医生要早，对患者思想状况掌握得比医生要多。如果护理人员不具备良好的伦理素养，是不能很好地完成工作任务的。因此，要求护理人员热爱本职工作，刻苦钻研业务，不断更新知识、拓宽视野，掌握医学伦理学、心理学、社会学等基础知识，为做好基础护理打下良好基础。同时必须具备强烈的事业心和责任感，一切从患者出发，急患者之所急，想患者之所想，对患者要和蔼体贴、温暖周到，增强患者战胜疾病的勇气和信心。

2. 善于解决患者的思想问题　患者生病后，人体的生理功能受到威胁，心理状态会有所改变。住院后面对陌生的住院环境和医护人员，加之对疾病的发展预后不了解，患者易产生焦虑、恐惧的心理状态，背上沉重的思想负担，不能实现由健康的社会角色向患者角色的转变，影响疾病的治疗。这时就需要护理人员细心发现，积极引导，帮助患者进入角色。在日常工作中接待患者要热情，询问病史要耐心，检查、处置要精心，病情观察要细心，多与患者接触，同时要与患者家属多沟通，掌握患者的思想状况，经常向患者讲述情绪与疾病的关系及对疾病的发展、转归的影响，从而使患者对所患疾病有所了解，解除思想负担，调动其主观能动性，积极配合治疗与护理。

3. 能够满足患者的心理需要　当一个人突然生病或久病不愈时，很多需要受到限制，从而影响情绪和行为。由于患者的社会阶层不同，社会角色、文化素养和性别、年龄的不同，其需要也不尽相同，但从患者的角度分析，其需要又有许多相同之处。在治疗护理过程中，护理人员应对患者提出的要求有正确的认识，只要有利于患者的康复，符合医学伦理学要求，就应该给予满足。

（1）**需要被尊重和关怀**　无论门诊患者还是住院患者，都希望与医护人员搞好关系，希望得到重视和关怀，得到良好的医疗照顾，得到尊重，受到良好的待遇，得到妥善的治疗和护理。护理人员必须尊重患者的权利、人格和愿望，主动接近患者，热情礼貌相待，语言和蔼可亲，举止稳重大方，与患者建立良好的护患关系，使患者体验到被尊重、被关怀的感觉。

（2）**需要被提供和了解相关信息**　患者住进医院，加重了焦虑和不安的心理，并因对疾病缺乏了解，内心疑虑重重，需要护理人员提供有关信息。护理人员要主动向患者介绍病区环境、住院规章、作息时间、探视制度等，特别是应及时告知患者迫切想要了解的诊断、检查治疗结果和疾病预后的信息，这些信息对患者战胜疾病、配合治疗和护理是大有帮助的。

（3）**需要加强情感交流**　患者住院后暂时与家庭和社会分离，会因感到寂寞、惦记家人而产生焦虑不安的情绪。护理人员不应忽视患者的这种需要，要多与患者沟通交流，与之建立起良好的护患关系。另外，护理人员应帮助患者尽快适应住院环境，引导和协助患者，与患者建立起良好的人际关系，使患者适应新的群体生活，安心养病。

（4）**需要安全感和希望早日康复**　这是所有患者共有的心理状态。很多患者都有这样那样的顾虑，怕打错针、怕吃错药、怕手术失败等，从而不同程度地影响了患者的康复，甚至影响治疗。所以护理人员要练好基本功，每一项操作都应准确无误，增强患者的信任感，严格执行"三查七对"制度及操作规程，对新开展的治疗检查项目应事先向患者解释，消除其顾虑，取得患者的配合，使患者安心接受治疗和护理。

（五）心理护理的伦理要求

根据心理护理的特点，护理人员在心理护理过程中应遵循以下伦理要求：

1. 有同情和帮助患者的诚意　护理人员应怀着高度的同情心了解和帮助患者解决心理问题，以减轻或消除患者的痛苦，使患者建立起有利于治疗和康复的最佳心理状态。具体来讲，一是护理人员要努力促进患者的角色转化，二是针对某个患者的具体心理问题开展多样的心理护理活动。

2. 以高度的责任心了解和满足患者的心理需要　人患病后，在诊治过程中会有各种心理需要，有共性的心理需要，也有个性的心理需要。心理需要的满足将有助于疾病的诊治和康复。因此，在心理护理过程中，护理人员应首先以高度的责任心了解患者的共性心理需要，其次还要了解和满足患者的个性心理需要。

3. 要保守患者的秘密和隐私　护理人员应以高度的信任感积极、主动地为患者进行心理护理，并为患者保守秘密和隐私，这也是患者的心理需要。但是，如果护理人员发现患者有伤害自己或他人的意图时，在患者事先知道的情况下可以转告家人或他人，以对患者或他人负责，对此患者往往是能够理解的。

4. 创造和争取一个有利于患者康复的环境　护理人员应以高度的事业心创造和争取一个良好的病房环境以利于心理护理的实施和患者的康复。一是要使病房环境有序、清洁和安静；二是保持病房的空气新鲜，并且湿度、温度适中；三是注意美化病房。

第三节　社区医疗保健与家庭病床护理道德

一、社区医疗保健的护理道德

（一）社区医疗保健

社区医疗保健是指以全科医生为主体的卫生组织或机构所从事的一种社区定向的医疗保健服务。

社区健康的核心价值所在就是保障人人拥有健康的环境，促进和保护个人健康和身心全面发展。与传统疾病治疗医学更多关注已经罹患疾病的个体患者不同，社区医疗保健工作的对象是整个社区的全体人员。社区医疗保健措施最终会落实到个体身上，但其关注的核心是群体和群体的健康。社区医疗保健工作旨在通过采取具体有效的措施，改善社区生活条件，防止疾病发生，预防疾病蔓延，提高社区人员总体的健康水平。

社区医疗保健将社区人员健康作为一个整体，研究社区人员健康和社区自然环境、社区社会环境、社区人员心理环境之间的密切联系。社区医疗保健的终极目标是促进居民健康，延长期望寿命。传统疾病治疗医学重点关注已经出现在患者身上的身心痛苦，研究在疾病已经发生之后如何减少、消除疾病带来的不利影响。社区医疗保健工作则着眼于疾病没有发生之前，关注点是尚未发生的社区人员未来的身心痛苦。工作目标的前瞻性，有利于社区人员对健康和疾病规律认识的深化，也有助于实现社区人员对群体健康的切实关怀。社区医疗保健是为公众健康利益服务的，因而一切社区医疗保健活动都要坚持以社区人群的健康利益为出发点和最终归宿。社区医疗保健工作的顺利开展必须得到广大人民群众的主动参与和大力支持。

（二）社区护理

1. 含义　社区护理是指以人的健康护理为中心，以社区人群为服务对象，以家庭为单位，以居民整体健康的维护与促进为方向的长期负责式护理。

2. 特点

（1）预防保健为主　社区护理的服务宗旨是提高社区人群的健康水平，以预防疾病、促进健康为主要工作目标。通过一级预防途径，如卫生防疫、传染病管制、意外事故防范、健康教育等，达到促进健康、维持健康的目的。相对医院护理工作而言，社区护理服务更侧重于积极主动的预防，通过运用社区卫生及护理的专业理论、技术和方法，促进社区健康，减少社区人群的发病率。

（2）强调群体健康　社区护理以社区整体人群为服务对象，以家庭及社区为基本的服务单位。社区护理的工作就是收集和分析社区人群的健康状况，运用护理程序的工作方法，解决社区存在的健康问题，而不是单纯只照顾一个人或一个家庭。社区人群包括健康与疾病、残障或临终、家庭、团体、各年龄段和社会阶层的人群。社区卫生护理对象有个人、家庭、团体、人口群体、社区五个层次。

（3）服务对象的分散性及服务的长期性　社区护理的服务对象居住得相对比较分散，使得社区护理人员的工作范围更广，对交通的便利性提出了一定要求。另外，社区中的慢性患者、残疾人、老年人等特定服务对象对护理的需求具有长期性。

（4）综合性服务　由于影响人群健康的因素是多方面的，要求社区护理人员的服务除了预防疾病、促进健康、维护健康等基本内容外，还要从整体全面的观点出发，从卫生管理、社会支持、家庭和个人保护、咨询等方面对社区人群、家庭、个人进行综合服务。这种服务涉及各个年龄阶段、各种疾病类型，服务范畴"六位一体"，体现生理、心理、社会整体。由此可见，社区护理的面很广，有一定难度，需要护理人员有高水平、全面的知识和技能。

（5）可及性护理服务　社区护理属于初级卫生保健范畴，其基本要求所提供的服务应是所有社区人群在需要时能得到相应的服务。这就要求护理服务具有就近性、方便性、主动性，以满足社区人群的健康需求。从当前的社区卫生服务管理要求看，要求服务范围为2千米或行走15～20分钟即可到达。

（6）具有较高的自主性与独立性　社区护理人员的工作范围广，而且要运用流行病学的方法来预测和发现人群中容易出现健康问题的高危人群。在许多情况下，社区护理人员需要单独解决面临的健康问题。因此，社区护理人员较医院护理人员有较高的独立性，需要具有一定认识问题、分析问题和解决问题的能力。

（7）**多学科协作性**　社区护理是团队工作。为了实现健康社区的目标，社区护理人员除了需与医疗、保健人员密切配合外，还要与社区的行政、福利、教育、厂矿、机关等各种机构的人员合作才能完成工作，也需要利用社区的各种组织力量，如家政学习班、社区事业促进委员会、准父母学习班等加上公众的参与来开展工作。

（三）社区医疗保健护理及其伦理要求

1. 社区医疗保健护理的含义　社区医疗保健护理是指面对社会内每一个人、每一个家庭、每一个团体的健康服务工作，如健康教育、健康指导、家庭护理、康复指导、患者及健康患者的营养指导、妇幼及老年人保健与心理咨询等。

2. 社区医疗保健护理的特点

（1）**群众性**　社区医疗保健是维护居民健康的第一道防线，是对居民、家庭、社会进行的全程卫生服务。它是以居民群众为对象，以居民的充分参与、支持与合作为基础的，因而具有广泛的群众性。

（2）**全程性**　人由出生到死亡的全过程都需要得到保健护理，社区医疗保健服务可以对社区群众提供终身保健服务，旨在提高居民的身心素质，因而社区医疗保健护理具有全程性特点。

（3）**预防性**　社区医疗保健重点在预防，通过开展健康教育、预防接种、计划免疫、妇幼保健、爱国卫生和环境改善等，贯彻预防为主的方针，提高社区居民的健康意识，改变其不良生活习惯，降低发病率，增强社区群体健康水平等。这些都体现了预防性的特点。

（4）**经济性**　社区医疗保健的实践表明，门诊和住院的慢性患者中多数可以在社区得到医治和护理，实现患者的合理转诊，为患者节省大量的医疗费用，是一种使社区群众就医方便，看得起病，吃得起药的良好保健机制，具有经济性的特点。

3. 社区医疗保健护理的伦理要求

（1）**文明礼貌，一视同仁**　在社区开展各项保健工作，要面向文化、道德水平及对保健工作的认识等有很大差异的广大居民，从事此项工作的护理人员不论服务对象的举止、态度怎样，都应一视同仁，文明礼貌，积极主动服务。

（2）**任劳任怨，赤诚奉献**　社区保健工作以预防为主，其工作效果不像临床医疗那样在短期内明显显现出来，做出肯定的道德评价需要较长时间。因此，社区保健护理人员应该不求名、不求利、脚踏实地、勤勤恳恳、任劳任怨地工作，甘当无名英雄，赤诚奉献，保证社区人群的身心健康。医务人员"要学会用最通俗的语言去解释深奥的道理"，要学会与服务对象平等沟通，要以"诚心、关心、爱心、耐心"成为社区居民信得过的"家里人"，成为合格的具有医疗、预防、药物应用、社区管理、社会交往等全方位能力的社区卫生工作者。

（3）**服务社会，勤学苦练**　社区保健护理要求护理人员面向社区全体成员，提供全方位、多层次的优质健康服务。由于护理人员面对的服务对象既包括健康人，又包括患者，且社区人群的健康需求各异，患者的病种病情有很大的不同，护理人员必须掌握全科性的保健知识：既要有社区保健的相关专业知识，也要有社会科学知识和交叉学科知识；既要有社区保健的基本理论，也要有基本技能，还要有科学的预测。护理人员要能胜任社区保健护理工作，就必须勤学苦练，掌握过硬本领。

（4）*严守规章，遵守纪律*　在社区卫生服务中，护理人员要以认真、严谨的科学态度，恪守操作规程和各项规章制度。如疫苗接种要及时、不遗漏；技术操作要符合规程；对危重患者及时做好转诊工作；暴发疫情的处理要及时、果断；卫生保健宣传要科学且生动活泼，注意实效等。参与卫生监督、卫生执法任务的护理人员要秉公执法，遵守纪律，坚持原则，秉公办理，不徇私情。

二、家庭病床护理伦理道德

（一）家庭病床护理的含义

家庭病床护理是指以患者家庭为病房而建立的病床服务，把医、护、患、家庭联在一起，融预防、保健、医疗、康复四位于一体的护理。

（二）家庭病床护理的对象

家庭病床护理的服务对象有：年老、体弱、行动不便或家中无人照顾、去医院连续就医有困难的患者；经医院住院治疗或急诊留观后病情稳定仍需继续治疗的患者；需要住院治疗，因有种种困难不能住院又符合家庭病床收治条件的患者；身心障碍、长期卧床及慢性疾病的患者；其他适合在家庭治疗的患者等。

（三）家庭病床护理的任务

家庭病床护理主要有五个方面的内容：一是认真执行医嘱，及时到病家进行护理和治疗；二是观察病情变化，做好各种记录，将有关信息及时报告医生；三是传授有关的防病知识和护理知识，指导患者家属做好生活护理和简易的专科护理；四是发现传染病患者，及时登记，做好疫情报告和消毒隔离工作；五是做好患者的心理护理。

（四）家庭病床护理的特点

1. 护理内容的全面性　家庭护理与医院护理相比，护理内容更为全面，护理人员除要做辅助治疗以外，又要深入了解病情，与患者、家属谈心，进行心理护理；协助家属改善环境，合理安排患者生活，宣传卫生预防保健、康复知识；向患者、家属做护理示教，提高家庭互助保健和自我护理能力，以促进患者的康复。

2. 护患关系密切　建立家庭病床，变患者登门求医为医务人员上门送医，体现了医务人员全心全意为患者服务的优良作风，为形成良好的护患关系奠定了基础。

3. 易于开展心理护理　家庭护理能够使护理人员深入了解患者及家属的心理活动，

患者的心理需要和心理问题也易于向护理人员倾诉，从而为做好心理护理提供条件。

（五）家庭病床护理的伦理要求

1. 热情服务，一视同仁 护理人员要尊重患者的人格和享受医疗保健的权利，不应因患者的职业、社会地位、经济条件、风俗习惯、居住条件、民族、信仰、文化程度等的差别而给予不同的服务，对于任何患者都要一视同仁，服务热情、周到。

2. 不辞辛苦，定时服务 家庭病床的患者处地分散，远近不一，管理不便。护理人员在服务上门时必须遵守诺言，风雨无阻，不辞辛苦，按时定点，绝不能以天气、交通等理由延误治疗和护理，要切实维护患者利益，遵循信誉至上原则，体现全心全意为患者服务的高尚道德品质。

3. 尊重信仰，慎言守密 护理人员对患者的信仰应给予尊重，不得说长道短，搬弄是非；对了解到的患者及其家庭的隐私，必须恪守秘密，切不可任意宣扬。

4. 团结协作，目标一致 家庭病床的患者病种复杂，常有几种疾病集于一身的情况，而且病情多变。护理人员除要加强与患者及家属的密切协作，相互信任、相互支持外，还需与相关医务人员密切合作，协调共事，形成目标一致、规范有序的医疗护理秩序。同时，对于那些无人在家守护的患者或有特殊困难的家庭，护理人员应建立起护患信息沟通网络，及时传递信息，协调关系，以便及时地提供医护服务，促进患者早日康复。

5. 自我约束，达到慎独 家庭病床独特的护理方式，使护理人员单独处理问题的机会更多。在家庭病床护理中，自律慎独是一项重要的行为原则。护理人员不仅要业务技术过硬，而且在道德修养上要忠于职守，遵守纪律，秉公办事，尤其要加强自我约束，自觉遵守各项规章制度和操作规程，不以职谋私，努力达到"慎独"的境界。同时，解释、答复患者及家属所提出问题时，要讲究语言修养，做到亲切、简明，通俗易懂，并注意运用保护性医疗语言等，为患者提供优质服务。

第四节 特殊护理道德

一、儿科护理道德

随着现代医学模式的转变和深入发展，儿科护理已由单纯的疾病、保健护理发展为以小儿及其家庭为中心的身心整体护理和包括小儿生长发育及疾病预防、保健等方面的护理。因此，作为儿科护理人员，除掌握儿科护理特点外，加强自身的护理道德修养是十分重要的。

（一）儿科护理的特点

儿科护理的服务对象主要是从新生儿到青少年阶段的人群。由于他们在解剖、生理、心理等各方面都处于生长发育、不断变化的阶段，故在疾病的发生、发展规律等方面都与成人有所不同。因此儿科护理具有以下特点：

1. 护患配合难度大 由于婴幼儿的语言表达和理解能力处于不断完善的阶段，即使年龄稍大的患儿也不会或不能完整、准确地表达病情，使护理人员很难从患儿处获得可靠的病情描述。患儿对疾病不认识，对治疗和护理不理解，有因为疾病的痛苦和与家人分离所产生的焦虑、恐惧心理，常会表现出不合作和哭闹现象，从而增加了护理工作的难度。此外，由于患儿生理发育的特点，也增加了护理操作的难度。特别是当医护工作进行得不顺利时，家长对患儿的关切和紧张情绪会影响其对医疗护理工作的支持和配合，使护理工作的难度更为加大。

2. 多种角色系一身 儿科护理人员既要执行患儿的治疗任务，又要担负起细致入微的病情观察、生活护理和情感照顾的重任，同时还担任着家长、朋友、教师的角色。护理人员既是患儿权益的维护者，又是患儿住院期间病情信息的提供者，同时还是对家长进行健康教育的指导者，可谓多种角色系于一身。

3. 护理内容较复杂 儿科护理人员不仅要对患儿进行治疗性护理工作，而且还需要完成大量的生活护理和心理护理。他们既要关注患儿的疾病症状及治疗、检查、用药反应，又要注意患儿的安全、卫生、饮食起居，更要做好患儿因住院后环境改变且离开家人而出现紧张、焦虑、恐惧等心理状态的安抚工作……无论哪一个环节照顾不周，都会影响到患儿疾病的诊治和康复，都会不断出现新的问题，甚至发生意外。

4. 工作紧迫性强 儿童处于生长发育的阶段，免疫力比成人差，而且发病急、病情变化快。尤其是感染性疾病，有可能会导致患儿在很短时间内出现器官衰竭、死亡等严重后果。因此，儿科护理工作具有紧迫性，护理人员需要配合医生尽快做出诊断，迅速采取安全、有效的措施，以促进患儿的康复和防治并发症的发生。

（二）儿科护理道德

随着护理学科的发展，护理人员的角色有了更大范围的扩展，儿科护理人员作为有专门知识的独立实践者，被赋予多元化角色。护理人员不但需要有护理专业知识，更需要提高伦理水平。如果护理人员伦理道德良好，整个团队工作作风严谨，抢救患儿就顺利。缺乏护理伦理修养，是不能胜任护理工作的。儿科护理人员比医生接触患儿的时间要多得多，对病情也比医生发现得早，得到的患儿思想方面的情况也比医生多，一旦发现病情变化，要及时而准确地向医生汇报，若提供不准确的信息易导致差错事故发生，危及患儿的安全。根据儿科护理的特点，护理人员应遵守以下道德要求：

1. 慈爱之心，呵护患儿 护理人员要爱护患儿，有慈爱之心，对待患儿要像父母一样去呵护，了解他们的生活习惯和爱好，对他们要亲切、和蔼，关心、安慰、体贴和照顾他们，使他们感受到家庭般的温暖。要使患儿尽快熟悉住院环境，接纳医护人员，消除紧张、恐惧心理。在对待一些有异常姿态或生理缺陷的患儿时，不能取笑、奚落，要注意保护患儿的自尊心，更多地给予赞赏和鼓励。对于那些暂时不配合的患儿不要责怪，对那些病情反复和治疗效果不佳的患儿，也要不厌其烦地鼓励和安慰，使其树立信心，从而配合治疗和护理。

2. 保护安全，严格管理　儿童都有好奇、好动、乐于探索的特点，因此，患儿住院期间的安全问题也成为工作中的重要内容。护理人员不仅要创造一个乐园般的病房环境，更要注意病区环境的管理工作，使患儿的安全得到保障。比如护理人员离开病床时，一定要将护栏提起并固定妥当，以防患儿坠床；病房门户要严格管理，避免患儿走失；病区不能摆放锐利物品，房门需设防夹装置，避免患儿碰撞、夹伤；桌面不能铺设台布，避免拖拽台布后桌面的物品坠落而砸伤患儿；开水间要上锁，病房内不能放置暖水瓶及热水杯，以防烫伤患儿；治疗室、换药室要严格管理，不能让患者自行进入；对免疫力低的患儿进行保护性隔离的同时，要注意避免消毒措施、消毒剂对患儿安全造成的不良影响等。

3. 敏锐观察，细心谨慎　由于疾病的紧迫性和患儿病情变化不能主动呼唤医护人员的特点，要求儿科护理人员善于观察患儿的病情变化，特别是夜间值班更不能麻痹大意。通过观察患儿的精神状态、体温、脉搏、呼吸及吸吮能力、大小便性状、皮肤颜色和弹性、啼哭的声音等的变化，了解病情变化的先兆，并对观察结果进行认真分析，做出判断，为医生提供病情变化的信息并共同采取处理措施。

护理人员对于患儿的护理要细心、严谨。比如在为患儿进行日常护理的过程中，既要保护各种管路，妥善固定，同时又要保护好患儿的皮肤，避免由于粘贴胶布而造成损伤；对于新生儿暖箱的温度、湿度要定时监测，注意细微调节对患儿体温、水分摄入的影响等。

4. 用"心"交流，治病育人　儿科护理人员的服务对象不仅仅是住院的患儿，还包括患儿家长。患儿家长担心病情变化，顾虑重重。护理人员要理解患儿家长的心情，急家长所急。除了充满爱心、耐心地与患儿和家长沟通之外，更要以良好的技术和行为来赢得家长和患儿的信任与合作。

护理人员还要注意自己的一言一行对患儿伦理品质形成的影响，对家长的不当做法也应恰当引导。比如治疗用药时不要哄骗、恐吓患儿，而要用患儿能够听懂的话语向其耐心说明、积极鼓励，以取得理解与配合，避免患儿染上说谎、不诚实的习惯等。总之，护理人员要自觉担负起治病育人的责任，既要努力使患儿尽早治愈，又要培养患儿良好的道德品质。

二、妇产科护理道德

妇产科护理工作极具特殊性，不仅涉及医学、心理、伦理，而且涉及法律、宗教等范畴。同时，妇产科护理不仅直接关系到母婴的生命安全和生存质量，更关系到家庭的和睦和幸福，以及社会的稳定和种族的繁衍。在现代社会生活中，由于人们对待性和婚姻的观念不同，出现了同性恋、婚外情、未婚先孕等现象。因此，要求妇产科护理人员不仅熟知医学、护理学、伦理学及相关学科知识，而且必须具有良好的护理道德修养，有宽容平和的心态和高超的护理技术，为广大妇女及婴幼儿提供优质的护理服务。

（一）妇产科护理的特点

1. 服务对象特殊　妇产科护理既要面向患者，又要兼顾到现在或将来对胎儿、新生儿的影响，注射和发药等不但要考虑对母亲的治疗作用和不良反应，而且还要考虑到对胎儿和婴儿的利害关系。因为涉及两代人，关系到千家万户的幸福和民族的繁衍，护理工作尤为重要。

2. 护理与咨询并重　既要重视疾病诊治和护理，也要重视生理性的护理。在搞好日常护理工作时，还要和医生一起积极开展妇女的保健咨询工作，帮助妇女正确认识、对待自身的生理性和病理性问题。对正常妇女、孕妇的护理主要是做好咨询和各期保健，尽量使一般妇女在月经期、更年期、老年期不发生疾病，使正常孕妇在妊娠期不发生合并症，而一旦发生病理情况能及时就医，得到恰当的诊治和护理。

3. 心理、躯体护理任务重　妇产科患者因内分泌变化的影响，加之疾病、妊娠、手术等，会出现一些特有的心理变化，常见的有羞怯心理、压抑心理、恐惧心理等。再者，由于传统文化因素的影响，女性对涉及生殖系统的问题往往会回避，这就要求妇产科护理人员付出更多的爱心、细心与关心，为患者服务。同时，妇产科的躯体护理也很重要，观察项目繁多。

4. 护理技术要求多　由于妇产科工作常常涉及两代人的生命和健康，关系到千家万户的幸福欢乐，影响到人群健康水平，所以，国家、社会、患者及家属对妇产科医护人员的技术水平要求高，希望他们能及时确诊、妥善治疗、科学护理，使患者早日痊愈。同时，要求手术损伤要小，痛苦少，不留后遗症，而且尽量保持性功能和生育功能的完整。

（二）妇产科护理道德

1. 尊重生命，保护隐私　妇产科护理人员呵护生命的萌芽、孕育到降生，在女性发育、生产、衰老和疾病的各个环节都给予护理服务，这是护理人员对生命的尊重与热爱的具体表现。尊重生命包括尊重接受诊治的每一个人，也包括尊重尚在发育中的胎儿，维护母亲和胎儿的健康和安全。

在工作过程中，医务人员常会因诊治需要了解到女性患者的隐私，护理人员对于患者的个人隐私要保守秘密，仅作为诊治护理的依据，不得向患者以外的其他人员透露，更不能作为闲谈的笑料。不可否认，有些妇产科患者，如部分性病患者在感染疾病前后的确有直接或间接的不适当性行为，对这些人应给予比对其他患者更多一些关心、爱心，尊重其人格，避免伤害性言辞，多一些交流与沟通，消除患者的思想顾虑，取得患者的信任，这样也有利于疾病的诊治及护理。很多妇产科患者，如未婚先孕、不孕症、性功能障碍、性传播疾病等患者都不愿让他人知道病情。作为护理人员，在与这些患者交流时应单独访谈，对患者提供的信息和身份要绝对保密，不得有意或无意地将其向外透露、散布或传播，不得冷嘲热讽、调侃戏谑，将患者从社会伦理和舆论的桎梏中解脱出来，减轻其思想压力，使患者的工作、生活、家庭、荣誉等均不受到影响，亦利于疾病康复。

2. 态度诚恳，和蔼可亲 妇产科患者容易因女性特殊生理、病理因素的影响而出现情绪波动大、忍耐性差、自我感受突出，依赖心理强等问题，护理人员要以诚恳的态度取得患者的信任，以和蔼可亲的言语化解患者的不良情绪。当患者由于缺乏卫生知识对病史陈述不清时，护理人员应当耐心询问，积极引导；当患者因涉及隐私而隐瞒病史、掩饰病情时，护理人员应当给予患者充分的尊重，并诚恳说明真实病史对诊治、护理的重要性及保密原则，使患者理解、配合；当患者哭闹、呼喊不休时，护理人员应给予安抚、宽慰，细心辨别病情变化等。总之，护理人员要尊重患者的人格，关心患者的疾苦，维护患者的自尊与自信，不能厌弃患者，疏忽诊治与护理。

3. 作风严谨，精益求精 妇产科护理人员在工作中常会因诊治与护理需要而接触到女性的隐私部位，在进行各种操作时，护理人员应作风严谨，举止端庄，不得嬉笑，不得有淫思邪念。要注意保护患者的隐私，检查时应在治疗室、检查室操作，给予足够的遮挡，不过度暴露患者的身体；动作要轻柔、熟练，尽量避免不必要的损伤；在进行妇产科检查时，要严格执行无菌技术及相关操作规程，避免女性生殖系统感染。对胎儿的检测要细致、认真，记录清楚；在观察待产妇产程时，记录要详细、客观、及时、准确；接生时，要尽量保持会阴完整；对新生儿的观察与护理要周到、安全。

4. 敏捷果断，勇担风险 妇产科患者常常会出现因病情急剧变化而危及生命的情况，如宫外孕破裂大出血、胎盘早剥、羊水栓塞、妊娠合并心脏病突发心力衰竭等，此时，护理人员要迅速判断病情，协调医生快速进行处理和抢救。当情况紧迫时，护理人员要勇担风险，果断采取措施，以确保母婴安全和家庭幸福。妇产科护理人员必须系统地掌握妇产科疾病的特点、急危重症的特点及妇产科患者的心理特点，具有丰富的专业知识、心理学知识、伦理学知识及熟练的操作技能，有应急能力，能够准确处理棘手问题。

5. 悉心护理，耐心指导 妇产科患者由于处于青春期、妊娠期、围绝经期等不同阶段，会出现惶恐、忧虑、急躁、忧郁、固执等特殊的心理变化，也会因害羞心理而隐藏病史，拒绝检查。护理人员要针对患者不同的心理状态，在充分尊重患者的基础上关心、同情患者，耐心沟通，取得信任，消除患者的顾虑，给予细心的护理与指导，减轻其身心痛苦，以利于疾病康复。

三、老年保健护理道德

老年护理学是研究、诊断和处理老年人对自身现存的和潜在的健康问题的反应的学科。它是护理学的一个分支，与社会科学、自然科学相互渗透。老年护理学起源于现有的护理理论和社会学、生物学、心理学、健康政策等学科理论。老年护理学涉及的护理范畴很广泛，包括评估老年人的健康和功能状态，制订护理计划，提供有效护理和其他卫生保健服务，并评价照顾效果。老年护理学强调保持和恢复、促进健康，预防和控制由急、慢性疾病引起的残疾，发挥老年人的日常生活能力，实现老年机体的最佳功能，保持人生的尊严和舒适生活直至死亡。老年护理学研究的重点在于从老年人生理、心理和社会文化及发展的角度出发，研究自然、社会、文化教育和生理、心理因素对老年人健康的影响，探讨用护理手段或措施解决老年人健康问题。

人进入老年期象征一种成就，但随着年龄的增加，他们的心身功能会逐渐走向衰亡。尽管老年人面临多种老年期变化和慢性疾病的折磨，但老年护理的最终目标是提高他们的生活质量，使他们的身体保持最佳功能。

（一）老年护理的目标

1. 增强自我照顾能力　面对老年人的虚弱和需求，医护人员常常寻求其他社会资源的协助，而很少考虑到老年人自身的资源。老年人在许多时候都以被动的形式生活在依赖、无价值、丧失权利的感受中，自我照顾意识淡化，久而久之，丧失生活自理能力。因此，要善于运用老年人的自身资源，以健康教育为干预手段，采取不同的措施，尽量维持老年人的自我照顾能力，巩固和强化其自我护理能力，避免过分依赖他人，从而增强老年人的生活信心，维护老年人的自尊。

2. 延缓恶化及衰退　广泛开展健康教育，提高老年人的自我保护意识，改变不良的生活方式和行为，增进健康。通过三级预防策略，对老年人进行管理，避免和减少健康危险因素的危害，做到早发现、早诊断、早治疗、积极康复，对疾病进行干预，防止病情恶化，预防并发症的发生，防止伤残。

3. 提高生活质量　护理的目标不仅仅是疾病的好转和寿命的延长，而应促进老年人在生理、心理和社会适应能力方面达到完美状态，提高生活质量，体现生命的意义和价值。老年人要在健康基础上长寿，做到年高不老，寿高不衰，更好地为社会服务，而不是单纯满足其长寿的愿望，让老年人抱病余生。

4. 做好临终关怀　对待临终老人，护理工作者应从生理、心理和社会方面全方位为他们服务，对其进行综合评估分析，识别、预测并满足其需求，以确保老人能够无痛、舒适地度过生命的最后时光。不做延长死亡的"抢救"，让老人走得平静，在生命的终末阶段得到陪伴和照料。给家属以安慰，并让他们感受到医务人员对患者的关心和帮助。

（二）老年护理的原则

老年护理工作有其特殊的规律和专业的要求，为了实现护理目标，在护理实践中还应遵循相关的护理原则。现代护理学基本理论揭示了实现护理活动目标的合理途径和形式，为护理实践活动提供总的方向和方法论指导。系统理论、需要理论、自护理论等对护理工作无不具有积极的指导意义，这些理论可作为制定老年护理原则的依据。

1. 满足需求人的需要　满足程度与健康成正比。因此，首先应满足老年人的多种需求。护理人员应当增强对老化过程的认识，将正常及病态老化过程及老年人的独特心理社会特性与一般的护理知识相结合，及时发现老年人现存的和潜在的健康问题及各种需求，使护理活动能提供满足老年人各种需求和照顾的内容，真正有助于其健康发展。

2. 社会护理　老年护理的对象不仅是老年患者，还应包括健康的老人、老人的家庭成员。因此，老年护理必须兼顾到医院、家庭和人群。护理工作的场所不仅仅是在病房，也应包括社区和全社会。从某种意义上讲，家庭和社会护理更有其重要性，因为不但本人受益，还可大大减轻家庭和社会的负担。

3. 整体护理　由于老年人在生理、心理、社会适应能力等方面与其他人群有不同之处，尤其是老年患者往往多种疾病共存，疾病之间彼此影响。因此，护理人员必须树立整体护理的理念，研究多种因素对老年人健康的影响，提供多层次、全方位的护理。一方面要求护理人员对患者全面负责，在护理工作中注重患者身心健康的统一，解决患者的整体健康问题；另一方面要求护理业务、护理管理、护理制度、护理科研和护理教育各个环节的整体配合，共同保证护理水平的整体提高。

4. 个体化护理　衰老是全身性的、多方面的、复杂的退化过程，老化程度因人而异。影响衰老和健康的因素也错综复杂，特别是出现病理性改变后，老年个体的状况差别很大，加上患者性别、病情、家庭、经济等各方面情况都有所不同，因此，护理工作既要遵循一般性护理原则，又要注意因人施护，执行个体化护理的原则，做到有针对性和实效性的护理。

5. 早期防护　衰老起于何时，尚无定论。又由于一些老年病发病演变时间长，如高脂血症、动脉粥样硬化、高血压、糖尿病、骨质疏松症等一般均起病于中青年时期，因此，一级预防应该及早进行。老年护理的实施应从中青年时期开始，进入老年期后应更加关注。要了解老年人常见病的病因、危险因素和保护因素，采取有效的预防措施，防止老年疾病的发生和发展。对于慢性病患者、残疾老人，根据情况实施康复医疗和护理的开始时间也越早越好。

6. 持之以恒　随着衰老的到来，加上老年疾病病程长，合并症、并发症、后遗症多，多数老年患者的生活自理能力下降，有的甚至出现严重的生理功能障碍，对护理工作有较大的依赖性，需要连续性照顾，如医院外的预防性照顾、精神护理、家庭护理等。因此，开展长期护理是必要的。对各年龄段的健康老人、患病老人均应做好细致、耐心、持之以恒的护理，减轻老年人因疾病和残疾所遭受的痛苦，缩短临终依赖期，为老年人生命的最后阶段提供系统的护理和社会支持。

（三）老年保健护理道德要求

老年人是一个庞大的弱势群体，由于他们生理、心理、社会适应能力的特殊性，使他们处于可能发生不良后果的较大危险之中，因而老年护理是一种更具社会意义和人道主义精神的工作，对护理人员的道德修养提出了更严格的要求。

1. 尊老爱老，扶病解困　中华民族历来奉行尊老、养老的美德，这种优良传统成为我国文化传统的主要内容之一，并著称于世界。1982 年，联合国大会批准《维也纳老龄问题国际行动计划》时，秘书长瓦尔德海姆就提出："以中国为代表的亚洲方式，是全世界解决老年问题的榜样。"

老年人尤其是高龄老人有着特殊的需求，特别是对于日常生活照料、精神安慰和医疗保健三个基本方面的服务需求变得愈加迫切。广大护理工作者应倾心于此，尽力于此，不管是在医院或在社区家庭或在老年服务中心，都应将尊老、敬老、助老的工作落到实处，为老年人分忧解难，扶病解困。老年人一生操劳，对社会做出了很大贡献，理应受到社会的尊重和敬爱，医护人员也必须为他们争取各种伦理和法律权利。

2. 热忱服务，一视同仁　热忱服务是护理人员满足患者需要的具体体现。在护理工作中，要注意老年人病情和感情的变化，始终贯穿诚心、爱心、细心、耐心的原则，尽量满足要求，保证他们的安全和舒适。对患者应一视同仁，无论职位高低、病情轻重、贫富如何、远近亲疏、自我护理能力强弱，都要以诚相待，尊重其人格，遵循公平、公正的原则，并能提供个性化护理。设身处地体谅患者因患病的痛苦、看病的艰难和治疗的麻烦而引起的烦躁和焦虑，杜绝"脸难看，话难听"的现象，始终给患者一种亲切温和、热情可信的感觉。

3. 高度负责，技术求精　老年人反应不敏感，容易掩盖很多疾病征兆，加之老年人病情发展迅速，不善于表达自己的感受，很容易延误病情。这不仅要求护理人员具有较高的专科护理知识水平，更重要的是要有强烈的责任心，在工作中要做到仔细、审慎、周密，千方百计地减轻和避免患者出现后遗症、并发症。绝不能因为工作中的疏忽而贻误了老年患者的治疗。尤其是对待感觉迟钝、反应不灵和昏迷的老年患者，在独自进行护理时，要认真恪守"慎独"精神，在任何情况下都应忠实于患者的健康利益，不做有损于患者健康的事。

精湛的护理技术是护理效果的重要保证。只有刻苦钻研护理业务，不断扩展和完善知识结构，熟练掌握各项护理技术操作，才能及时准确地发现和判断病情变化，谨慎、周密地处理各项复杂的问题，也才能在操作中做到快捷、高效，最大限度地减轻患者的痛苦。

四、精神科的护理道德

精神疾病是大脑功能紊乱导致患者在感觉、记忆、思维、感情、行为等方面表现异常。与其他疾病相比，精神病患者有程度不等的自制力缺陷，往往对自己的精神症状丧失判断力，不承认自己有精神病，甚至有人格障碍、情感障碍、意识障碍等，不能对护理人员的工作给予正确的评价。因此，护理工作主要依靠护理工作者自觉主动地完成，在任何情况下都不得马虎从事，不能认为少做一点或做错了也没关系，这是衡量职业伦理水平高低的关键之处。另外，有些病态人格的患者在施行药物、心理、行为治疗的同时，还需要对其进行长时间耐心、细致的教育，这同样离不开护理人员的自觉主动精神。

（一）精神科护理的特点

1. 人道性与开放性　18 世纪以前，由于人们对精神病缺乏认识，加之迷信、宗教思想的影响，把精神病患者视为"鬼魂附体"或"犯罪后神给予的惩罚"等，精神病患者遭受到非人道待遇。直到 18 世纪法国大革命后，法国医生比内尔提出："精神病患者绝不是罪人，绝不应该惩罚他们，而必须给予人道待遇。"此举可称为精神病学史上的一次革命。1977 年，第 6 届世界精神病学大会通过了《夏威夷宣言》，规定了对待精神病患者的伦理原则。现今，精神科护理人员把精神病患者视为更痛苦的患者，深刻地理解他们的痛苦和不幸，使患者接触社会，开展丰富多彩的文体、劳动、学习等活动，尽量满足患者的兴趣和爱好，消除他们的陌生感和恐惧感，从而使精神科护理更富于人道性与开放性。

2. 自觉性与主动性　急性与严重性精神病的患者由于精神活动的失常，不可能对客观事物做出正常的反应，有些患者还可能因意识障碍而难以感知周围的事物。因此，患者对医务人员的工作难以进行监督和恰当的评价，全靠医护人员自觉、主动工作。如有些患者生活不能自理，对饮食无主动要求，不知饥饱，护理人员应自觉、主动关照，否则会影响患者的康复。因此，自觉性与主动性是精神科护理的特点。

3. 理智性与安全性　精神病患者的症状复杂多样，有的患者受"钟情妄想"的支配，表现出对异性医务人员的追求；有的患者因价值观倒错而你我不分；有的患者受幻觉、妄想的支配而表现冲动，有自伤、伤人、毁物行为。对此，护理人员要理智地对待，以严格的规章和措施保障患者的安全。即使是恢复期的患者，由于他们对工作、生活、学习缺乏信心，也可能发生自杀行为，护理人员对此不能放松警惕。总之，理智性与安全性护理应当贯穿在精神科护理的始终和各个方面。

（二）精神科护理的道德要求

根据精神科护理的特点和《夏威夷宣言》的精神，精神科护理人员应该遵循以下道德要求：

1. 尊重患者　由于残余的旧观念习俗的偏见，精神病患者经常遭受人们的冷淡对待和歧视，更加重了他们心理上的负担。而且，由于疾病所致，患者往往丧失理智，有时会做出难以想象的傻事，致使本人和家庭遭受不幸。护理员应对精神病患者的不幸遭遇和所遭受的痛苦折磨给予深切的同情，要像对待其他患者一样尊重其人格和权利，正确对待他们的各种要求，合理的就尽力满足，不合理的也婉言解释，不能都认为是"病态"的而一概不予理睬。

2. 正直无私　由于精神病患者有思维、感知、情感或意志等方面的异常，护理人员要时常留意自己的言谈举止、亲疏程度，避免引起误解。在护理工作中，一切活动均以患者利益为前提，决不能利用患者价值观念的紊乱倒错和各种"病态妄想"为自己谋取私利或做出有损于患者利益的事。而且，护理人员在工作中受到患者的不当对待时，也应体谅忍让，不可伺机报复，要具有正直无私的伦理境界。

3. 慎用约束　由于精神病患者对自己的行为缺乏自知和自制能力，不能判定自己的行为所产生的后果，所以可能做出危害社会、危害他人或自身安全的行为。护理人员可以采取强迫治疗或施行控制等措施，借以约束患者，以减少意外事故的发生。但是，不是对所有的精神病患者都要采取强制手段，除非病情和治疗的需要，否则不得轻易地约束或强制患者，更不能作为报复威胁、恐吓患者的手段。当采取强制措施的条件消失之后，应及时解除强制，以耐心、细致、周到的服务取得患者的信任和配合，完成护理任务。

4. 恪守慎独 精神科护理的自觉性与主动性要求护理人员恪守慎独观念，自觉、定时、准确地完成护理任务。护理人员要认真执行对约束患者的定时巡视，以及时发现患者活动造成的约束过紧，避免意外伤害；严格执行查对制度，避免造成差错事故等。护理人员不能因精神病患者自我保护意识差、"糊涂"而疏忽大意、马虎行事。

5. 普及宣传 精神病患者是"人"，同样拥有人的尊严与权利，精神病患者是更痛苦的"患者"，需要更多人的关心和帮助。精神科护理人员要做好精神健康知识普及宣传工作，提高人群对精神疾病的认识，号召全社会的人来尊重、同情、关心精神病患者，扭转少数人对精神病患者的错误观念和对精神病患者的歧视、侮辱和虐待的现象。要营造良好的社会环境，让精神病患者感到社会大家庭的温暖，使之尽快康复。

五、传染病科的护理道德

（一）传染病的含义

传染病是由病毒、细菌、衣原体、立克次体、螺旋体、真菌和寄生虫感染人体后产生的有传染性的疾病。传染病除了使患者身心所受的痛苦折磨更甚于一般疾病外，又可迅速传播流行，严重危害广大人民群众的健康，影响生产建设和社会安全。因此，在传染病护理中，对护理人员提出了特殊的伦理要求。

（二）传染病科护理的特点

1. 传染病患者心理问题多 一个健康者感染传染病后，由于对所患疾病的性质不了解和对其预后难以预测，加之担心子女、亲属被传染，必然产生紧张、焦虑、忧郁、恐惧的情绪。住院患者由于被隔离，又会产生被限制感、孤独感和自卑感。急性传染病患者因为发病急骤、缺乏思想准备而急诊入院，会产生紧张、不安全感。慢性传染病患者因病情迁延、恢复较慢而产生悲观失望的情绪，加之社会对传染病患者又有偏见，更加重了其心理负担。

2. 传染病病房管理难度大 传染科病房是各类传染病集中的场所，每个传染病患者都是传染源，为了控制传染病的传播和防止交叉感染的发生，必须加强消毒隔离管理。如对痢疾、伤寒等消化道传染病患者要实施床边隔离，对麻疹、猩红热等呼吸道传染病患者要施行病种隔离，对传染病患者用过的的物品、器械、注射器等要彻底消毒等。这对传染科病房管理提出了较高的要求。

3. 对传染科医护人员的伦理要求高 传染科医护人员与传染病患者朝夕相处，接触具有传染性的分泌物、呕吐物、排泄物等，尽管有消毒隔离措施，受感染的机会仍比较多，特别在抢救危重患者时，需不顾个人安危，给患者吸痰，甚至口对口吸痰等。这就对传染科医护人员的伦理情操提出了较高要求，不仅要同情、爱护患者，还要具有献身精神。

（三）传染科护理的道德要求

1. 热爱本职工作，具有奉献精神 传染科医护人员不但肩负着对患者的责任，而且承担着防止传染病在人群中流行的社会责任，工作是非常光荣而艰巨的。传染科医护人员每天接触传染源，时刻有被传染的危险，社会上有些人也对传染病专业有不正确的认识。这就要求传染科医护人员要热爱本职工作，端正专业思想，不断提高业务水平，以精湛的医术和强烈的社会感医治患者，不怕脏、苦、累，富于牺牲和献身精神。

2. 争分夺秒，尽全力抢救 患者传染病具有发病急、病情进展快、病情危重的特点。这就要求传染科医护人员树立强烈的时间观念，对于危重患者要做到早发现、早确诊、早隔离、早治疗，争分夺秒地积极抢救，挽救患者生命于危重之中。这种高尚的使命感、一丝不苟的精神是每个传染科医护人员应该具有的伦理品质。

3. 严格执行消毒隔离制度，防止交叉感染传染病 患者不仅是疾病的受害者，又是传染源。因此，对于传染病患者进行隔离治疗的伦理价值是无可非议的。尽管传染病患者被隔离治疗可能会产生一些心理问题，但是消毒隔离制度必须认真严格执行。传染科医护人员要以高度的社会责任感，严格执行消毒隔离制度，牢固树立无菌观念，切断各种传播途径，防止交叉感染。切不可因自己的工作疏漏，给别人带来不幸和痛苦，甚至造成传染病在社会上传播，这是缺乏伦理修养的表现。

本章小结

临床护理是指护理人员通过护理帮助个人、家庭及社会团体保持生命、减少痛苦和促进健康的活动。临床护理道德是护理人员在执业过程中应遵循的用以调节护理人员与患者、与其他医务人员及与社会之间关系的行为原则和规范的总和。基础护理应遵循以下的伦理要求：提高认识，恪尽职守；主动护理，乐于奉献；工作严谨，防止差错事故；团结合作，协调一致；坚守岗位，遵守纪律。整体护理的伦理要求主要有：独立思考，主动服务；刻苦钻研，精益求精；承担责任，高度自觉。护理人员在心理护理过程中应遵循以下伦理要求：有同情和帮助患者的诚意，以高度的责任心了解和满足患者的心理需要，保守患者的秘密和隐私，创造和争取一个有利于患者康复的环境。社区医疗保健护理的伦理要求主要是：文明礼貌，一视同仁；任劳任怨，赤诚奉献；服务社会，勤学苦练；严守规章，遵守纪律。家庭病床护理的伦理要求是：热情服务，一视同仁；不辞辛苦，定时服务；尊重信仰，慎言守密；团结协作，目标一致；自我约束。儿科护理的道德要求是：慈爱之心，呵护患儿；保护安全，严格管理；敏锐观察，细心谨慎；用"心"交流，治病育人。妇产科护理应遵循的护理道德要求是：尊重生命，保护隐私；态度诚恳，和蔼可亲；作风严谨，精益求精；敏捷果断，勇担风险；悉心护理，耐心指导。老年护理的道德要求是：尊老爱老，扶病解困；热忱服务，一视同仁；高度负责，技术求精。精神科护理的道德要求是：尊重患者，正直无私，慎用约束，恪守慎独，普及宣传。传染科护理的道德要求：热爱本职工作，具有奉献精神；争分夺秒，尽全力抢救患者；严格执行消毒隔离制度，防止交叉感染。

思考题

一、多选题

1. 社区医疗保健的特点是（　　　）

    A. 群众性   B. 全程性

    C. 预防性   D. 经济性

2. 下列属于妇产科护理伦理的是（　　　）

    A. 作风严谨，精益求精

    B. 态度诚恳，和蔼可亲

    C. 尊重生命，保护隐私

    D. 死亡总结，弃浊扬清

二、名词解释

1. 基础护理
2. 整体护理

三、简答题

1. 简述基础护理的伦理要求。
2. 简述整体护理的伦理要求。

第六章　药学伦理

📘 学习目标

1. 了解药学伦理学的基本原则。
2. 掌握药品制造、营销、科研、管理中的道德要求。
3. 能够用药学伦理的相关原则指导际工作。

🔍 社会窗口

2012 年 4 月 15 日，央视频道《每周质量》栏目播报了一则叫《胶囊里的秘密》的新闻。该报道跟踪调查了不合格胶囊的生产过程，引起了巨大社会反响，也使我们对如何保障药品质量的问题提出了思考。（图片来源：http://image.baidu.com）

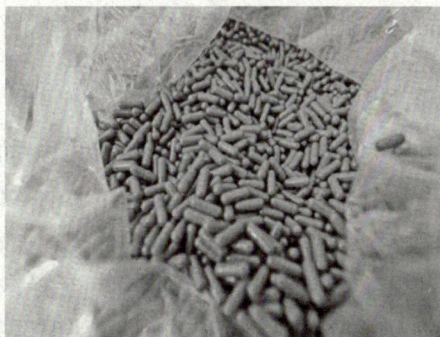

第一节　药学伦理概述

一、药学与药学伦理学

药学是研究药物的学科，包括生药学、药材学、药理学、药物化学、药剂学、制药工艺学等。药学研究的内容包括药物的来源、炮制、性状、作用、用途、分析、鉴定、调配、生产、保管和寻找（包括合成）新药等，主要任务是提供更有效的药物和提高药物的质量，保证用药安全，使人类能更好地防治疾病。

药学伦理学是研究药学实践活动中的道德问题，即药物的生产、制造、研发及使用等实践领域中存在的道德问题，判断药学工作人员的行为是否恰当。药学伦理学的任务主要是加强从事与药业有关的人员的药学伦理理论知识，帮助药学领域中的工作人员培养良好的药学职业道德品质和明辨是非的能力，最终保障药学事业良好向前发展。

二、药学伦理的基本原则

药学伦理的基本原则是从事药品研发、制造、经营及监督管理等人员在药学领域活动实践中应遵循的根本指导原则，用以调整药学工作人员与患者、药学工作人员之间及药学工作人员与社会之间的关系。药学伦理基本原则贯穿于药学实践的始终，是评价与衡量药学领域内所有人员的个人行为和思想品质的最高道德标准。

（一）提高药品的质量，保证药品的安全

这是药学从业人员的基本要求。药品是一种特殊的商品，是为治愈人的疾病、恢复人的健康服务的。药品质量的优劣、疗效的好坏将直接影响到人的生命健康。为此，药学行业的从业人员应将提高药品的质量、保证药品的安全作为自己工作的出发点。

药学作为医药事业的重要组成部分，其从业人员应从满足人的防病治病需求出发，开发新的药品和药品制造设备，在药品的开发、生产、转运、存储等过程中严格控制药品的质量。解决药学实践的各个环节存在的问题，保障药品的安全和疗效。

（二）以病人为中心，实行社会主义人道主义

人道主义是起源于欧洲文艺复兴时期的一种思想体系，提倡关怀人、爱护人、尊重人，做到以人为本、以人为中心的一种世界观。自古至今，人道主义的思想观念在中外医疗事业中得到不同程度的体现，如尊重病人的生命，对病人一视同仁，为病人的健康着想，廉洁行医等。1941年，毛泽东为中国医科大学毕业生提出"救死扶伤，发扬革命人道主义"的希望，这是对当时医务工作者的具体要求。药学从业者更应该关怀病人的生命、关心病人的健康、维护病人的幸福。

在社会主义发展的今天，除具体从事医疗服务的工作者之外，作为与治愈疾病、恢复健康关系密切的药学工作者，也应以病人为中心，践行社会主义人道主义精神，为患者提供安全药品、放心药品。

（三）全心全意为人民健康服务

这是药学职业道德的根本宗旨。药学领域从业者要做到全心全意为人民健康服务，首先要处理个好人利益与集体利益关系问题。个人依附于集体生存和发展，药品的研发、生产、存储、投入使用是一个完整的组织链，在这个链条上的个体应以集体的利益为重，必要时牺牲个人利益以满足集体利益，因为集体的存在和发展是个体存在和发展的基础。其次是处理好德与术的关系。"德"指的是一个人的道德品质，"术"指一个人的专业技能。全心全意为人民的健康服务应以病人为本，把救死扶伤、防病治病作为一切工作的出发点，不怕劳苦，不计较个人得失，努力做好工作，主动热情地为病人提供有关药学方面的各种服务，对业务技术精益求精，刻苦钻研，不断充实自己，做一个全

心全意为人民服务的药学技术人员。

第二节 制药业道德

一、制药业概况

（一）制药业概念

按照产业划分标准，制药业归属于医药产业，可分为化学原料制造产业、化学制剂制造业、中药饮片产业、中成药产业、生物生化品制造业、兽用药产业和卫生材料及医疗用品制造产业。医药产品的生产、开发、投入使用需要各学科的先进技术做支持，也需要投入资金和时间。可以说，制药业是一个高投入、高风险、高技术的行业。

（二）制药业现状

随着科学技术及市场经济的发展，我国制药业也快速发展。据国家食品药品监督管理总局网站信息，截至 2014 年 11 月，我国的药品生产企业达到 7133 家；截至 2012 年底，我国中药生产企业数量达 2000 多家。数量庞大的制药企业使我国成为全球化学原料生产和出口大国和药物制剂生产国。目前，我国在原料药、中药、生物制品、医疗器械等方面形成了较完整的医药产业体系。但因技术和人才的缺乏，我国的新药研发、创新药物开发技术平台还存在很多不足。《国家中长期科学和技术发展纲要（2006—2020年）》已把重大新药研制作为重大科技专项之一。

总体而言，我国的制药产业在数量上得到了长足的发展，但在质量上还需加大保障的力度。

（三）药品质量

药品作为一种特殊的商品，它的质量好坏关乎人的生命健康。药品质量的好坏取决于很多的因素，与成品药原材料的质量、药品的研究开发、药品的生产制造、药品的检验和调配、药品存储等环节密切相关。药品的质量问题还要取决于药品的正确使用。

在市场经济快速发展的今天，我国药品市场出现了诸多的质量问题，仅以大庆市为例，2008 ~ 2010 年的 3 年间，大庆市食品药品检测中心对所管辖区域的药品经营机构进行药品抽样检测 3200 批次，不合格 415 批次，占 12.97%。在不合格药品中，中药饮片在不合格药品中占 87.7%。该中心对药品质量不合格的原因进行分析，一是非法药品生产商的假冒伪劣药品；二是药品的生产设备、存储达到不要求；三是中药饮品的性状不符合规定等。

要保证药品的质量，除外部的法律等约束外，更多需要自我的约束机制，即培养从事药品制造、储藏、研发等企业和工作人员的高尚道德品质。

二、药品生产过程的道德要求

药品生产过程的道德要求是指制药企业与生产人员在药品生产过程中应坚持的行为准则和道德规范。生产过程是药品质量形成过程的关键环节之一，药品生产过程中的道德要求是对企业发展方向和药品质量的一个重要保证。

（一）生产企业的道德要求

药厂作为制造生产药品的企业，作为国家批准的合法生产机构，其制造的药品质量的好坏将关系到人民群众的生命健康。

1. 坚持用户至上、质量第一的办厂宗旨　一个组织、一个团体、一个企业的形成和发展离不开其最初的经营宗旨。企业的宗旨是企业长远发展的指导思想。一个企业能否发展良好，很大程度上要看其是否有正确的宗旨和理念。医药企业的办厂宗旨应该将人民群众的生命健康放在心上，时刻警醒企业的法人，从企业的管理层控制药品生产的质量。在医药领域，有将"信誉立业、质量第一、客户至上、精诚服务、民众健康"作为自己企业宗旨的，有将"堂堂正正做好人，规规矩矩做好药"作为企业宗旨的。正确的企业宗旨需要用坚定的信念去坚持，在经济利益和服务宗旨冲突时，应将生命健康放在首位。

2. 保证制药设施的质量　药品生产所需原材料质量的好坏将直接影响后续生产的药品质量，因此在原材料的采购上应实施严格的质量控制，防止出现以次充好、以劣代优的现象，以此来确保药品的质量。厂房的建设、选址应符合相关的制药标准，如厂址应选在大气含尘、含菌浓度低，无有害气体，自然环境好，对药品质量无有害因素，卫生条件较好的区域。生产所需的仪器、设备等是进行药品生产的物质基础。设备的设计、选型、安装应符合生产要求，易于清洗、消毒或灭菌，并能防止差错和减少污染；储罐和管道要规定清洗、灭菌周期；生产设备应有明显的状态标志，并定期维修、保养和验证；用于生产和检验药品的仪表、量具、衡器等的适用范围和精密度应符合生产和检验要求，有明显的合格标志，并定期进行校验。这些都是药品生产道德的具体体现。

3. 保护环境，关爱企业员工健康　在生产药品的过程中会产生许多的废水、废气、废渣，俗称工业"三废"。医药行业产生的溶剂废气有数十种之多，如甲醇、二氯甲烷、甲苯、丙酮、乙酸乙酯等，这些废气在排放前应经净化处理并符合要求；生产放射性药品所排出的空气中应避免含有放射性微粒，符合国家关于辐射防护的要求与规定。"三废"的达标排放将有利于保护企业员工及其他民众的生命健康。

4. 规范药品的包装　首先，包装的材料应达标，保证药品与包装材料不发生化学反应，保证药品的质量且方便药品的运输等。2010 年，据中国包装报报道，总部位于美国加利福尼亚州的 Amgen 生物制药公司宣布，紧急召回其生产的部分白血病治疗药物——Epogen 和 Procrit，因为其中一些药内可能含有"非常细小"的玻璃碎片。该公司在声明中说，目前只在美国市场上发现这两种药可能含有玻璃碎片，可能是由于装药的小玻璃瓶超过保质期，药物与玻璃瓶内壁相互作用，导致玻璃碎片脱落。

其次，药品包装所附有的药品说明书应实事求是，药品说明书和标签的文字应科学、规范和准确，在药品的不良反应、用药禁忌和注意事项上应做详细介绍。非处方药说明书还应当使用容易理解的文字表述，以便患者自行判断、选择和使用。药品说明书的作用就是将实际情况告知用药之人，任何通过说明书夸大药品的疗效、隐瞒药品不良反应的行为都是不道德的。

（二）生产人员的道德要求

员工是企业的主体，药品质量的优劣除与制药设备的质量是否达标、制药环境及原料能否保证外，参与制造过程的企业员工也是影响药品质量的必要因素之一。

1. 热爱企业，爱岗敬业　职业岗位是一个人生存和发展的基础保障，企业是社会发展的需要。个人、企业和社会的发展是有机统一的。药品工作者作为企业的主人，在企业和社会发展过程中起着很大的作用。药品工作者只有真正热爱企业、爱岗敬业，才能在企业提供的平台上发挥自己的聪明才智，体现自我存在的价值，推动企业和社会的发展。

热爱企业，爱岗敬业具体表现为：树立自己对企业的主人翁意识，关心企业的一草一木，珍惜和保护企业的各项设施设备。把单位当成自己的家，节约每一度电，每一滴水。自觉维护企业的利益，坚定树立与企业同呼吸、共命运的责任感。爱岗敬业，勇于奉献，促进企业和社会的发展，最终维护个人的发展。

2. 遵守企业规章，保障产品质量　俗话说：没有规矩，不成方圆。企业的规章制度或规矩是企业规范运行的基础与保障，是履行道德规范的润滑剂。在药品制造的不同环节有不同的规章及道德要求。原料采购人员应严格要求自我，清正廉洁、认真负责，控制好原材料的质量。药品研发人员在药品的开发过程中应坚守科学的标准，对实验数据一丝不苟，保证实验数据的真实性等。生产操作人员应严格按照操作流程行事，保障药品生产车间的环境卫生。药品质检人员也应认真负责，避免麻痹大意。药品生产人员应认真对待每一环节，做到照章办事，发现问题及时处理，确保药品生产的质量。

3. 不断学习，提升自我　专业知识的学习是一个人从事某领域工作的基本前提。在信息爆炸和知识更新速度加快的今天，药品生产者更应该用"活到老，学到老"的思想鞭策自己，掌握新的药学专业知识，以不断适应企业技术、设备更新和发展的需求，保障企业的正常发展，维护企业竞争力。

药品生产人员能否爱岗敬业，遵守企业规章，在很大程度上取决于员工自身的道德修养。药品生产人员要不断学习古今中外医务工作者的良好美德，用这些优秀的事迹鼓励和引导自己的行为，强化自己的道德情感，锻炼自己的道德意志，践行自己的道德行为。

第三节　药品营销道德

在企业不断发展的过程中，企业之间相互竞争，也导致了产品在生产质量、营销等环节出现了很多问题。药品作为特殊的商品，在生产和营销环节也存在诸多问题。

一、市场经济环境下药品营销的道德问题

（一）市场经济内涵

市场经济是一种经济体系，在这种经济体系下，产品和服务的生产及销售完全由自由市场的自由价格机制引导。这种经济体系是一种自主经济，商品生产者必须是独立的市场主体。市场经济只承认等价交换，不承认任何超市场的特权。为了实现各自的价值，企业之间必然产生激烈的竞争，导致优胜劣汰。为了获取利润，实现产品的价值，企业也会不遗余力地开拓市场。

（二）药品营销的道德问题

1. 价格问题　我国目前的药品定价实行政府定价和市场调节两种方式。国家列入基本医疗保险药品目录的药品及生产经营具有垄断性的少量特殊药品由国家定价，其他药品由经营者自主定价。政府定价的药品是由价格主管部门规定最高零售价格，药品零售单位包括医疗机构在不突破政府规定的最高零售价格的前提下，制定实际销售价格。市场调节价药品由生产企业根据生产经营成本和市场供求制定零售价。药品批发、零售单位包括医疗机构要在不超过生产企业制定的零售价格的前提下确定药品销售价格。

为了追求更大的利润，很多企业在药品的定价上想尽办法。一些企业向物价部门申报出厂价格时虚列生产成本，提高定价基础。有些企业打着新药的幌子，实际上是改变药品包装、剂型或名称，把药价提高数倍甚至数十倍。

2. 销售问题　正常的药品销售是药品流通环节不可或缺的一步。随着药品市场竞争加剧，药品生产厂家、药品批发者、零售商家、使用药品的医疗机构在药品的销售上出现了一些不道德的商业行为。

一是在药品宣传上，广告营销一直是非处方药（OTC）企业提高销售业绩的重要手段，但这种营销行为值得我们关注。有人将 2004 年称为"问题广告年"，报纸、电视、网站的违规医疗广告及药品、保健品广告层出不穷。2006 年，中央电视台《每周质量报告》的"3·15 红黑榜"中显示，信任度最低的广告第一位为药品行业广告，第二位为医疗服务广告，第三位为保健食品广告。具体表现是：过度地夸大产品的功能效用，诱使消费者购买；利用专家、患者等名义和形象做证明，加大药物促销内容等；用不科学的词语表示药品的疗效，如"疗效最佳""药到病除""根治""安全预防""安全无副作用"等；药品广告中含有"最先进制法""国家级新药"等绝对化的语言和表示，含有"无效退款""保险公司保险"等的承诺；用暗示性的语言提示服用该药后能应付紧张的生活压力。

二是处方药冒充非处方药在大众媒体发布广告。国家食品药品监督管理总局（CFDA）官网显示，2012 年第一期违法药品广告 33648 次，这些违法药品广告主要是处方药冒充非处方药和非处方药夸大宣传和虚假宣传的案例。

三是在临床药品销售上，许多医药销售代表采取了不道德的销售方式加强与临床医生的关系，以此来推动药品的销量。如有些药品经营者借助开研讨会、推广会等的名义，安排有关医务人员到一些旅游景区游览，加深彼此之间的感情，达到扩大产品销量的最终目的；有些药品经营者直接与医生联系，通过提留回扣的方式增进药品的销量。这些不道德的促销方式极大阻碍了正常药品的销售，同时也给患者带来了不必要的经济负担，如医生在高额利润的诱使下，不按实际给患者开药，开高档药，多剂量开药。

二、药品营销领域中的道德要求

（一）药品营销渠道

1999 年 6 月 11 日，原国家药品监督管理局公布了《处方药与非处方药分类管理办法》（试行）（以下简称办法）。在该办法中根据药品品种、规格、适应证、剂量及给药途径的不同，对药品分别按处方药与非处方药进行管理。处方药必须凭执业医师或执业助理医师处方才可调配、购买和使用，非处方药不需要凭执业医师或执业助理医师处方即可自行判断、购买和使用。从我国现有药品销售渠道看，药品使用者获得药品的渠道大致亦可概括为两个，处方药须经执业医师或执业助理医师处方获取，非处方药从药品零售店获取。无论是哪一类药品，在实际营销过程中主要有三种销售模式：

1."企业－医院（零售商）"直销模式 这种直销模式是指制药企业不通过中间商，直接招聘企业的销售工作人员，也就是医药代表，经过销售培训后分片区直接派往全国各地，向各地的医院或者零售商开发市场。直销模式有利于制药企业提高自己的销售队伍水平，直接获取终端客户的需求信息，使企业及时把握市场，调整市场决策。该模式有前期市场开发周期长、投入大、浪费严重等缺点。

2."企业－经销商－医院（零售商）"经销模式 指制药企业把药品委托给当地的医药营销公司，营销公司通过自己的人脉和便利条件最后将药品销售给医院或者零售商。同时企业需要委派自己的销售人员开发医院或零售商市场。该模式能有效缓解企业的资金压力。

3."企业－底价代理商－医院（零售商）"模式 指制药企业把药品以最低现款销售给不同区域的一级代理商，由代理商对医院或零售商市场进行开发的形式。该模式制下的企业不用花精力去开拓市场，投入少，运作单一。但由于企业与一线市场不接触，药品销量往往不稳定，对市场动态掌握不够及时，可能导致决策偏差。

（二）药品营销中的道德要求

药品营销是一个系统性过程，药品从制药企业到达消费者手中，需要经过制药企业、药企医药代表、医药营销公司、零售商等药品营销主体。无论是哪个营销主体，在市场经济环境下进行药品的销售都应坚持共同的道德要求。一是坚持诚实守信。人人都诚实守信，人与人之间将会形成相互信任、相互信赖、相互合作的良好氛围，增强社会效益，促进经营者的共同获利。二是坚持公平竞争。竞争是生产力发展的推动力，有利于促进社会的发展。但竞争过程中出现的不正当竞争、非法竞争扰乱了社会秩序，影响了产品的质量。每个企业应坚持公平竞争的原则，为实现互利发展创造条件。三是坚持合法求利。药品营销的目的是服务于人的健康，同时也伴随着赢利的目的。市场经济的法则是让市场自由支配资源，但不同的市场参与主体参与市场竞争的赢利目的不可改变，也不容回避。在这种义和利的矛盾冲突中，应该两者兼顾，在追求利润的同时，一定要坚持其合法性。

在共同道德要求下，不同的销售主体还应坚持相应的特殊道德要求。

1. 制药企业营销道德要求　制药企业作为药品供给的源头，是药品营销的第一站，其药品营销的主体地位在药品销售链条上起着关键性的作用。药品制造企业在药品营销过程中坚持的道德要求是：

（1）摆正经营目的　在生产企业和社会福利企业双重性质下，制药企业应处理好社会效益和经济效益之间的关系。生产的药品要保证质量过关，不能在原材料、人力资源等成本增加时，为追求经济利益而采用劣质的原料或减少原料处理环节等以降低成本，增加利润，制造假药和劣质药。或以其他不正当方式增加企业利润，这都是不道德的。

（2）确保药品生产　市场经济条件下，药品价格受价值规律的支配。但在特殊情况下，供求的失衡会严重扭曲药品的价格。如在重大疫情或特殊灾难发生时，往往会突然导致某种药品急缺，如 2003 年"非典"时期，6 元多一包的板蓝根卖到几十元。制药企业如果借此机会提高药品的销售价格，维持或减少生产量都是不道德的行为。在特殊时期，制药企业应具有高度的责任感，扩大生产量，延长上班时间，确保药品的充足供应。

（3）合理制定价格　《药品价格管理暂行办法》对行政机关，有关药品生产、经营的企业、事业单位及其他组织和个人进行药品价格活动有明确规定。药品价格实行国家定价，国家已明确放开价格的药品由药品经营者自主定价，前两者以外的药品价格由药品经营者按国家规定的作价办法自主定价，其中部分品种实行制药企业提价申报或备案制度。制药企业进行提价申报时，不应因追求利润而夸大生产成本，虚报药品出厂价格，这些是不道德的行为。企业应实事求是，在合理的利润范围内制定药品的价格，以维护国家利益，保护消费者、企业自身的合法权益。

2. 医药代表的道德要求　医药代表这一新兴职业始于 20 世纪初的瑞士，当时为了解决医生了解新药的使用问题，瑞士汽巴公司从公司内部抽调专业人员到诊所指导医生使用。起初的医药代表进行的是专业性指导，随着药品市场的繁荣，这种专业的指导随之变为药品的推销。在我国，医药代表开始于 1990 年前后，当时的医药代表上岗前需要进行严格的职业技能培训，以树立正确的药品销售理念，科学负责地向客户传达产品的信息等。在市场经济的大潮中，很多制药企业鼓励医药代表以不正当的手段占领市场，如进行暗箱操作、药品回扣等，这些不道德行为导致了制药企业间的恶性竞争。

为维护社会、企业、药品使用者的利益，医药代表应不断学习医药知识，全面掌握所推销药品的信息，接受专业的技能培训。医药代表要科学地向医生或医疗机构推介药品，正确地宣传药品的安全性和有效性，辅助医疗机构合理用药，收集所推销药品的不良反应，回归医药代表最初的职责。医药企业或医药公司应科学确定医药代表的收入，不应将医药代表收入中的大部分与销售业绩挂钩，否则会导致医药代表的工作重心从信息的收集和传递者转变为药品的直接销售。这些都是对医药代表的道德要求。

3. 医药营销公司的道德要求

（1）公平竞争，合法经营　在现有的销售渠道下，有些地方只有一家医药公司，有些地方会有两家及以上的医药公司。对于前者，有些医药公司会垄断当地的药品，对药品的来源渠道和质量不做严格控制。对于后者，在竞争过程中会滋生冒充他人的注册商标和名称误导消费者；虚假宣传；诋毁商誉、侵犯商业秘密等不正当竞争行为，搅乱了正常的市场环境。这些都是应当避免的不道德行为。

（2）严肃认真，小心谨慎　要求药品保管人员在药品入库时要认真核对入库药品与单据所列品名、规格、产地、厂家、批号、数量等，防止不合格药品入库。在药品出库时，也应认真负责，小心谨慎，坚持执行"先进先出""先产先出""近期先出""易变先出"四个原则。不能因经济利益而使过期变质的药品、质量不合格的药品等伪劣药品流入社会。

4. 零售商的道德要求　零售商的道德要求主要针对药店的法人和从事具体销售的工作人员。

（1）热情礼貌，平等待人　作为药品消费者，人人都期望药品销售人员能彬彬有礼、和蔼可亲、热情接待，并期望药品销售人员具有较高的医药专业知识，有良好的医德修养。药品的特殊性决定了每一份药品的销售都维系着用药人的健康。药品零售人员应从药品消费者的角度出发，对到店的每一位顾客热情、礼貌接待，对顾客的咨询提供专业的和翔实的解答，正确介绍药品的性能、用途、使用方法、禁忌及注意事项等，不得夸大药品疗效。不能因一意推销药品而故意隐瞒一些事项。要平等对待来店的顾客。

（2）严肃认真，合法经营　零售商作为药品销售的最后一道环节，其严肃认真的态度和合法经营的理念非常重要。2013年6月1日正式实施的《药品经营质量管理规范》（新版GSP）明确规定："所有零售药店法人或主要管理者必须具备执业药师资格，否则取消售药资格。"为了获取经济利益，目前我国许多零售药店的法人不具备执业药师的资格，他们往往通过租赁执业药师资格证的形式进行经营，被租赁执业药师资格证的执业药师对零售商的药品从未给过任何的指导和监督，这是很不道德的行为。为此，药品零售商应严格按照国家的相关要求聘请具备执业药师资格的人员真正从事药店的管理，加强销售人员的药品专业知识教育和培训，或者招聘专业的具有执业药师资格证的人员。对销售人员的健康状况严格要求，禁止国家规定的6种疾病患者从事直接接触药品工作。认真对待药品的购货渠道，禁止非法和不合格的药品进入药店。严格管理特殊药品，尤其是二类精神药品等，以确保用药者的用药安全。

本章小结

药学伦理学是研究药学实践活动中的道德问题，即药物的生产、制造、使用等实践领域中存在的道德问题。其基本原则有提高药品的质量，保证药品的安全，以病人为中心，全心全意为人民健康。药品生产人员要热爱企业，爱岗敬业；遵守企业规章；不断学习，提升自我。药品营销坚持的道德要求有坚持诚实守信，坚持公平竞争，坚持合法求利。

思考题

案例

2000 年 5 月，洛阳一家制药公司驻邯郸销售处组织专家到河北省永年县中医院举行义诊活动，推销其产品"玉金方胶囊"。他们打出了"彻底治愈脑血管及脑梗死后遗症"的横标，并在现场散发了一份没有刊号的《中国医学导刊》。"导刊"称：玉金方胶囊由"著名博士 ×× 尽毕生精力研制成功"，是"最新一代心脑血管疾病用药"，已"成功治愈 20 万例冠心病、脑血栓患者"。患者李海平在此次义诊过程中购买了两个疗程共 12 盒药。据患者儿子口述，服药不到一周，父亲病情明显加重，随后住院治疗，但最终病情未见好转而死亡。

分析讨论

1. 医药广告宣传的药品疗效是否真实可信？
2. 制药公司能否借"义诊"之名推销药品？
3. 如何判定患者的病情加重和制药公司的药品有无联系？
4. 如何加强药品质量的管理？

第七章　医技工作中的伦理道德

📘 **学习目标**

1. 了解医技工作的特点。
2. 掌握医技工作中的道德特点与原则。
3. 能够正确运用医技工作中的道德要求指导医疗实践活动。

🔍 **社会窗口**

医学技术在医学服务的过程中发挥的作用越来越大，医学技术的好坏恰恰是最考验医疗医技人员职业操守的舞台。（图片来源：http://image.baidu.com）

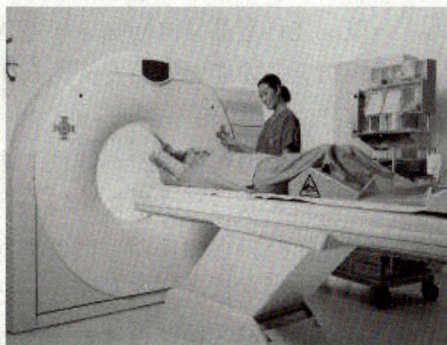

第一节　医技工作的道德特点与道德原则

一、医技工作的含义和特点

（一）医技工作的含义

医技工作即医学技术工作。从广义上说，所有从事医务工作的人员都是医学技术工作者，因为医院是通过医学技术为人民服务的，这涉及诸多领域，如医疗技术、护理技术、检验技术、药学技术、医学影像技术、电子计算机技术等。通常人们把直接或全程参与病人的诊断、治疗、护理和指导康复的工作称为临床工作，而把不全程参与这些过程的工作称为间接诊疗工作或辅助诊疗工作，习惯上又把辅助诊疗称为医技工作。所以，医技工作主要是指运用专门诊疗技术或仪器设备，协同临床科室诊疗疾病的技术工作，如检验、病理、放射、超声、核医学、理疗、激光、放疗、高压氧舱、特检、药剂、血库、营养和供应等工作。

（二）医技工作的特点

医技工作是医院运行系统中的技术支持系统，是以专门技术职能服务和支持各专业临床的工作。虽然他们有各自的专业和组织系统，各自相对独立，但在工作性质和人员设备的管理上却具有许多共同点。

1. 科室的专业性与服务的广泛性　随着医学科学的发展，医技科室和临床科室一样，分工愈来愈细，专业化倾向愈来愈强。但是，无论医技科室的专业怎样分化，其业务工作都是为临床科室服务的，表现出服务的广泛性。因此，医技科室要树立面向临床服务的观念。但是面向临床服务并不意味着为临床医师服务，而是和临床医师一样，以自己的专业技术为病人服务。所以，全心全意为病人的健康服务是医技工作的根本宗旨。

2. 科室的独立性与临床科室的协同性　医技科室都各自有自己的专业，有各自工作的特点和规律，应该利用各自的专业特长，独立、主动地开展工作。但是，除少数科室外，一般医技科室都是协同临床科室为病人服务，因此又具有协同性。只有将独立性与协同性相结合，才能更好地发挥医技工作在诊治工作中的作用，不断地提高医院的医疗质量。

3. 设备的使用与管理的一体性　医技科室是仪器、设备较集中的科室，医技人员运用仪器、设备来发挥自己的技术特长，从而为临床科室提供诊治依据。随着科学技术的迅速发展，医技科室的仪器、设备更新换代的时间越来越短，规格、型号多样化、多用途，从而为医技工作的开展和医疗、教学、科研的提高提供了条件。因此，有效地利用和发挥设备的经济效益，管理、维修和保养已购的设备，是医技人员的责任。盲目购进一些贵重仪器、设备存放在仓库内，或者随便滥用、一坏了之等，都是职业责任感不强的表现。

4. 自身防护与社会防护的统一性　有些医技科室在诊疗过程中会排放出一些有毒、有害和放射性物质，这不但会影响到医技人员自身的健康，而且还会威胁到邻近科室医务人员、周围居民及社会人群的健康。因此，在加强医技人员自身防护的同时，要考虑到社会防护，对有毒、有害和放射性物质要加强管理，并在排放前进行无害化处理，这是医技人员和医院管理人员的共同责任。

二、医技工作的作用

医技工作属于医院运行系统中的技术支持系统，在医院起着越来越重要的作用，占有越来越重要的地位。

（一）为疾病的预防和诊断提供更可靠的方法

以医技工作中的影像技术为例。临床对于疾病的诊断大都停留在形态学的判断上，一般发现和显示病变比较晚，患者可能会因此而失去最佳治疗机会。而高端影像设备使医学影像学步入分子水平，对生理功能、组织代谢、基因等领域的研究在不断拓宽对疾病的再认识的同时，更为疾病的早期预防、诊断、治疗提供了可靠依据。

随着医学影像检查手段的多元化，疾病的复杂化，医生诊断疾病对于影像学检查的依赖性越来越大。临床医生和病人及家属都希望以最经济的价格选择最适宜的影像检查手段，得到快捷和准确的诊断结果。

（二）为疾病的治疗和康复提供更有效的手段

长久以来，医疗效果都以治愈为标志，以挽救生命、去除病因、逆转病理为主要目标。临床医学针对的是疾病，强调去除病因、逆转病理或生理异常。临床治疗后，器官和系统功能主要依赖自然恢复。但是，多数疾病难以彻底去除病因和逆转病情，所谓"治愈"往往只是一次急性过程的缓解。由于患者缺乏主动积极的功能锻炼，临床治疗效果受到影响，甚至由于过多地静养，导致功能障碍。例如对急性心肌梗死患者，过去的理念过分强调心肌的保护，主张卧床休息6周，以待心肌瘢痕形成。然而长期卧床本身可以导致血容量减少、血液黏度增高等，使原本受损的心血管功能障碍加重，同时导致身体运动能力进一步障碍，这是临床医学自身难以解开的结。康复医学诞生的土壤就是临床医学的局限性。

三、医技工作的道德特点与原则

（一）医技工作的道德特点

医技工作的道德是社会道德和医学道德在医技工作中的具体化，具有辅助性、独立性、专业性、协调性等特点。

1. 辅助性 医技工作者要甘愿当好配角。医技工作的辅助地位或配角角色，是相对整个医疗流程而言的，因医技工作者不具备全程参与病人诊断、治疗和康复的主动性与主体资格，而是处于辅助和配角地位。

2. 独立性 医技工作者必须做到一丝不苟。许多医技工作从准备到操作，从实施到评价，都靠医技工作者自己去把握，在这种情况下，如何坚持较高的职业道德标准、选择高尚的道德追求，如何在无人监督的情况下一丝不苟，做到"慎独"，如何在繁琐、具体、紧张的工作中保持冷静和耐心，这都有赖于自觉的道德选择、高尚的道德情操和很强的道德实践能力。

3. 专业性 医疗人员和医技人员的职业分工是客观的和必须的，虽有主辅之分，却没有尊卑之别。医技工作同样担负着救死扶伤、治病救人的道德义务，同样具有各自的专业性和较强的技术性、探索性和风险性，所以医技工作者在业务上必须精益求精。

4. 协调性 医技人员除了要处理好与患者及患者家属的关系外，还应当处理协调好与临床科室的关系。如何面对千差万别的服务对象，做到一视同仁，如何与临床医疗人员之间建立起互敬互学、取长补短、同心同德、团结协作关系是医技工作的难点。

（二）医技工作的道德原则

在医技工作中有四个最基本的道德原则，即为患者服务原则、患者利益至上原则、沟通协调原则、环境保护原则。

1. 为患者服务原则 临床检验和病理诊断往往走在诊断和治疗之前，因此报告必须准确、及时，否则可能会延误诊治时机，甚至会影响病人的抢救或为患者增加不必要的经济负担。这就要求医技人员要尽职尽责，协同临床医务人员尽快明确诊断，特别是对待急诊、危重病人，要力争以最快的速度得出结果并立即将结果汇报。

2. 患者利益至上原则 要求医技人员不仅要在主观上、动机上，而且要在客观上、行动效果上对病人确有助益，又不伤害病人，即有义务不有意或因疏忽大意而伤害病人。但医疗行动难免会给病人或第三者带来有害的后果，即这些有害的后果不是直接的有意的效应，而是间接的可预见的但无法避免的效应，对此可以援用双重效应原则作为这种医疗行动的依据。

虽然尊重病人首先是尊重病人的自主权利，但有些病人由于年幼、无知、智力低下、精神不正常等，降低或缺乏了自主做出合理决定的能力，这时医技人员应加以干涉，以便保护病人不受伤害，这种家长主义的干涉是正当的。

3. 协调沟通原则 医疗工作是一个整体，任何部门不可能独立完成所有医疗工作，医疗、护理、医技、行政、后勤等部门都需要有整体意识，搞好各方面的团结，互相尊重，互相学习，为病人提供最佳服务。医技工作者一般不主动、全程参与病人的诊疗和康复过程，相对较少直接接触病人，但临床医生的诊治离不开医技工作。医技工作为病人服务的价值必须通过医生的再创造性工作才能得以实现。医技工作与临床工作相互依存的关系，要求二者必须建立相互尊重、密切配合的良好医疗人际关系。而临床医师在医技工作和病人之间的媒介关系却是更为重要的。

协调好医疗中的人际关系离不开医技工作者道德的提高，这就要求医技工作者以良好的道德修养主动协调相互间的工作关系，互相尊重，密切配合，及时提醒临床医生注意监测指标变化的意义，减少误解和遗漏。如果医务工作者道德境界不高，相互间协调不利，相互埋怨、指责、不信任，以至于医疗人际关系紧张，最终损害的是病人的利益。所以，医技工作道德在协调医疗人际关系、促进良好医疗人际关系的形成和发展中具有重要的作用。

4. 环境保护原则 不论是医学检验工作，还是医学影像工作，都有注重环境保护的必要性。不少送检病人的标本中存在大量的致病因素，特别是具有高传染性、高危险性的疾病容易使医学检验人员被感染，也会造成后续污染。一些检验工作所必需的化学试剂具有易燃、易爆和剧毒性，处理不当也会造成严重的环境威胁。另外，在医学影像技术工作中，也要做好对医技人员、患者和其他人的防护工作。

第二节　医技工作中的道德要求

一、医学检验工作的道德要求

医学检验主要是通过对人体血液、其他体液、排泄物和人体组织的检验，及时为疾病的预防、诊断、治疗和预后提供客观依据。医学检验是现代医学不可缺少的重要组成部分，在临床诊断、卫生防疫和医学研究方面具有极其重要的作用。随着医学科学的发展，对医学检验人员的道德要求包括以下几个方面。

（一）珍惜标本，认真检测

临床送检的各种标本都是来自病人，有的标本是通过特别方法取得的，标本的采集过程是病人承受痛苦的过程，也是医护人员耗费心血和历经风险的过程。一些特殊化验所需要的标本不仅很难采集，而且量也很少，如脑脊液、胸水、腹水等。因此，医学检验人员首先要珍惜标本。珍惜标本，就是对病人的尊重，对临床医护人员的尊重。检验人员要谨慎从事，一丝不苟，认真对待每一个操作环节，按照规定的程序和步骤，实事求是地做好每一次检验。

（二）科学求实，精益求精

医学检验结果关系到病人的生命和健康，检验工作不能因为忙累而掉以轻心，也不能因为无人监督而马虎随意，更不能因为人情因素而随意填写不真实的结果。医学检验人员必须以科学规范的态度进行操作，并如实报告检验结果。检验工作对技术要精益求精，最大限度提高检验结果的准确性。如发现结果有疑点，应该重复检测；若有差错，应及时纠正并杜绝类似问题再次发生，而不能敷衍塞责。检验人员要刻苦学习，不断提高专业知识和操作技能，做到操作中准确无误，对技术精益求精。

（三）热情服务，团结协作

医学检验是医院的窗口之一。检验人员的工作态度、服务水平直接关系到病人对医院的信任度，也体现着医院的医德医风和精神文明程度。热情服务，就要语言亲切，态度和蔼，动作轻、快、准，尽量消除病人的恐惧心理，及时给病人和临床医生提供检验结果，不能因为个人之间的矛盾而影响工作。与临床各科室之间密切配合，团结协作，互相尊重，发挥医院的整体功能，更好地为病人服务。

（四）尽职尽责，服务患者

临床检验和病理诊断往往走在诊断和治疗的前面，因此报告必须及时，否则势必延误诊治时机，轻者使病人重复就诊，重者影响病人抢救，还会增加外地病人不必要的经济负担。所以，要求检验科或病理科人员要有急病人所急的同情心，及时、准确地提供诊治依据，协同临床医务人员尽快明确诊断，不失时机地治疗病人。特别是对急诊病人、结果非常异常的病人、手术台上做冰冻病理的病人及临床医师急需得到结果的门诊、住院病人，更要力争以最快的速度得出结果，并立即将结果汇报。

二、医学影像工作的道德要求

医学影像技术工作是医学影像医师依靠仪器所反映的人体器官或组织的影、图、像来进行诊断或治疗的技术工作。医学影像设备和技术的广泛应用，对医技工作人员也提出了基本的道德要求。

（一）扩大知识面，主动配合

现代医学影像技术的发展要求医学影像工作者必须扩大自己的知识面，尽量多地掌握现代医学知识，以适应医学影像诊断工作的需要。要经常研究影像诊断技术、投影技术，提高解决疑难问题的能力，从共同为病人服务的思想出发，不断提高工作质量，尽量满足临床医师的诊断需要。

主动配合，就是要求医学影像技术工作者主动介绍检测项目或治疗手段的特性，指导临床医师对影像技术或设备的正确选择和使用。积极开展临床需要的检测项目，不能因为有风险和困难而拒绝开展。加强与临床医师的沟通与交流，结合病史的变化，积极参与疾病的诊断与治疗。

（二）严谨求实，一丝不苟

医学影像技术工作者要有对工作认真负责的态度，以对病人高度负责的精神，为病人和服务对象做好每一项检查，切不可草率行事，以免造成漏诊、误诊。要防止粗枝大叶地将病变性质或病变部位搞错。严格遵守操作规程和查对制度，不放过任何疑点。要尊重客观事实，不凭经验随意下结论。注意安全，定期对仪器进行检测、维修、保养，以助提高诊断准确率，杜绝差错事故的发生。

（三）依法防护，减少损害

做好医学影像技术工作的防护问题不仅关系到工作人员自身的健康，也关系到病人和社会的安全，更是我国法律的要求。因此，做好医学影像和特殊检查的防护工作，尽可能减少放射线对人体的危害，防止滥用和不必要的重复使用；告诫病人哪些疾病不能做有放射危害的特殊检查；进行放射治疗时要做好对非照射部位的保护；要加强对放射源和放射废气、废水和废物的妥善处理，防止污染环境；定期对环境进行放射污染的检测，履行对社会的道德责任。

（四）举止端庄，尊重病人

由于医学影像技术工作处在各种灯光、音响、仪器设备监控的环境里，病人易产生压抑、被动、紧张、焦虑的心理状态。这就要求医学影像工作人员要尊重病人，给病人以同情和温暖，对受检者进行心理安慰，耐心指导，消除他们的被动和恐惧心理，取得病人的支持和合作。男医生给女病人检查敏感部位时要请第三者在场，不能利用单独检查或暗室的特殊环境侵犯异性患者的人身权利。

本章小结

本章主要介绍了医技行业的典型代表——检验和影像工作的特点，以及对相关从业人员的道德要求。检验和影像工作尽管不是全程参与病人的诊断、治疗、护理及复健工作，但却运用专门诊疗技术和仪器设备，协助临床科室诊疗疾病，其作用也不容小觑。为了提高医疗质量、优化就医环境，检验和影像等医技人员必须谨言慎行，恪守相关伦理道德。

思考题

1. 医技工作的地位如何？
2. 美容医技人员的道德要求有哪些？
3. 医学检验工作的道德要求有哪些？

第八章　医学科研工作中的伦理要求

1. 了解医学科研的特殊性及伦理道德准则。
2. 了解克隆、胚胎、人类干细胞研究及伦理。
3. 熟悉基因研究与应用中的道德问题。
4. 掌握人体实验的道德原则以及受试者的选择。

🔍 社会窗口

"向为人类健康献出生命的实验动物致敬!"——四川省医学科学院实验动物研究所的焚化场内举行了一场特殊的葬礼,200只用于实验的小动物的生命在燃烧着的熊熊烈火中谢幕,科研人员向为医学实验献身的动物遗体默哀。从此,所有实验动物的尸体及废弃物必须进入实验动物焚化场焚化。(图片来源:http://image.haosou.com)

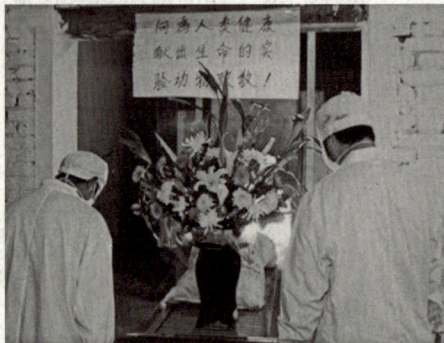

第一节　医学高科技的伦理道德问题

伴随着医学模式由传统到现代的转化,广大人民群众对健康水平的需求日益提高,人类渴望战胜疾病、延长生命和提高生存质量。科技的发展日新月异,许多高新技术被应用于医学领域,也引发了新的伦理道德问题。

一、人类胚胎干细胞研究和应用中的伦理问题

(一)人类胚胎干细胞的研究和应用

干细胞是一种具有多向分化潜能和自我复制功能的早期未分化细胞,人类胚胎早期

的干细胞可分化为人体的 200 多种细胞类型，是全能干细胞。研究人类胚胎干细胞并结合现代生物医学和工程技术，有可能再造人体的各种组织和器官，从而使人类病变或衰老的组织器官得以修复和替代，以达到治疗如癌症、心肌梗死、自身免疫性疾病、神经退行性疾病等疑难杂病的目的。如果与基因治疗相结合，还有可能解决众多遗传性疾病。

人类胚胎干细胞的研究和应用对于移植来说是很有前途的，因为移植中的免疫排斥反应等问题是亟待解决的重要困难。如果克隆人的胚胎并从中提取干细胞供自体移植，也就是把病人体细胞的细胞核移植到去核的卵母细胞中，发育成为患者自己的胚胎干细胞，然后进一步让胚胎干细胞发育成各种组织细胞用于临床，既解决了供体来源的困难，又可避免免疫排斥反应。因而，胚胎干细胞的研究和应用极具医学价值。但人类胚胎干细胞的研究不像动物研究那么简单，必然会引发伦理上的争论。

（二）人类胚胎干细胞研究和应用的伦理争论

关于人类胚胎干细胞研究，目前的主要争论有两个：第一是关于人类胚胎道德地位的争论。也就是说，胚胎是不是人？应不应当得到尊重？第二是干细胞研究与克隆技术是否需要有规范，还是可以任意进行？人类胚胎干细胞研究在世界范围内引发了激烈的伦理论争，这种伦理冲突真实地反映了高科技时代人们面临的道德难题及伦理悖论。

支持人类胚胎干细胞研究者认为，这项研究有助于根治很多疑难杂症，是一种挽救生命的慈善行为，是科学进步的表现。而反对者则认为，进行胚胎干细胞研究就必须破坏胚胎，而胚胎是人尚未成形时在子宫内的生命形式。因此，如果支持进行人类胚胎干细胞研究，就等于是怂恿他人"扼杀生命"，是不道德的，违反伦理的。

任何一项技术都具有双面性，也就是我们所说的双刃剑，如果一味放任技术的发展，没有相关的法规、伦理限定，就有可能导致技术本身的发展对人类产生负面影响，甚至毁灭人类。所以，有关生命科学的许多技术都面临着这样的双面选择。

世界各国对人类胚胎干细胞研究的态度也在发生改变。2000 年 4 月，73 名世界著名的美国科学家，其中包括 61 名诺贝尔奖获得者，联合要求国会解除对人类胚胎干细胞研究的禁令，并对干细胞的研究给予全面支持。此后几个月，英国 100 名科学家和诺贝尔奖获得者也联合在《星期日泰晤士报》上发表文章，呼吁英国政府尽快在生命科学研究方面给予科学家更大的自由。我国于 2003 年 10 月公布了《人类干细胞研究伦理指导原则》，明确规定：禁止进行生殖性克隆的任何研究，允许进行人类胚胎干细胞的研究。

二、人体器官移植引发的伦理问题

自从器官移植进入临床成为治病救人的一种医疗手段以来，供体器官供不应求就成为器官移植的一道难题，围绕着移植器官的获得与使用产生了一系列的伦理问题。

（一）器官来源引发的伦理问题

1. 尸体器官移植的伦理问题　目前，器官移植中的供体器官，尤其是不能再生的单器官，大部分来源于尸体。目前从尸体摘取器官主要有两种方式：自愿捐献和推定同意。自愿捐献指供体在生前自愿签署协议同意死后可以摘取其器官用来进行移植，其道德合理性在于强调了鼓励自愿和充分的知情同意前提下的利他目的。从医学实践来看，自愿捐献是各国都希望和致力于推动的最理想的器官收集方法，但是由于文化传统、价值观念的差异，各国器官自愿捐献的情况大不一样。近些年来，我国一些领导人和医学家虽带头呼吁死后捐献器官，但收效甚微，加之我国与自愿捐献相关的制度、体系和机构不完备，也影响了一部分人的自愿捐献行为。推定同意是由政府授权给医生，允许其在尸体身上摘取所需的器官和组织用于移植。

供体缺乏是目前器官移植所遇到的最大困难，它导致了器官商品化现象的产生，引发了为实现器官移植而进行的尸体买卖等伦理问题，而尸体器官应该是现阶段最可行的供体器官之一，在医学探索到其他更有效、更方便的移植器官来源之前，加强对自愿捐献器官、死亡标准认识的宣传，尽快推动器官移植和脑死亡的立法，完善器官捐献的制度和机构是当务之急。

2. 活体器官移植的伦理问题　活体器官移植是指从健康人身上取下部分器官或组织移植到患者身上，以达到挽救患者生命的目的。活体器官移植有其一定的伦理价值。首先，活体器官弥补了尸体供体器官的不足，而且成功率和存活率相对都比较高；其次，活体器官移植可以弹性地安排手术时间，并且省去了保存和运输器官的困难和麻烦；第三，亲体器官移植术后排异反应小，可以降低移植手术的费用；最后，活体器官移植使供者为帮助亲人或他人感到欣慰，同时也有利于社会上的利他精神和相互义务感的发扬等。

但是，活体器官移植并非没有问题，一般的报道、宣传甚至医务人员都强调亲体移植对供者身体无害或没有太大的影响，但并不能排除对供者会造成创伤，如对手术的恐惧、对前途的担心及来自家庭、社会和内心的压力，以及发生合并症等情况。如果活体供者的行为是高尚的，那么不愿意做活体供体的人是否就不道德或应该受到道德谴责？另外，未成年人是否可以做活体器官供体？这些都是活体器官移植的伦理问题甚至是难题。

3. 异种移植的伦理问题　医学界和生物学家把器官移植供体的对象扩展到了可以无限繁殖的动物，从动物身上寻求病人需要的器官已经成为当今生物医学领域的国际性课题。2001年，一位美国医生曾在波士顿一名39岁中风女子的脑部注入了带有人类基因的猪的胎儿细胞，这位女子成为全球首位接受猪器官组织移植的病人。

毫无疑问，如果异种器官移植技术成熟，完全可以解决移植器官严重缺乏的问题，但是使用异种器官移植还存在很多伦理问题。首先就是安全问题，美国医药协会下属的伦理和法律事务委员会就动物器官向人体移植问题向美国医药协会提交了一份伦理指导方针，指出接受动物器官移植的患者应同意接受以下条款：不得中途退出研究，终生提供有关性接触的详细资料，同意在死后接受尸体解剖等。这些都说明了人们对异种器官移植的担心和不安。另外，对于异种器官移植，人们还有一个疑问：如果动物的器官移植到人的身上，人是不是也会显示动物的某些特征？

4. 器官商品化的伦理问题　只要世界上还存在着贫富差异，只要器官供体不足仍是一个问题，器官的商品化就不可能消失。从伦理上讲，器官商品化是器官移植技术发展的悖论。有钱人购买器官进行移植，穷人则只能为了生存出售器官，而自己却无法享受这种技术的益处，而且穷人在贫困的条件下出售器官并不是真正的自愿。更主要的是，器官的商品化大大引发了社会性犯罪。尽管大多数国家和学者反对器官商品化，美国、法国、加拿大等国甚至通过立法形式明令禁止器官买卖，但是买卖器官的现象并没有停止，器官的商品化是作为事实而存在的。

器官的商品化可以增加活体和尸体供体的数量，解决供体器官严重不足的问题，一定程度上可以避免尸体器官的浪费。尽管如此，我们仍然认为，允许器官的商品化是不理智的，也是不符合伦理道德的。

（二）器官分配引发的伦理问题

1. 器官移植的宏观分配　器官移植属于医学高科技，虽然其治疗价值毫无疑问，但手术的费用非常昂贵。在美国，肾移植需 5 万美元，心脏移植需要 15 万美元以上，肝移植则高达 25 万美元。在我国，器官移植的费用虽然相对较低，肾移植需要 6 ~ 8 万元，心脏移植需要 10 ~ 20 万元，但是对于个人的经济承受能力，器官移植依然是高费用项目。这样，对于政府或社会资助支付的卫生服务，就有一个医药卫生资源如何分配与合理使用的伦理问题。

目前，各个国家都普遍存在医疗卫生资源不足的情况，有些病人甚至无法获得最基本的医疗服务，而器官移植手术则可能是在花费大量的卫生资源去挽救一个质量不高、存活期有限的生命，这是不是对卫生资源的浪费？对于不能享受基本医疗服务的人是否公平？由于有些器官疾病通常是由于后天的不良生活习惯与生活方式引起的，所以有人认为，国家在分配有限的卫生资源时，应该更多地将卫生资源用于常见病的防治和卫生健康保健，而不是用于只有一部分患者能享受的医疗高技术。但是，对于患有器官衰竭的患者而言，可能器官移植又是比较经济的治疗手段。而且，人们已经看到了器官移植技术在治疗上的效果，不开展或限制开展器官移植又是不可能的，因为这样也会影响医学的发展和人的生存权利。因此，卫生资源的宏观分配是器官移植的伦理难题。

2. 器官移植的微观分配　由供体器官供不应求而造成的器官在不同患者之间如何分配的问题是一个更棘手的伦理难题。这涉及医生怎样分配稀有卫生资源，问题现实而直接，如果不能妥善解决，不仅影响医患关系和器官移植的发展，更为严重的是可能造成一系列的社会问题。目前，器官移植中比较通行或适用的不成文标准是急救优先、先来后到或个人能力。谁情况最紧急就优先把稀有的器官分配给谁的原则有其一定的合理性，但是对于器官衰竭病人来说，病情的紧急与否只是相对而言。

器官移植微观分配中的另一问题是同样需要移植器官的老人、儿童和青年，谁应优先得到移植的机会？虽然这不是一个很普遍的问题，但同样值得思考。一般来说，医学标准是器官移植选择病人是否合乎目的性、伦理性的客观的、首要的评价标准。而如果医学标准失去意义，即在都符合医学标准的情况下，又该怎样去进行分配？很多国家的伦理价值观念倾向于儿童和青年人优先，因为他们在将来的时间里能为社会做出比老年人更大的贡献，而且从移植效果来看，年轻人优于老年人。但是这一伦理辩护也并非没有问题。对老年人而言，移植效果差、不能再为社会做出贡献不是他们的错，相反，他们过去已经为社会做出了实在的贡献，而所谓的年轻人对社会的贡献还只是潜在的。

第二节　医学科研工作的基本道德原则

医学科研是现代医学的重要组成部分，21世纪是揭示生命科学的世纪。克隆技术、人类基因组计划的顺利实施，干细胞研究与应用的巨大发展，现代大量高新技术成果应用于医学领域，特别是现代生物医学技术的迅猛发展，进一步促进了现代医学的发展。医学科研的成功不仅依靠先进的方法、精湛的技术、优良的设备，更要求从事医学科研的人具有崇高的医学科研道德。

一、医学科研的特殊性

（一）医学科研的含义

医学科研是为增进人类健康，探求防病治病方法，提高与疾病做斗争的能力，更好地掌握预防、康复能力而进行的一系列实践活动。其目的是认识和揭示人类生命活动的本质和规律及与外界环境的相互影响，探索疾病发生、发展和相互转化过程的规律，找到防治疾病，促进人类健康的有效措施和方法。

（二）医学科研的特征

1. 研究对象的特殊性　医学科学研究与其他科学研究不同，医学研究的对象是人，所有的致病因素，新药物的功能疗效、毒副作用，各项新诊查技术及预防、康复手段，最终都要在人体内进行实验，且研究成果也应用于人类本身。既然研究的对象是人，人不仅有血肉、有生命、有头脑和有完整生理活动，而且有意识、有思想、有情感和有各种心理活动；人不仅是生物的人，还是社会的人，这种双重属性，构成了人类的特殊本质。在医学科研中，要掌握人的这种特性，既要考虑生物医学规律和模式的作用，也要考虑心理-社会因素的作用，才能深刻认识健康与疾病的本质，否则难以得出正确的结论。

2. 研究领域及过程的敏感性　现在有些研究从长远的角度看可以解决很多人的痛苦，但是如果要采取实验性措施，有可能会增加研究对象个体的痛苦或影响他们自身的健康，甚至危及他们的生命安危。这些研究领域及研究过程的敏感性还在于某些实验的远期效应不能及时被发现，而一旦被发现却为时已晚。如20世纪50年代原联邦德国研制生产的"反应停"，因对其副作用的认识不足而造成数以万计的海豹肢畸形婴儿，给家庭和社会带来深重灾难，这些都是不道德和不被允许的。一些医学高新技术的发展和在临床的应用，也为医学科研道德提出了更高的标准和更严格的要求。

3. 研究结果的双重性　与许多科学研究相同，医学科研的结果亦具有双重性，既有可能利于增进人类健康，减轻疾病痛苦，提高生命质量，也有可能影响人类健康，增加病痛或危及生命。这种双重性就要求医学科研工作者本着对生命和社会高度负责的态度，以科学的预见性、高尚的道德情操去从事医学科研活动。

二、医学科研道德的重要意义

医学科研道德是伴随医学科研实践而产生的一种社会意识，只要有医学科研工作存在，就必然有科学研究的道德意识和行为。而且，高尚的科研道德是医学科研工作的灵魂，只有在高尚道德的推动下，医学科研工作者才能正确把握医学科研的发展方向，才能在科研工作中正确处理各类人际关系与社会之间的各种关系，才能在工作中不畏艰险、坚韧不拔、甘于寂寞、勇于献身。因此，不断提高医学科研工作者的道德具有重要的意义。

（一）高尚的医德情操是促进医学科研发展的原动力

医学科研工作者具备良好的道德素质和道德修养，可以在坚定的科学信念和为人民健康谋福利的宗旨指导下，竭尽忠诚，勇于探索，顽强拼搏，甘于奉献。无数医学科研成功的事例充分说明了这个事实。我国明代著名医学家、世界公认的伟大的植物学家李时珍，为了修正药学错误，长期风餐露宿，不畏艰险，四处奔波，为民治病，采药，历时 30 余年才编写成了中药学巨著《本草纲目》。德国医生、细菌学家罗伯特·科赫将毕生的精力献给了医学事业，在简陋的实验室里进行研究，发现了结核、霍乱、炭疽等重要细菌，而且他发明的细菌染色、分离培养技术和灭菌方法，以及科赫假说奠定了现代细菌学的基础。科赫因发现结核杆菌、霍乱弧菌获得了 1905 年诺贝尔生理学和医学奖。

（二）高尚的医德情操能保证医学科研的健康发展

医学科研工作是一把双刃剑，它有造福人类的一面，也有危害人类的一面。如果科研工作者不具有崇高的道德理想和道德情操，使医学科研偏离了维护人类健康的正确方向，就会给人类和社会带来重大的危害和灾难。

（三）高尚的医德情操是保障医学科研工作顺利完成的必备条件

知识经济时代的医学科研工作呈现出多学科交叉、互相渗透的特点，许多重大医学科研工程需要多学科、多专业、多层次、跨单位乃至国际间的广泛协作才能完成。在现代医学科学迅猛发展的今天，更加提倡团队精神，更加需要谦虚谨慎待人，有尊重别人劳动的道德情操和素养，以创造良好的科研环境，保障科研任务顺利完成。

（四）高尚的医德情操是医学科研的重要评价标准

医学高新技术的发展，现代研究领域的拓展，研究内容的不断丰富，如克隆技术、基因工程的相继问世，环境污染、生态失衡等危害的相继出现，一方面为医学发展开辟了广阔的前景，极大地提高了人类防治疾病、增进健康的能力，另一方面又带来了许多令人困扰的伦理、法律、社会问题。因此，贯彻医学科研道德，一定要坚持实事求是、尊重科学、对人类对社会有利的原则，并以此来衡量和评价医学科研工作。同时，也要不断提高和完善医学科研工作者的道德修养。

三、医学科研工作的基本道德准则

（一）目的明确，造福人类

马克思说过："科学绝不是一种自私自利的享受。有幸能够致力于科学研究的人，首先应该拿自己的知识为人类服务。"纯正的动机和目的能激励医学科研人员和医务工作者献身于医学科研事业。为患者谋福利，增进人类的身心健康是医学科研工作最有价值和最具动力的选择。只有这样，才能不计个人得失，不图个人名利，严格遵循医学实验的道德要求，为人类健康事业坚韧不拔地工作。

（二）坚持真理，尊重科学

医学科研工作的任务是认识和揭示生命现象的本质和变化规律，这种本质和规律是不随人的主观意志为转移的。医学科学研究必须尊重事实，坚持真理。实验数据等是否客观、真实、精确，直接影响着科研的进展及结果的正确性，在实际运用时还可能影响病人的健康和生命安全。每一项医学科研都要经过反复多次的实验，不断地接近真理，最后达到揭示真理的目的，才能被社会所承认。

（三）诚实严谨，相互协作

医学科研工作者必须以诚实严谨的态度去钻研，才能认识和揭示医学领域的本质和规律。在实验中如果按照自己的愿望和需求，随心所欲地取舍数据，伪造资料，得出不真实的结果，都是不符合科研道德的行为。现代医学科学研究正向着专业分科细化和跨学科、跨地区研究的方向发展，相互协作已经成为现代科研的重要形式。团结协作既有利于科研内部人际关系的处理，又有利于各科研单位、部门之间的通力合作，促进早出成果，快出成果，多出成果。相互协作就必须尊重他人，按照平等、互助、公正的原则处理好内外部关系。

（四）合理保密，信息共享

医学科学是为人类健康服务的事业，是公开的，是面向全人类、全世界的，是没有国界的，但科学家是有国籍的。由于现实生活的复杂性，医学科研经常受到一个国家的历史文化传统的影响，也受到社会政治经济关系的制约。任何国家的医学科研都在一定的时期和一定的范围内存在着保密问题。然而，合理保密与信息共享是不矛盾的，因为人类在面对共同的难题时，进行信息交流和信息资源共享，能够互补不足，避免不必要的浪费，尽快地战胜困难，为全人类的和平、健康、安宁做出应有的贡献。所以，合理保密与信息共享都是医学科研道德的要求。

第三节　人体实验的道德规范

一、人体实验的含义

人体实验是医疗机构依据医学理论，有控制地于人体施行新医疗技术、药品或医疗器械的实验研究。实验的对象是人，其中"人"既可以是病人，也可以是健康的受试者。

二、人体实验的道德责任

人体实验自古有之，我国古代就有"神农尝百草""伏羲尝百味药"的传说，说明医学初始时期就离不开人体实验。为医学科研做出伟大贡献的法国医生路易·巴斯德为了战胜狂犬病，不顾个人安危，亲自用嘴通过滴管从疯狗下颚吸取唾液，然后注入兔子身上。人体实验是医学产生和发展的客观要求。但任何影响病人利益，使病人的健康或安全受到影响的实验医疗均为道德责任所不容，应该予以禁止。真正强调人体实验应遵循伦理原则，是 1946 年在纽伦堡国际军事法庭制定的《纽伦堡法典》。它制定了关于人体实验的两项基本原则：一是必须有利于社会，二是应该符合伦理道德和法律观点。这两个原则被世界各国广泛接受。世界医学会于 1964 年在芬兰召开的第 18 届世界医学大会上，正式通过了关于医学研究中道德问题基本要求的《赫尔辛基宣言》，其内容主要有：以人为实验对象的生物医学研究一定要有极为明确的目的，研究工作要由有经验的医生主持，实验的设计方案、实施计划、预期目的、医学监护等要严密细致，受试者必须是在自愿、知情、同意的情况下进行等。

三、人体实验的道德规范

医生"首先要考虑的是病人的健康"，正确确定和处理人体实验中的道德规范，对促进医学科学的发展有重要的意义。

（一）人体实验的道德要求

1. 有利于医学和社会的发展　人体实验必须是以研究人的生理机制，探求疾病的病因病理、发展及其演变规律，改进和提高疾病的防治措施与方法，促进医学发展和增进人类健康为目的。随着人类疾病谱和死亡谱的变化，新的高危害性、高传染性疾病随时都有可能发生，这些因素直接影响着人民群众的生命健康，也影响着社会的安定和国民经济的发展。凡是为了上述目的和社会利益而进行的人体实验都是合乎道德的。任何违背这一目的和社会利益的人体实验都是不道德的，都应该受到全世界的谴责。

2. 受试者知情同意　自从《纽伦堡法典》规定人体实验"受试者必须知情同意"之后，知情同意便被认为是人体实验的基本伦理原则。所谓的"知情同意"，是指人体实验应该在受试者完全知情同意，没有任何欺诈、隐瞒和压力的情况下，自愿自觉地进行。知情同意是对病人和其他研究对象权利的尊重。一切人体实验都应该在实验前将实验目的、方法、预期效果、可能出现的后果及危险、实验者将采取的保护措施、资金来源等内容提供给受试者，在取得受试者自愿同意的前提下，签署知情同意书，之后方可进行实验。

3. 维护受试者的利益　人体实验必须以维护病人和受试者的健康为出发点，病人和受试者的利益始终放在最优先考虑的地位，不能以科学和社会利益的名义，更不能以实验者个人的名利为目的，牺牲受试者的利益。人体实验必须以动物实验为前提，经过动物实验并获得充分科学依据，确定某种新药物、新技术无毒无害之后，才能在人体上进行。进行人体实验前必须制订严密科学的实验计划，实验必须在具有较高科学水平的医学专家和经验丰富的医生参与或直接指导下进行。实验中要避免不必要的冒险，一旦出现严重意外，危害或侵犯了受试者的利益，无论实验进行到何种程度，都必须立即终止实验。

4. 严谨的科学态度　人体实验是科学实验，实验设计、过程、评价等必须符合普遍认可的科学原理，要以严谨的治学态度进行实验。实验设计要遵循统计学的随机、对照、重复三原则进行，实验设计方案必须经过严密的科学论证，严格按照设计方案进行实验。实验过程中，医学科研人员要密切观察，真实、准确地记录各项指标，客观、精确地对实验进行评价，科研资料也要妥善保存。医学科研工作人员不可以为了一己私利，伪造数据，弄虚作假，书写不真实的结果。虚假是对科学、病人和社会利益最大的不负责任，是一种极不道德的行为，应该受到全社会的谴责，甚至法律的制裁。

（二）受试者的选择

虽然人体实验是经过动物实验验证，在严密的科学论证，确保安全可靠的前提下进行的，但是在实验的过程中，仍有可能给受试者带来心理、生理的负担，也有可能引起受试者的痛苦或不适，甚至会威胁到受试者的健康或生命安全。这就需要根据实验的目的，选择合适的受试者，并按照受试者参与的程度给予其一定的补偿，使受试者的权益得到合理的保障。

（三）资料的保密

1. 对研究资料的保密　要改进和提高疾病的防治措施和方法，就要使用一些新技术、新药物、新材料，在实验过程中，要收集一些资料、情报，记录一些数据和相关反应。这些与研究有关的资料，在一定的时间和范围内，要适当地保密，否则会给实验者带来一定的麻烦或损失，甚至影响实验的进行。

2. 研究者与受试者之间的保密　研究者在实验的准备和实验的过程中，会了解到一些关于受试者的个人隐私，研究者有责任、有义务为受试者保密。受试者在没有得到实验者同意的前提下，不得将与实验有关的信息向外泄露。双方都应互相保密，以确保双方当事人的合法权益得到有效的保护。

（四）意外损伤的赔偿

1. 因参加实验而意外损伤者有权获得公平的赔偿　尽管人体实验必须以动物实验为前提，经过充分科学论证，确定某种新药物、新技术无毒无害后才在人体上进行，但在实验过程中仍有许多不可预知的因素会影响实验的正常进行，发生一些实验即便虽事先准备好可靠的应急或补救措施也无法制止的意外，这些意外可能会给受试者造成损伤。实验一旦造成受试者损伤，受试者有权根据损伤的程度获得公平的赔偿。

2. 死亡者家属有权获得赔偿　人体实验失败或发生重大意外，导致受试者死亡，会给其家属带来精神损失和一定的经济损失，使其家属今后的生活受到影响。受试者家属有权要求实验者给予一定的经济补偿，以使其所收到的影响程度降到最低。

但是，可预见的不良反应不在赔偿之列。因为人体实验是在受试者完全知情同意，没有任何欺诈、隐瞒和压力的情况下，受试者自愿进行的，可以预见的不良反应在实验之前已告知过受试者。

第四节　基因工程中的伦理道德

基因医学技术是 20 世纪以来科学领域令人瞩目的成就之一。科学家首次在分子水平上揭示了遗传的本质：基因是遗传的基本单位，是 DNA 螺旋链上的功能片段，它指示细胞去完成某一特殊的使命。遗传物质 DNA 的发现和分子生物学技术的进步促进了基因工程、人类胚胎干细胞、克隆技术的产生和发展。新的研究成果层出不穷，生命科学攀向新的高峰。基因医学技术既具有巨大的潜在价值，同时又迫使人类必须面临许多新的伦理问题。

一、基因研究及诊疗概况

（一）人类基因组研究概况

20 世纪 50 年代，科学家首次揭示了基因（gene）是遗传的基本单位，它不仅决定着生物的性状、生长和发育，更重要的是与许多疾病有关。1985 年，美国科学家率先提出人类基因组计划（HGP），并于 1990 年在美国正式启动，英国、日本、法国、德国科学家相继加盟，中国于 1999 年获准加入该计划。经过许多科学家 10 年的努力，终于在 2000 年 6 月 26 日，国际人类基因组计划公益协作组公布：人类生命的蓝图——基因组序列"工作框架图"绘制完成。2002 年 10 月，人类基因组研究领域又启动了"国际人类基因组单体型图计划"，此计划由美国、加拿大、英国、中国、尼日利亚和日本科学家共同承担。随着人类基因组排序的进行，基因的结构、功能和其在细胞内表达的研究也逐步开展起来，基因的应用将越来越广泛，并将导致 21 世纪的医学革命，使医学真正成为"治本"的科学。

（二）基因研究与诊治中的伦理学问题

1. 基因歧视   基因诊断可以识别正常基因，检测缺陷基因，特别是在人类基因组计划完成之后，根据个人基因谱，在人们一出生时就可以预测将来的疾病倾向、发育状况和智力水平。若某人的缺陷基因或疾病基因被泄露出去，那么这个人的升学、就业、结婚等方面可能会受到社会的歧视，而另一些人因为拥有某些"优势"基因而傲视人群。通过产前基因诊断，发现胎儿有遗传疾病或将来可能发病的基因，那么是应该保留还是舍弃呢？

2. 基因安全

（1）**基因治疗是否安全**   这是首先应该予以关注的问题。不安全因素主要来源于技术方面。进行基因治疗或临床研究过程中，被处理过的病毒与未经确定的病毒发生重组而具有感染力，如果逃脱或从实验室泄漏出去而感染公众或在其他动物中蔓延，有可能会威胁人类社会。且基因治疗尚处于试验阶段，还没有进入大规模的临床实验，因此，基因治疗必须慎重。

（2）**人类基因库蜕变**   基因治疗是在人体正常细胞内附加正常基因，而有缺陷的基因仍在人的细胞中，并可以传给后代，长此以往，人类基因库有缺陷的基因数目增加，是否会造成人类基因退化？生殖细胞的基因治疗可以从根本上消除疾病的垂直传播或遗传，可能会改变人类的多样性，但也可能导致非人类的性状特征出现，或可能使后代成为某些疾病的易感者等，那将是人类极大的悲哀。

3. 基因掠夺   在基因技术领域，由于发达国家研究早、资金足、效率高、技术先进，研究工作也取得了丰硕的成果，而发展中国家刚刚开始基因方面的研究，且人口多、民族多、病种多、基因资源不集中。为此，发达国家的基因勘探者来到发展中国家，开始了新一轮的"殖民掠夺"，也就是所谓的"生物殖民主义"，寻找稀有和不寻常的基因或遗传性状，以作研究和开发具有商业价值的新产品之用。

4. 基因专利之争   上面提到的生物殖民主义扩张的结果就是发达国家利用发展中国家的基因资源，通过申请专利、技术转让或开发新产品等商业化途径，获得巨大的商业利润，发展中国家不但不能分享这一财富，相反地，当其要利用此类基因产品时还要付出巨额费用。因此，国际社会已经开始广泛关注有关基因资源的管理与保护问题。

二、基因诊疗的伦理原则

（一）尊重病人的原则

通过基因诊断发现的有基因缺陷的病人，研究者或医务人员应该像对待健康人或其他病人一样，尊重其人格和权利，不能歧视病人，更不能在某种利益或压力的驱动下损害病人的利益，侵犯病人的人格。

（二）知情同意的原则

基因研究、诊疗是一项全新的医学科学技术，目前还处于试验、探索阶段。临床试验或诊疗前，应该告知受试者、患者或其家属所做研究的性质、目的、风险、效益等相关信息，使其认识到即将进行的诊疗方案对本人或科学研究有何益处和弊端，然后做出是否接受基因诊断、治疗的决定。

（三）保密的原则

基因信息属于个人隐私，个人有对自己的基因信息进行保密的权利。只要是与公共利益无关的基因信息，当事人都有权隐瞒。如果发现基因缺陷，应该早期预防和诊治以获得最大程度的康复。对接受基因诊断、治疗的患者的个人信息进行保密，是医务人员的基本道德和义务。

（四）有益与无伤的原则

人类基因组计划是一场生命技术的革命，是一项有益于探求疾病奥秘、增进人类健康的研究。研究者应该将其利弊如实告知受试者，使其能够自愿地提供基因信息。基因研究者在基因技术获得专利后，不应独享其研究成果，而置基因提供者的权利于不顾，应该给予基因提供者以一定的经济补偿。

本章小结

本章系统地论述了高科技时代医学科研中的伦理学问题，阐述了医学科研的特殊性及医学科研道德的重要意义，明确了医学科研的伦理原则。介绍了人类胚胎干细胞的研究、人体器官移植的概况和伦理争论。分别阐述了人体实验、基因工程研究及应用的道德意义及道德准则。

思考题

1. 人体器官移植所引发的伦理问题主要表现在哪几个方面？
2. 人类胚胎干细胞研究和应用引发的伦理争论是什么？
3. 如何认识和对待基因隐私？
4. 简述人体实验的道德要求。

第九章 公共卫生伦理

学习目标

1. 了解公共卫生的概念和特点。
2. 熟悉公共卫生工作的伦理价值所在和公共卫生工作者的道德责任。
3. 掌握公共卫生的各项伦理原则。
4. 能在公共卫生实践工作中落实各项公共卫生工作的具体伦理要求。

社会窗口

2014年2月，西非几内亚、利比里亚、塞拉利昂三国相继爆发埃博拉病毒疫情，随后疫情蔓延至其他国家。世界卫生组织12月17日公布：此次埃博拉病毒疫情已经致使西非三国感染19031人、死亡7373人，其感染及死亡人数都达到历史最高。美国疾病控制与预防中心、中国疾病预防控制中心、非洲联盟委员会、联合国、无国界医生组织等单位已投入人力和资金控制疫情。（根据新华网相关报道整理）

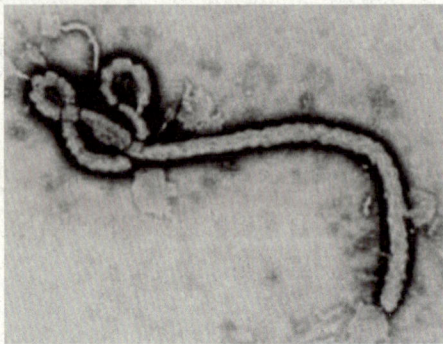

第一节 公共卫生与公共卫生伦理价值

公共卫生伦理源于人类生活的社会性。社会性是人的根本属性，个人和社会的密切联系使得人类的共同生活成为必然。公共的社会生活，必然导致公共卫生问题。公共卫生伦理正是基于人类共同生活导致的公共卫生问题而存在。伴随着医学模式由传统到现代的转化，广大人民群众对健康水平需求的日益提高，以及人类面对传染病、突发公共卫生事件等挑战，公共卫生工作面临的道德问题日益突出，公共卫生伦理越来越引起人们的关注。

一、公共卫生的概念和特点

（一）公共卫生的概念

公共卫生，即公共健康。1988 年，艾奇逊在报告中指出："公共卫生就是通过有组织的社会努力，预防疾病、延长生命、促进健康的科学和艺术。"1995 年，英国人约翰·拉斯特（John Last）给公共卫生下了一个更加详尽的定义："公共卫生就是为了保护、促进、恢复人们的健康，通过集体或社会的行动，维持和促进公众健康的科学、技能和信仰的集合体。"

2003 年，在全国卫生工作会议上，时任国务院副总理的吴仪指出："公共卫生就是组织社会共同努力，改善环境卫生条件，预防控制传染病和其他疾病流行，培养良好卫生习惯和文明生活方式，提供医疗服务，达到预防疾病、促进人民身体健康的目的。"

公共卫生既是一门科学，也是一项复杂的事业，还是一个工作系统，本章我们更多倾向于将公共卫生狭义理解为公共卫生工作。简言之，公共卫生就是公共卫生机构通过改善社会生活和工作条件，预防和控制疾病在人群中的流行，达到促进人群健康目的的活动。公共卫生的基本内涵包括以下几个方面：①公共卫生的主体。公共卫生一般由政府负责和主导，因而从这个意义上来说，公共卫生又被称作公共卫生事业。公共卫生主体包括政府、医疗卫生机构、公众和相关国际组织。②公共卫生的客体，即公共卫生工作指向的工作对象，是社会群体和公众。③公共卫生的手段。公共卫生是通过行政、法律和其他手段改善社会条件，进而影响疾病在人群中的流行。④公共卫生的目的，是为了预防和控制疾病的发生和流行，保证社会群体的健康权益。

（二）公共卫生的内容

广义上的公共卫生服务工作包括所有影响人群健康的社会因素，如：自然资源、经济发展水平、收入分配方式、饮食与生活方式、人口因素，甚至包括战争与暴力冲突。狭义上，公共卫生服务工作更加关注的是导致疾病发生的根源。我国的《国家基本公共卫生服务规范（2013）》规定，公共卫生服务项目包括建立居民健康档案、健康教育、预防接种、儿童健康管理、孕产妇健康管理、老年人健康管理、慢性病患者健康管理（高血压和Ⅱ型糖尿病）、重性精神疾病患者管理、传染病和突发公共卫生事件报告和处理、中医药健康管理等内容。

（三）公共卫生工作的特点

公共卫生的主张是"人人为我健康，我为人人健康"。公共卫生服务的核心价值所在就是保障人人拥有健康的环境，促进和保护个人健康和身心全面发展。与其他传统的疾病治疗医学相较而言，公共卫生具有自身的特点：

1. 工作对象的群体性　与传统疾病治疗医学更多关注已经罹患疾病的个体患者不

同，公共卫生工作的对象是整个社会的全体人员。公共卫生措施最终会落实到个体身上，但其关注的核心是群体和群体的健康。公共卫生工作旨在通过采取具体有效的措施，改善社会生活条件，防止疾病发生，预防疾病蔓延，提高社会人员总体的健康水平。

2. 思维方式的宏观性　公共卫生服务将人类健康作为一个整体，研究人类健康和自然环境、社会环境、人类心理环境之间的密切联系，其看待人类健康问题的思维方式超出了疾病和患者本身。

3. 工作目标的前瞻性　公共卫生服务的终极目标是促进居民健康，延长期望寿命。传统疾病治疗医学重点关注已经出现在患者身上的身心痛苦，研究在疾病已经发生之后如何减少、消除疾病带来的不利影响。公共卫生工作则着眼于疾病没有发生之前，关注点是尚未发生的人类未来的身心痛苦。工作目标的前瞻性，导因于人类对健康和疾病规律认识的深化，也有助于实现人类对群体健康的切实关怀。

4. 工作效果的滞后性　公共卫生工作所期待的效果往往不能立竿见影。其经济效益和社会效益通常需要多年才能逐步显示出来。如 1988 年，世界卫生组织提出要实现消灭脊髓灰质炎的工作目标，当年报告的全世界脊髓灰质炎病例一共有 35 万例。在世界卫生组织的大力推动和各国政府的积极参与下，到 2011 年，全球报告的脊髓灰质炎病例只有 1000 多例，每年避免了几十万人罹患脊髓灰质炎，这是一个非常大的成效。但是这个工作的成效，过了 20 多年才逐步显现出来。

5. 工作过程的社会性　公共卫生是为公众健康利益服务的，因而一切公共卫生活动都要坚持以人类的健康利益为出发点和最终归宿。与传统疾病治疗更多重视医护人员的主动性不同，公共卫生工作的顺利开展必须得到广大人民群众的主动参与和大力支持。

6. 工作主导的政策性　公共卫生服务是政府义不容辞的责任，公共卫生服务的实质体现在政策上，政府的宏观调控和积极干预在公共卫生工作中发挥着重要作用。政府采取的公共卫生措施多种多样，如制定卫生法律法规、卫生资源的分配、卫生监督、健康教育、流行病学调查、环境治理、食品安全、传染病控制、慢性病防治等。政府为人类健康而行使职权，完成使命，是公共卫生工作取得实效的重要条件。

二、公共卫生事业的伦理价值

（一）公共卫生服务的道德意义

1. 有利于实现和维护基本人权　生存权和发展权是人的基本权利。健康生存，是人们追求其他人生权利的先决条件。公共卫生服务通过预防和控制疾病的流行，促进群体和个体的健康，对于实现和维护基本人权具有重要意义。人群的预期寿命延长、患病率和病死率降低，都和公共卫生事业发展密切相关。根据国家统计局第六次全国人口普查的统计结果显示，2010 年我国人口平均预期寿命达到了 74.83 岁，而 1949 年新中国成立时我国人口平均预期寿命只有 35 岁。通过国家不断制定社区医疗保健政策，改善社区医疗保健环境，降低患病率和病死率，提高人群的健康水平，有效延长人口预期寿命，进而实现和维护了人的基本权利。

2. 有利于树立全社会共同参与的卫生观念　公共卫生事业是面向全人类的事业，需要社会群体的广泛参与才能达到预防疾病、控制疾病蔓延的效果。公共卫生道德规范要求调整的是整个社会人群的行为方式，必须得到全社会成员的广泛参与和共同遵守。传统卫生观认为，卫生工作就是医护人员的工作，服务对象就是已经患病的个人，服务场所就是医疗卫生机构，服务目的就是治疗疾病。而现代卫生观则从自然环境、社会环境及心理环境对人类健康的影响出发，强调卫生责任从医护人员扩大到全体社会成员，卫生对象从患者扩大到整个社会群体，卫生场所从医疗卫生机构扩大到整个社会环境，卫生服务内容从消极治疗与康复扩大到积极预防疾病发生和主动提高健康水平。

3. 有利于实现医疗卫生工作目标　国务院办公厅印发的《深化医药卫生体制改革的通知》中指出：着眼于实现人人享有基本医疗卫生服务的目标，着力解决人民群众最关心、最直接、最现实的利益问题。坚持公共医疗卫生的公益性质，坚持预防为主、以农村为重点、中西医并重的方针，建设覆盖城乡居民的基本医疗卫生制度，不断提高全民健康水平，促进社会和谐。建设覆盖城乡居民的社区卫生服务体系、医疗服务体系、医疗保障体系、药品供应保障体系，形成四位一体的基本医疗卫生制度。到 2020 年，基本建立覆盖城乡居民的基本医疗卫生制度。其中，建立比较完善的公共卫生服务体系和医疗服务体系是我国医药卫生体制改革的四项工作之一，和比较健全的医疗保障体系、比较规范的药品供应保障体系、比较科学的医疗卫生机构管理体制和运行机制一起，成为我国医药卫生体制改革的重中之重。公共卫生工作是适应人民群众多层次的医疗卫生需求，主动、经济、高效满足人民群众健康水平提高的必然选择。

4. 有利于提高卫生资源的使用效益　公共卫生工作是防患于未然的工作，通过对疾病的预防控制、卫生环境的治理、爱国卫生运动等措施，有效减少疾病发生，从而减少个人、家庭和国家在医疗方面的支出费用。据卫生专家估算，预防投入每增加一元，就能产生相当于治疗中 10 元的效益。如全国范围进行的预防免疫接种工作不但维护了人民健康，确保了人口质量提高，而且减轻了个人和家庭的相关医疗费用，也降低了因疾病可能带来的社会成本。因公共卫生工作开展而节省的宝贵卫生资源可以配置到更好地满足人民健康需求的其他方面，更加高效地提高整体卫生工作实效。

（二）公共卫生工作者的道德责任

公共卫生服务的终极目标是促进居民健康，延长居民预期寿命。这个工作目标决定了公共卫生服务工作者必须担负起道德责任，用相应的职业道德规范来约束自己的职业行为。

1. 自觉树立大卫生观　大卫生观即现代卫生观，是相对于传统卫生观而言的。大卫生观的核心是一个"大"字，它同传统卫生观的本质区别在于：在服务对象上，强调人人享有卫生保健；在服务力量上，强调人人参与卫生保健；在服务范围上，强调人类的生老病死和衣食住行都有医学问题；在服务方式上，强调预防、医疗、保健一体化；在服务效果上，强调不仅要防病治病，而且要延年益寿和提高人类生命质量等。

大卫生观，是把卫生放在经济社会发展的大背景下加以审视。其强调的核心，由传统的以疾病、病人及其治疗为中心，扩大到以健康、健康人和保健、康复为中心。医疗卫生事业的范畴也随之改变：由治疗服务扩大到预防服务，由院内服务扩大到院外服务，由个体服务扩大到群体服务，由关注疾病的自然原因扩大到关注社会原因，由生理服务扩大到心理服务，由消极治疗与康复扩大到积极预防和主动提高健康服务水平。卫生事业不再只是卫生部门的事，也是全社会的共同事业。要坚持人人参与、全社会参与，全体社会成员都是卫生事业活动的主体。公共卫生服务工作者要自觉树立大卫生观，动员全社会成员共同参与到公共卫生服务工作中。

2. 积极倡导健康教育　公共卫生工作达到预期工作目标，必须使全体社会成员具备维护健康的知识和能力，而获取这些知识和能力必须通过在全社会持续开展健康教育活动。健康教育活动是开展公共卫生工作最直接、最快捷、最有效的途径。公共卫生工作者对于开展健康教育工作，负有不可推卸的社会责任。在具体的工作中，健康教育应该成为公共卫生工作的重中之重。

（1）**明确健康教育的目的**　健康教育的三大基本要素是健康意识、健康知识和健康行为。公共卫生工作者在健康教育中，要着重提升社会成员对自己和他人的健康责任意识；厘清健康问题存在的知识误区，传播正确的健康知识；倡导健康的生活方式，促进社会成员选择更加有利于健康的生活方式。

（2）**有效利用健康教育载体**　健康教育不单要依托传统的教育载体（如学校、医疗卫生机构、社区、机关单位等），而且要开发现代教育载体（如印刷媒体、电子媒体、互动媒体），发挥现代传播载体尤其是网络媒体的媒介优势，以便达到健康教育的全员覆盖和有效传播。

（3）**注重教育内容与形式的针对性**　健康教育是针对普通民众进行的教育，不同于大学课堂对学生进行的专业教育，要注意内容和形式的选择。①教育内容的筛选：广泛开展形式多样的健康教育活动，必须首先挑选适合群众性健康教育的内容。内容的选择既要有针对性，又要兼顾科学性和普及性。健康教育内容不但要符合群众的客观需要，而且也要适合群众的接受水平，更要符合公共卫生工作目标。②教育的形式选择：形式由内容决定，并服务和服从于内容。采取群众喜闻乐见的教育形式，有利于更好传播公共卫生知识，有效提高人民群众的健康水平，促进公共卫生工作的目标实现。

3. 落实公共卫生的工作目标　公共卫生有别于个人卫生，其使命就是要通过保障人人健康的环境来满足社会的福利。公共卫生的具体工作目标主要是：①维护良好的公共卫生环境。公共卫生工作者始终要牢记自己的工作目标，以科学严谨的工作态度，认真对待和处理环境卫生问题，为全社会拥有一个良好的社会生活环境而工作。在农村，重点关注饮用水安全和人畜粪便无害化处理等问题；在城市，重点关注新的环境问题如大气、土壤和水源污染对人体健康的影响等问题。②开展全民预防保健工作。医学发展的确控制了某些疾病的流行与传播，但是 2003 年在我国爆发的"非典"和 2014 年在西非爆发的埃博拉病毒疫情再次敲响了警钟——人类并未取得对传染病的决定性胜利。公共卫生工作者必须将预防保健作为工作的另一个重点，如及时对健康人进行免疫接种、对地方病和流行病开展流行病调查、对传染病进行积极的检疫和防控、采取有效措施控制疫情蔓延、对突发公共卫生事件及时应对和处理等。

第二节　公共卫生伦理原则

公共卫生伦理学就是关于公共卫生事业、行为和习惯的伦理信念、道德态度和行为规范的学说。公共卫生的伦理原则就是根据伦理学基本原则，结合公共卫生实践特点和要求，概括出的原则性规范。公共卫生伦理信念通过基本原则对道德态度和行为规范产生决定性的影响。公共卫生伦理原则渗透于公共卫生事业过程的始终，是衡量各项公共卫生事业的道德标准，也是衡量个人卫生健康行为的内在尺度。公共卫生伦理原则主要包括效用原则、公正原则、公益原则、尊重原则和互助原则等。

一、效用原则

社会公共卫生资源具有稀缺性，要利用有限的资源取得群体健康利益的最大化，必须把效用原则放到首位。效用，即效果，是指人的特定行为带来的后果，可以分为"正效用"和"负效用"两种。正效用是人的行为带来的积极后果，负效用则是人的行为带来的消极后果。公共卫生效用，特指某一公共卫生行为给全体社会成员带来的预防疾病、促进健康、防止伤害的相关后果。公共卫生工作的效用，也包括"正效用"和"负效用"，既包括行为可能带来的益处，也包括行为可能带来的风险。因此，公共卫生效用实际上是一个比值：

公共卫生效用 = 行为收益 / 行为风险

其比值越大，说明效用越高；其比值越小，说明效用越低。在可供选择的公共卫生行为中，要求尽量选择收益最大的同时风险最小的选项。在公共卫生工作中，不可避免地会产生群体利益和个人利益不一致的情况，甚至会出现为了维护群体健康利益而不得不牺牲个人部分权益的情况。比如，在非典型肺炎（SARS）防治过程中，为控制疾病蔓延，必须对患者进行隔离治疗，实际上就是限制了患者的一部分公民自由权。在这样的道德两难困境中，必须充分衡量公共卫生行为的实际效用。在保障社会群体卫生利益最大化的同时，也必须将对个人利益的损害降到最小限度。既不能为了一己私利而影响群体健康利益，也不能为了群体健康利益而一味任意伤害个人利益。在损害特定对象利益不可避免时，只有采取必要措施将这种损失最小化，才能真正践行效用原则。倘使某项公共卫生行为符合其他伦理原则，唯独效用很差，则该项卫生行为应该被舍弃。

二、公正原则

公正原则实际上是对效用原则的一个约束和限制，它是公共卫生的核心价值所在。

在追求效用最大化的过程中，有可能带来不公正的结果。坚持公正原则就是为了纠正追求效用最大化行动可能造成的不公正现象。公共卫生工作的出发点和落脚点都是社会群体的根本健康利益，要尽量使社会群体的健康利益都得到合理保障，努力实现全体社会成员健康水平的提升。

公正，是指人的权利和义务、付出与所得之间的关系，即社会收益和负担的合理分配。公共卫生的公正原则不仅要求每个社会成员都有均等的机会获得相同的公共卫生资源，而且也要求按照相对公平的次序来分配公共卫生资源。健康是一个人的基本权利，健康公平是起点公平，也是社会公平的重要体现。公正原则是针对现实中因经济、文化、地域、种族、宗教等事实差异造成的公共卫生资源分配不公而提出的。公正原则要求一般包括以下三个方面：

（一）分配公正

分配公正即社会成员相对公平地分配资源、受益和负担。分配公正包括形式公正和实质公正。形式公正就是"一视同仁"或"人人平等"。1978年，《阿拉木图宣言》明确提出"2000年人人享有卫生保健"的公共卫生工作目标；1998年，在日内瓦的第51届世界卫生大会上审议通过了世界卫生组织提出的"21世纪人人享有卫生保健"的全球卫生战略；2009年，中共中央国务院《关于深化医药卫生体制改革的意见》中指出，促进基本公共卫生服务逐步均等化，使全体城乡居民都能享受基本公共卫生服务，最大限度地预防疾病；国务院《2014年医药卫生体制改革重点工作任务的通知》中指出，确保2014年职工基本医疗保险、城镇居民基本医疗保险和新型农村合作医疗三项基本医保参保（合）率稳定在95%以上。以上举措都是为了保障卫生资源的形式分配公正。实质公正是指内容公正，即根据权利和义务对等来确定卫生资源优先分配的标准。

形式公正和实质公正是公正问题的两个方面，二者并不矛盾。如在甲流暴发时期为达到有效预防，每个社会成员都有均等的获得甲流疫苗接种的权利，这是形式公正；同时，为了保证对全社会进行安全有效预防和医疗，抗击甲流的医疗机构的卫生服务人员可以获得甲流疫苗的优先接种权，这是实质公正。

（二）程序公正

程序公正要求公共卫生工作信息的公开和透明，公共卫生行政决策和行动政策公开，每位利益相关者都有机会参与其中，使每一项公共卫生决策成为全社会的共识，并使公众自觉自愿采取相应行动。

（三）回报公正

回报公正是指对公共卫生工作做出贡献的个人和群体，应该给予适当回报；对违反公共卫生工作要求，导致公众健康损害的个人和群体，给予适当处罚。通过公平的物质、精神奖惩，促使整个社会群体为共同的公共卫生目标而努力。

三、公益原则

公共卫生事业的公益性是指国家的公共卫生制度和政策是为了谋求大多数人的健康利益。公益原则是由公共卫生事业发展的基本宗旨决定的，是公共卫生工作区别于其他卫生医疗工作的特殊性原则。"人人受益、人人共享"的公共卫生事业宗旨，要求公共卫生的制度设计和政策制定必须紧紧围绕为绝大多数人谋求健康利益这一基本要求。

公共卫生制度和政策是否坚持以人为本，是否体现人人享有卫生保健权利，是否符合社会中大多数人的利益，是否与经济社会发展总目标相一致，是检验公共卫生的制度设计与政策制定是否体现公益性的标准。我国卫生政策坚持"预防为主"的方针，就是公益原则的具体体现。

《阿拉木图宣言》曾明确指出："健康是一项基本的人权。就国家而言，实施初级卫生保健是政府的职责。就人民群众而言，人人都有权享受初级卫生保健服务，人人都有义务参与初级卫生保健工作并为之做贡献。就卫生工作而言，实施初级卫生保健是为全体居民提供最基本的卫生保健服务，以保障全体居民享有健康的权利。"

公益原则要求政府主导公共卫生工作，由政府主办或购买公共卫生服务，向全体社会成员提供。公共卫生方针政策和制度必须从坚持维护社会整体的健康利益出发，公共卫生资源配置必须符合大多数人的健康利益。公益原则同时也要求全体社会成员共同参与公共卫生工作，加强体育锻炼，形成良好生活方式，为最大限度地维护公共健康而努力。

四、尊重原则

尊重原则实际上是医学伦理学最重要和最基本的伦理原则，它同样适用于公共卫生工作。尊重原则也是对效用原则的约束和制约。尊重原则是指公共卫生工作中尊重具体服务对象的尊严和权利，如知情权、同意权、隐私权、行动自由权、不受歧视权等。公共卫生行为维护的是公众健康利益，不可避免地会引发公众利益和个人利益之间的矛盾。追求公共卫生工作效用的最大化，有可能导致对人的不尊重，造成对个人权利和自由的侵犯。因此任何公共卫生行为的实施，都要充分考量公共利益和个人利益之间的平衡。

（一）最大程度保护个人权益

如果为了公众健康利益，必须一定程度上侵犯个人利益，那么前提条件就是采取的公共卫生行为有效，而且侵犯不可避免、必要和合理，同时必须将侵犯性质最轻化，程度最小化，时间最短化。公共卫生工作者必须严格掌握标准，不能以公众健康为由，任意践踏个人权利，要尽量做到最大限度维护个人权益。

（二）尊重个人知情权

在公共卫生工作中，要尊重公众的知情权，尤其是在突发公共卫生事件中，政府必须做到信息透明，让公众及时、准确了解到相关信息。公众的知情权实际上包括两个方面：一方面是公众对流行病疫情、公民健康状况等健康数据的知情权，另一方面是公众对政府公共卫生政策、措施的知情权。

2003 年的 SARS 肆虐使中国人第一次感受到公共卫生事件中公众知情权的重要性。随后，国务院颁发《突发公共卫生事件应急条例》，并修改《传染病法》，确立了对突发公共卫生事件的快速处理机制。当公共卫生事件突发时，任何单位和个人不得隐瞒和谎报疫情，国务院卫生行政主管部门负责向全社会发布突发公共卫生事件的信息，信息发布要求及时、准确和全面。公共卫生工作者通过网络、报纸、电视及其他传媒，及时准确地向社会公众传播相关信息，既充分尊重公众的知情权，又有利于消除人们的恐慌心理，且更加有助于发动全社会积极参与到公共卫生行动中，取得突发公共卫生事件处理的主动权。

（三）尊重个人隐私权和自由活动权

公共卫生涉及社会群体及其成员之间的相互关系，在公共卫生工作涉及个体对象的健康和疾病信息时，要充分尊重个体对象的隐私权，不得泄露和滥用个人隐私；在需要工作对象配合公共卫生工作而限制其人身自由时，必须有科学和法律的客观依据，不得任意剥夺个体的行动自由权。强制隔离的人员必须限制在已经确诊、疑似病例和密切接触者范围内，对于来自疫区但没有任何可疑医学指征的健康人，不得限制其人身自由。

（四）尊重个人不被歧视的权利

有些传染病如艾滋病目前尚无有效方法治疗，病死率极高。加之社会对艾滋病的认识存在误区，导致艾滋病患者被污名化的现象相当普遍。艾滋病患者在家庭、社会和就业中遭受到一定程度的歧视，极不利于有效防控艾滋病的蔓延。疾病并不是对个人的惩罚，而是人类面临的共同敌人。公共卫生工作者必须以科学务实的态度对待艾滋病患者，消除歧视，尊重个人不被歧视的基本权利。我国 2006 年 3 月 1 日起实施的《艾滋病防治条例》和 2008 年 1 月 1 日起施行的《中华人民共和国就业促进法》都对艾滋病病毒感染者享有平等就业等权利做了明确的规定，指出用人单位招用人员，不得以是传染病病原携带者为由拒绝录用，以法律的形式对传染病患者遭受的就业歧视加以明令禁止。

五、互助原则

互助原则是相对于尊重原则而言的。在公共卫生机构和工作者对社会成员个人践行尊重原则的同时，社会成员彼此之间则要坚持互助原则。互助原则更多强调社会成员在公共卫生工作中的主动性、社会责任及应该承担的义务。互助，不仅是社会成员的一项公民权利，更是一项公民义务。公共卫生关系到整个社会群体的切身健康利益，个人乃至群体是否健康取决于社会环境，包括其他人的行为等因素。人人为我，我为人人。只有通过全民参与，每个社会成员担当起促进公共卫生的社会责任，才能共同推动公共卫生事业的发展，提高社会群体的整体健康和生活质量。

一方面，互助原则要求作为社会成员的个体充分理解公共卫生行为对于个体、群体和全社会的重要性，以积极合作的态度主动参与到公共卫生行动的实施过程当中。另一方面，互助原则还要求社会成员在自身行为影响到他人或群体健康时，主动约束自己的行为，并积极采取有效措施，控制自身行为给他人和社会带来的不利影响。

互助原则是个人和社会之间复杂关系的具体体现。人的社会性使得每个社会成员都是处在与其他社会成员的权利和义务相交织的关系网络中。人类社会就是在人与人之间的互助合作中逐步发展起来的，没有互助，也就没有公共卫生事业。互助原则强调个人不仅要追求自己的公共卫生权益，也要维护社会中他人同样的公共卫生权益。

综上所述，公共卫生伦理基本原则主要包括效用原则、公正原则、公益原则、尊重原则和互助原则。这些基本原则彼此有机联系，但不排除在具体情境下，伦理原则价值判断之间可能存在冲突。伦理原则并不是绝对的，在特定条件下，某个伦理原则可能会让位于其他原则。究竟优先选择哪一个伦理原则，必须坚持具体问题具体分析，在国家的公共卫生应急权和公民个人权利之间寻求适当的价值和利益平衡。

第三节　公共卫生工作伦理要求

案例

人民健康重于泰山

2003 年，在抗击非典型肺炎的战场上，广大医务工作者无私无畏，冲锋在前，用生命谱写了救死扶伤的壮丽篇章。广东省中医院二沙分院急诊科护士长叶欣就是其中的优秀代表。她面对"非典"从来没有瞻前顾后，自虑吉凶，冒死抢救非典型肺炎病人。她总是抢着干最危险的工作。"这里危险，让我来！""我已经给这个病人测过体温、听过肺、吸了痰，你们就别进去了，尽量减少感染机会。"2003 年 3 月 24 日凌晨，因抢救非典型肺炎病人而不幸染病的叶欣光荣殉职，年仅 46 岁。叶欣用自己的生命书写了中国大医之"精诚"。

一、疾病预防和控制的伦理要求

（一）慢性非传染性疾病预防和控制伦理

慢性非传染性疾病简称慢性病，是指一类起病隐匿、病程长、病情迁延不愈、不能自然痊愈或很少能够完全治愈的疾病。具有代表性的慢性病包括：心脑血管疾病、肿瘤、糖尿病、慢性阻塞性肺疾病、关节炎、精神病等。慢性病具有病程长、损害患者劳动能力、严重影响患者生命质量、造成严重的社会经济负担、是死亡的主要原因等特点，所以对慢性病进行积极预防和控制显得尤为重要。世界卫生组织预测，2020 年慢性非传染性疾病占我国死亡原因的比例，将由目前的 58% 上升到 79%，慢性病已成为严重威胁人民健康的重要公共卫生问题。已有的针对慢性病的人群干预研究说明，慢性病的预防效果良好。而要取得具体预防和控制慢性病的效果，则有赖于卫生工作人员的工作是否符合道德要求。

1. 认真落实三级预防理念　①做好病因预防。关注健康问题的社会决定因素，努力消除造成疾病的社会不公平现象，建立健康公平的社会。②做好"三早"预防，即早发现、早诊断和早治疗。在疾病初期及早采取措施，有效延缓疾病进程，提高患者生命质量，减少个人、家庭和社会损失。③做好康复治疗。在疾病进入后期阶段时进行有效预防，通过对症治疗辅以康复治疗，努力减少患者身心痛苦，促进患者康复。

2. 切实做好患者及家属的健康教育和行为指导工作　慢性病患者往往要"与病共存"，需要带病长期生活。患者和家属要学习与慢性病的和平共处之道，从而达到控制疾病症状的目的，甚至可以完全控制疾病的症状。医务工作者和公共卫生服务人员必须担负起社会责任，针对特定慢性病人群进行知识教育和健康行为辅导。唯其如此，才能提高全民的健康意识，提高慢性病预防的积极效果。

3. 关注慢性病患者的心理健康，促进患者身心和谐　长期的疾病苦痛和治疗带来的压力会使慢性病患者形成不良心理状态，而这又会反过来进一步影响慢性病的发展，形成慢性病新的致病因素。如此恶性循环，必然降低慢性病预防的实效。公共卫生工作者必须经常关注慢性病患者的心理变化，及时为他们提供社会支持和进行心理疏导，促使患者积极面对疾病，提升患者的身心和谐水平，达到提高患者生命质量的目的。

（二）传染病防治伦理

传染病是指由各种病原体引起的能在人与人、动物与动物或人与动物之间相互传染的疾病。传染病的特点是：致病原因是病原体（如病毒或细菌），疾病具有传染性和流行性，一旦感染后常有免疫性，某些传染病还有季节性或地方性特点。传染病能够迅速在人群中传播，影响公众健康，危害性极大，是从古到今危害人类健康的第一杀手。传染病防治的道德要求如下：

1. 坚持预防为主、防治结合的思想　传染病的治疗固然重要，但预防工作也同样不可小视。1980 年 5 月 8 日，世界卫生组织在肯尼亚首都内罗毕正式宣布，危害人类数千年的天花已经被根除，"人类从此免于此患"，这标志着人类主动预防传染病取得关键胜利。公共卫生工作者通过传染病疫苗接种等工作，有效控制传染病在人群尤其是儿童中的蔓延，可以明显降低传染病的发病率。

2. 遵守法律规定，及时收集和上报疫情　2003 年"非典"过后，我国已经建立起相对完善的传染病疫情上报制度。公共卫生工作人员要依法主动关注、及时发现、准确上报疫情，这既是公民的法定义务，也是公共卫生工作者的基本道德要求。

3. 严格执行隔离和消毒措施　传染病因其具有传染性，极容易在人群中蔓延，造成群体感染。在 2003 年"非典"发生最初，由于人们对这种传染病知之甚少，加之隔离和消毒措施不到位，曾造成大面积的院内传染。在汲取类似惨痛的教训后，公共卫生工作者总结出一系列预防和控制传染病流行的具体方法。严格执行隔离和消毒措施就是其中之一。公共卫生工作者必须以高度的责任感，切实按照科学方法做好消毒和隔离工作，避免因自己工作疏忽给公众健康带来严重威胁。

4. 尊重患者的尊严和权利 传染病患者是传染病的受害者，他本人不应为传染病和传染病的蔓延负责，理应和其他的疾病患者一样得到尊重。公共卫生工作者必须对传染病患者一视同仁，尊重和保护传染病患者的各项正当权益。

（三）职业病的预防控制道德

案例

开胸验肺事件

河南新密市人张海超在郑州市振东耐磨材料厂工作 3 年后，被多家医院诊断出患有尘肺病。由于这些医院不是法定职业病诊断机构，郑州市振东耐磨材料厂又拒开证明，张海超无法拿到法定诊断机构的职业病诊断结果。2009 年，无奈之下的张海超到郑州大学第一附属医院，以"开胸验肺"方式求得真相。在网络媒体的密切关注下，张海超最终被认定为"尘肺三期"，获得 61.5 万元的经济赔偿。

职业病是指从事特定职业的劳动者由于工作原因接触粉尘、放射性物质和其他有毒、有害物质，因防护不力等引起的疾病。《中华人民共和国职业病防治法》规定，职业病必须具备四个条件：患病主体是企业、事业单位或个体经济组织的劳动者，疾病必须是在从事职业活动的过程中产生的，病因必须是因接触粉尘、放射性物质和其他有毒、有害物质等职业病危害因素引起的，必须是国家公布的职业病分类和目录所列的职业病。上述四个条件缺一不可。

2013 年 12 月，国家卫生计生委公布了新修订的《职业病分类和目录》，将职业病调整为 132 种（含 4 项开放性条款），新增 18 种。职业卫生以保护劳动者健康为宗旨，要实现达到世界卫生组织的工作目标——人人享有职业卫生服务，就必须全社会共同努力，公共卫生工作者也必须履行自己的道德责任。

1. 始终坚持预防为主、防治结合的方针 职业病的预防重于治疗，医学的进步已经使得很多职业病有了成熟的预防方法。公共卫生工作者应该坚持以《中华人民共和国职业病防治法》为指导，积极贯彻预防为主、防治结合的方针，加强对特定劳动者的健康保护力度。

2. 始终坚持"深入一线，监督指导"的工作方式 公共卫生工作者必须从源头抓起，直接深入到劳动者中间，深入到劳动场所中去。加大对生产单位和劳动者的监察和检查力度，保障劳动者拥有健康的劳动环境；收集整理第一手的工作资料，及时发现新的职业病问题，及时开展科研工作，促进职业病防治工作取得实效。

3. 加强劳动者的自我保护意识 职业病防治工作取得实效的重要内因条件就是劳动者素质的提高。公共卫生工作者要加大职业卫生的宣传教育工作。首先，进行法律法规教育，让劳动者掌握维护自身合法权益的法律武器；其次，进行职业安全和卫生教育，让劳动者认识和掌握可能的职业病危害因素，以及有效预防和控制职业危害；

再次，进行心理健康教育，让劳动者实现身心和谐发展，避免职业压力带来的心理健康损害。

二、健康教育与健康促进的伦理要求

（一）健康教育与健康促进

随着医学模式由传统向现代的转化，促使人们对健康的认识不断深化，导致人民群众日益增长的健康需求和经济社会发展不相适应的矛盾越发凸显。进行健康教育和健康促进已经成为社会的广泛需求和行动共识。

健康教育是指通过信息传播和行为干预，帮助个人和群体掌握卫生保健知识，树立健康观念，自愿采纳有利于健康的行为、生活方式的教育活动与过程。健康教育的核心是帮助人们建立健康行为和生活方式。

健康促进是指个人与家庭、社区和国家一起采取措施，鼓励健康的行为，增强人们改进和处理自身健康问题的能力。健康促进的基本问题是促使个人及政府行为的改变。

健康教育与健康促进在公共卫生工作中发挥着重要作用。作为一项低投入、高产出、高效益的公共卫生措施，健康教育与健康促进不仅符合我国公共卫生事业发展的必然趋势，而且有助于提高广大群众的自我保健意识，实现全体社会成员健康水平的提升。

（二）伦理要求

1. 坚持以人为本　人民群众的健康是我国一切公共卫生活动的出发点和归宿，健康教育和健康促进也必须坚持以人为本，时时刻刻抱定为人民的群体健康服务的宗旨。

2. 坚持高度自觉　健康教育和健康促进是我国卫生法律法规和政策制定的重要内容，公共卫生工作人员自觉担当起健康教育和健康促进的道德责任和法律责任，高度自觉地推进人人享有卫生保健的国家战略。

3. 积极主动，耐心细致　健康教育和健康促进的目的就是为了传播健康知识，促进良好健康意识形成，养成健康行为方式和生活方式。要纠正人们业已形成多年的生活方式，不是一朝一夕的事情，必须常抓不懈。为此，公共卫生工作者必须积极主动深入人民群众，耐心细致地做好健康教育和健康促进工作，才能水到渠成地达到公共卫生工作的目的。

4. 身先士卒，言传身教　言传固然重要，身教的力量更是无穷。健康目标不应只是停留在口头上，更多应该表现在实际健康行动中。公共卫生工作者不仅要通过"言传"即通过开展各种形式的活动来传播健康知识，更应该通过"身教"即通过教育者自身的示范行为和榜样展示，引导人们懂得哪种生活方式是好的，是对健康生活有益的。公共卫生工作者应带头做健康生活方式的践行者，不吸烟、不喝酒，平衡膳食结构，积极锻炼身体，热爱环境。坚持榜样示范作用，才能真正引领公众向往健康生活方式，使健康教育和健康促进更加具有吸引力、感染力和说服力，提高公共卫生工作的实效。

三、食品卫生与安全工作的伦理要求

案例

三聚氰胺事件

2008 年春，全国各地发现多起婴幼儿因食用石家庄三鹿集团生产的奶粉造成泌尿系统结石的病例。随后的检测结果表明：在三鹿婴幼儿配方奶粉中，发现化工原料三聚氰胺成分。截至 2008 年 9 月 21 日，因食用该品牌奶粉而接受门诊筛查的婴幼儿累计 39965 人，住院接受治疗的患儿超过 12000 人，并造成 4 名婴儿死亡。三聚氰胺事件引起全国人民高度关注，也引发了人们对食品卫生安全问题的隐忧。

食品是维系一个人生存的最基本、最重要的日常必需品，食品卫生和安全是关系全社会群体健康和身体素质的基础性工作，在公共卫生工作中占有不可替代的重要位置。2008 年发生的"三鹿奶粉事件"引起社会广泛关注食品卫生和安全问题。公共卫生工作者在食品卫生和安全工作中，需要承担起重要的伦理责任。

（一）积极宣传食品卫生知识

普及食品卫生常识，加强食品卫生与安全是食品卫生工作的起点。卫生工作者要针对受众的年龄、性别、地域、信仰、健康状况的差异，有针对性地进行分类的具体指导，开展食品卫生与安全的宣传教育，促进整个社会公众群体懂得食品卫生与安全的基本常识。

（二）加强食品卫生与安全的监督与管理

食品从生产到加工、储存、运输、销售到消费，中间需要经过若干环节。为保障食品安全与卫生，我国制定了食品每一个环节相应的卫生标准，对食品卫生和安全做到从田间到餐桌的无缝隙监管。食品卫生监督和管理者应该各司其职，严格遵守各个环节的卫生标准，加强对食品卫生与安全的管理，确保食品卫生与安全目标的实现。

（三）坚持德法并济，促进食品卫生与安全

公共卫生工作者不仅要强化食品卫生法制管理，而且还要坚守食品卫生安全的道德底线。法律与道德是人们行为的双重约束标准，它们对人们的行为有着不同层次的要求。前者是对人们行为最低层次的起码要求，后者则重在对人们的行为提出较高层次要求。我国 2009 年已经生效的《中华人民共和国食品安全法》已经将食品安全纳入到了法制管理轨道，对食品卫生安全的相关主体做出了最低层次的行为要求。但是，法律规范的食品安全问题最终还是靠伦理道德约束才能实现。法律法规也只有在借助于道德成为人们的内心信念和行为标准时，才能有效实施。所以，公共卫生工作者坚持德法并济

是必要的。在食品卫生安全伦理道德体系建设时，不仅要强化道德规范教育、塑造道德楷模、强化舆论宣传，还要培育企业自我监督机制，建立企业的信用系统。

四、突发公共卫生事件伦理

案例

兰州自来水苯超标事件

苯是石油化工基本原料，为无色的液体，有芳香气味，对人体具有较高毒性，也是一种致癌物质。2014 年 4 月 10 日，兰州市威立雅水务集团公司检测出出厂水苯含量为 118 μg/L，远超出国家限值的 10 μg/L。4 月 11 日凌晨 2 时，自来水苯检测值为 200 μg/L，属于严重超标。4 月 11 日 14:30，兰州市召开记者招待会向市民宣布："24 小时内不要饮用自来水。"获知消息的兰州市市民纷纷来到各大超市、商店抢购纯净水，很多大型超市矿泉水被抢购一空。事后查明，周边地下含油污水是引起自流沟内水体苯超标的直接原因。

突发公共卫生事件是指突然发生，造成或者可能造成社会公众健康严重损害的重大传染病疫情、群体性不明原因疾病、重大食物和职业中毒及其他严重影响公众健康的事件。突发公共卫生事件对人们的生命安全构成了严重威胁。伴随全球经济一体化和信息多元化发展，突发公共卫生事件已经成为当今世界各国都必须认真对待的重大问题。如何面对突如其来的突发公共卫生事件，最大限度保护公民生命安全，是公共卫生工作者面临的重要现实课题。

（一）突发公共卫生事件的特点

根据突发公共卫生事件性质、危害程度、涉及范围，突发公共卫生事件划分为特别重大（Ⅰ级）、重大（Ⅱ级）、较大（Ⅲ级）和一般（Ⅳ级）四级。突发公共卫生事件具有以下特点：

1. 突发性　突发公共卫生事件一定会发生，存在着发生征兆和预警的可能，但是具体发生的时间、地点、发生方式、危害程度，又都难以做出准确的预测和判断。

2. 群体性　突发公共卫生事件波及面广，容易导致群体性危机。在事件发生时，因其复杂性，容易导致公众恐慌，引起广泛的公共危机。

3. 复杂性　突发公共卫生事件的种类复杂，既包括各种病原体如细菌、病毒不明原因引起的群体性疾病，也包括有毒有害因素污染环境造成的群体中毒，还包括各种自然灾害以及生物、化学、核辐射事件等。如果处置不当，就会导致其向难以预料的方向发展，可能由卫生问题演变为社会问题。

4. 紧迫性　突发公共卫生事件爆发性强，对人们的健康和生命安全构成重大威胁。要求卫生工作者必须迅速做出决断，才能有效开展医疗救治工作。早发现、早报告、早隔离、早治疗就成为切断传播途径的最好办法。

5. 破坏性 突发公共卫生事件涉及范围广，又往往是在人们毫无防范的情况下发生的。在对人们身心健康产生重大危害的同时，也容易对社会造成破坏性影响。突发公共卫生事件涉及社会不同利益群体，敏感性、连带性很强，处置不当可能严重影响人民群众身体健康并造成社会危机，以至影响社会稳定、经济发展和人们生活的各个层面。

6. 协作性 伴随着全球化进程的加快，全球人员物资大流通的同时也带来了疫情传播的全球化。突发公共卫生事件极有可能从一国范围迅速传递到其他国家，其发生发展具有一定的国际互动性。这就要求各地区、各国家之间开展国际合作，共同积极面对突发公共卫生事件。

（二）突发公共卫生事件中的伦理要求

公共卫生工作者身处突发公共卫生事件的抗击前线，担负着处理突发公共卫生事件的重大责任，在实践中必须认真履行自己的道德要求。

1. 无私奉献 突发公共卫生事件发生后，医疗卫生环境往往更加危险和艰苦。公共卫生工作者在危险工作条件下也要时刻牢记自己肩负的神圣职责。为最大限度保护人民生命健康安全，卫生工作者必须勇于克服自身困难，迎难而上，充分发挥自己专业特长，最大限度救治病人。任何贪生怕死、担忧自己被感染、遗弃伤员或人为延误治疗的行为都是不符合医学伦理要求的。即使医疗条件再苦，卫生工作者也必须临危不惧，沉着应对，无私奉献，竭尽所能护卫人民健康。

2. 科学应对 在突发公共卫生事件中，卫生工作者要坚持以科学精神、科学态度、科学方法、科学知识来积极应对。胡锦涛曾经说过："要取得同疫病斗争的胜利，最关键的是要充分发挥科学的重要作用。"我国2003年实行的《突发公共卫生事件应急条例》具体规定了用科学方法应对突发公共卫生事件的细节要求。卫生工作者应严格执行相关规定，健全相关预警系统，做好疾病预防控制和卫生监督检测，有效保护人民生命健康。同时，科学应对还要求卫生工作者积极开展对群众的科普宣传，促进广大群众也能用科学的态度应对突发公共卫生事件，用科学的方法提高人民群众自我保护的能力。

3. 团结协作 突发公共卫生事件是人类面对的健康公敌。应对突发公共卫生事件不是哪一个人、哪一个团体的私事，而是整个人类社会面对的共同难题。公共卫生事件具有广泛的社会影响，要求卫生工作者必须相互支持，相互协作，共同处理。卫生工作者要本着高度负责的态度，在各司其职的基础上高度协作，不允许出现互相推诿、敷衍塞责的行为。在国际化发展的大背景下，还需要加强与其他国家、国际卫生组织等的国际卫生合作，才有助于共同预防和控制公共卫生灾害在国家间的蔓延。

4. 敬畏生命 生命是人最宝贵的财富，敬畏生命是医学人文精神的一项基本要求。突发公共卫生事件的应对也要体现对人的价值和独立人格的充分尊重。卫生工作者在强调救死扶伤的同时，要充分尊重人的生命价值和人格尊严。医务工作者要始终坚持将人文关怀融入医疗卫生实践中，始终坚持以保障和护卫人民生命健康和生命安全为自己的职业使命，使医学人文精神在应对突发公共卫生事件时得到发扬。

本章小结

公共卫生伦理源于人类生活的社会性。随着人们健康需求的水平日益提高，以及现实中公共卫生工面对的困境，公共卫生工作者必须明确自己肩负的道德责任，自觉坚持效用、公正、公益、尊重和互助等公共卫生理论原则，并在实际工作中切实履行各项具体伦理要求。

思考题

1. 简述公共卫生工作者的道德要求。
2. 简述公共卫生事业的基本伦理原则。
3. 传染病预防和控制的伦理要求有哪些？
4. 突发公共卫生事件的伦理要求有哪些？

第十章　临终关怀与死亡的伦理

学习目标

1. 了解临终关怀的含义及对医务人员的道德要求。
2. 熟悉死亡的含义和心肺死亡及脑死亡的标准。
3. 掌握临终关怀的伦理意义及安乐死发展趋势。

社会窗口

　　右图为 2012 年 9 月 29 日在北京松堂关怀医院的楼道中，一位老人在器械和医护人员的帮助下锻炼。中国老龄事业发展基金会北京松堂关怀医院是国内第一家临终关怀医院。在这里，记者看到一张张来自老人、医护人员及志愿者的笑脸和人们之间的相互关爱。（图片来源：新华网，新华社记者张宇摄）

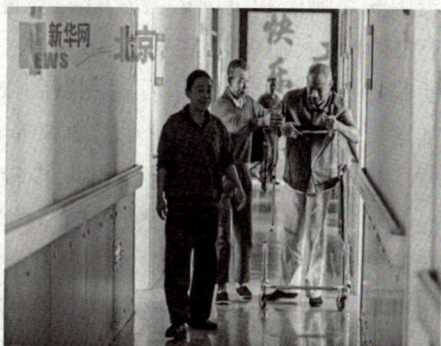

　　死亡，是不可回避且历久弥新的问题，"死亡"不只是一种医学生理现象、文化现象，同时还是一种特殊的精神现象，涉及人生一系列的根本性问题。当代社会对死亡的研究越来越广泛，医务工作者对死亡问题的思考是现代医学的应有之义，它紧密关涉个体的临终关怀和社会的人文关怀，对于提高患者的生命质量有着重要的意义。

第一节　临终关怀伦理

一、临终关怀的含义及历史起源

（一）临终关怀的含义

"临终"是指由于人体的主要器官的生理功能趋于衰竭，生命趋于终止，濒临死亡但还未死亡的时期。临终意味着死亡即将到来，这在一时期患者的痛苦是巨大的，既有生理上的痛苦，又有心理上的痛苦。

"临终关怀"是指对临终病人及其家属提供全面的照护，包括医疗、护理、心理和社会等方面的全面照顾，提高病人在人生最后阶段的生命质量的一种特殊服务。临终关怀反映了现代医学模式的价值取向，也反映了人类物质文明和精神文明的巨大进步。

（二）临终关怀的历史起源

随着社会科学和医学科学的发展，人们已不满足于单纯的延长生命，而对于生命质量的要求越来越高，人们开始思考如何减轻患者临终的痛苦。最初，中世纪欧洲的教会为患病的朝圣者提供的庇护成为临终关怀的雏形之一。现代意义上的临终关怀于 20 世纪 60 年代首先兴起于英国。英国的桑得斯博士在伦敦的希登汉创办了世界上第一所现代临终关怀医院——圣克里斯多弗临终关怀院，被誉为"点燃了世界临终关怀运动的灯塔"。受此影响，西方国家都相继效仿，开展起临终关怀的服务。此后，这类机构如雨后春笋般地出现在世界各地。

1974 年，美国制订了第一个临终关怀方案。1983 年，临终关怀的理论与实施获得美国联邦政府和美国国会专门法案通过，并被列为医疗保险的项目。1995 年，美国已有 2500 多家临终关怀医院，每年入住的病人达 34 万之多。1981 年，日本建立起第一所临终关怀机构，一年后就发展到 11 所。现在世界上已有美国、日本、德国、法国、加拿大、巴西、南非、印度、中国等 60 多个国家和地区开展了这项工作。

相比之下，我国临终关怀起步较晚，但发展较快。1988 年，由天津医学院崔以泰教授和美籍华人、美国俄克拉荷马大学黄天中教授联合发起，以中美合资的形式创建了我国第一个临终关怀医院"上海市南汇区老年护理院"，相继又在京、津、沪、宁等地也建立了许多所临终关怀医院，还有许多医院开设了临终关怀的服务项目。目前，我国已有 30 多个省、自治区和直辖市都创办了临终关怀服务机构，开展临终关怀服务工作，并将临终关怀延伸至社区和乡村卫生服务，使我国的临终关怀临床实践有了长足的发展。

二、临终关怀的特点

（一）对象为濒临死亡的病人

临终关怀的对象不是一般的病人，是指那些诊断明确、治愈无望的处于不可逆转的临终状态下的患者。一般来讲，临终关怀的对象为死亡前 3 到 6 个月的临终病人，但这种界定也有其局限性。对于临终病人来说最大的痛苦是精神上的痛苦，临终关怀应该什么时候开始，也应视不同病人的具体身心情况具体对待。

（二）治疗目标不是治愈疾病，而是减轻病人的痛苦

临终关怀以支持疗法，控制症状为主。传统的医疗服务中，医务人员采取的一系列

医疗措施都是以治愈疾病，使病人恢复健康为目标。但是，对于一个处于健康不可逆转的临终状态下的患者，一般的"治疗"已毫无意义，若明知不可逆转，仍不甘心而继续治疗，结果适得其反，往往加重了病人的痛苦。因此，面对临终病人，如何用"关怀"取代"治疗"成为医务工作者的主要任务。

（三）注重病人的心理治疗

临终关怀要尽最大可能了解和理解病人的心理需要，用各种切实有效的方法帮助病人正视死亡，摆脱对死亡的恐惧。使临终病人的生命得到尊重，使病人临终时能够无痛苦、安宁、舒适、坦然、满怀尊严地告别亲友，走完人生的最后旅程。

（四）既为病人提供服务，又为家属提供服务

从传统医疗角度来看，医务人员主要是为患者服务的，家属和医生都在为患者的康复奔波，家属有时还要配合医务人员的治疗工作。但是在临终关怀中，家属也成为医务人员关怀的对象，特别是在病人死亡和死后的时期，要帮助家属承受住"打击"，这对于保护家属的身心健康也具有重要的意义。

三、临终关怀的伦理要求

（一）控制症状，减轻痛苦

对于临终病人来说，疾病带来的痛苦是巨大的，特别是一些癌症晚期的患者，其痛苦往往达到无法忍受的程度，同时一些治疗措施也会给患者增加新的痛苦。因此，对于癌症晚期已无法治愈的临终病人来说，不惜一切代价地进行抢救的做法不仅会增加患者家庭的经济负担，造成无益的浪费，而且还会增加病人的痛苦。医务人员应把"治愈病人"的目标转移到控制症状与减轻病人的疼痛上来，对癌症晚期病人不必考虑止痛剂的应用会造成病人成瘾的后果。使用足量的、有效的止痛药，帮助病人解除疼痛，是临终病人最特殊和最重要的愿望，也是医务人员责任和义务。

（二）接受死亡，化解痛苦

瑞士的精神病学家库布勒·罗斯（Kubler Ross）在《论死亡和垂危》一书中认为，临终病人面对死亡的心理状态一般可分为五个阶段：否认、愤怒、妥协、绝望、接受死亡的来临。当病情发展到一定阶段，死亡即将到来，即使医生和家人不对患者说出实情，病人自己也会有所察觉。虽然面对死亡的心理状态可能会因为临终病人的生活经历、价值观念、性格特征、文化修养及心理承受能力的不同而不完全相同，但是，焦虑、痛苦、孤独、烦躁、恐惧与绝望的情绪都会不同程度地折磨临终病人。医护人员有责任根据临终病人所处的心理状态引导帮助病人正视眼前的现实，适时地进行正确的生死观教育，减轻精神上的痛苦，帮助病人理智、冷静地对待和承受自身面临的死亡，使其勇敢地接受死亡的事实，安然地告别人世。

（三）满足需要，减少遗憾

要尊重临终患者的权益和尊严，最大限度地满足病人的临终要求，尽可能减少他们人生的遗憾。现代心理研究表明，患者临终最需要的是安慰与理解，他们所需要的是在温暖的环境里，在和亲人的愉快接触中无痛苦地离开人世。医务工作者应尽量满足病人的需要，倾听他们的心声，消除他们的孤独，同情他们的遭遇，创造条件让病人与亲属共享天伦之乐，安抚病人的心理创伤。同时，在条件具备的情况下，也尽可能满足病人的一些特殊要求，如外出参加社会活动等。在满足病人需求时，医务人员也要考虑到病人的病情及性格和承受能力，可与家属商量后选择最佳方式，以免造成恶性刺激。

（四）关慰家属，善待尸体

病人的临终对患者来说是痛苦的，对病人的家属来说也是巨大的不幸。医务人员应同情关慰临终患者的家属，给予必要的方便和鼓励。指导家属参与护理，对患者也是一种情感上的关怀，同时也能使家属在亲人离世前充分尽到道义，在心理上抚慰失去亲人的伤痛。同时要尊重死者，善待尸体，整理好尸容，为死者提供居丧服务。

临终关怀显示了人道主义精神，是现代社会最具人性化的一种处置死亡的方式，它不仅顺应了医学模式转变的发展趋势，而且还适应了人口老龄化的趋向。临终关怀是贯穿生命末端全程的全方位的服务，它偏重活的尊严，既延长临终病人生命的量，也提高生命的质，同时兼顾对其家属的照顾，又和病人家属联手，共同给病人以全面的照顾，始终维护着病人临终期的生命价值与尊严。因此，临终关怀在现实中可以被绝大多数人所接受，也更容易得到伦理与法律的认可。

第二节　死亡伦理

死亡既是生物学的问题，同时又是伦理学的问题。生物学告诉我们什么是死亡及死亡的标准；伦理学则告诉我们如何评判死亡的价值，如何看待死亡。伦理学中的生命神圣论及生命价值论对死亡的争论反映了人类对自身价值的不断审视，对死亡的正视及认真思考反映了人类社会文明的进步。

一、死亡的含义与标准

古往今来，生死问题都是人类最关注的问题，人生的意义和价值就蕴藏在生死之间，人类对生死问题的认识既是对自然现象的认识，也是人类的自我认识。什么是死亡？最初人类对死亡的思考是在原始宗教活动范围中，以原始宗教神话、原始宗教艺术和悼念仪式等形式表达出来的，如认为生命有轮回，死亡意味此期生命终结，另一期生命开始。随着人类社会的进步、文明的提高，死亡又成了生物学、医学、心理学、政治学、伦理学、法学等许多学科的研究对象。恩格斯在《自然辩证法》一书中写道："生就意味着死。"这就是说，人一生下来，就开始了向死的转化。人们可以按自己的意愿选择各自的人生道路，但任何人都不能回避共同的归宿——走向死亡。一般而言，死亡就是生命的终止，是生命历程的终结。

（一）传统死亡的含义

远古时代，人们通过日常的劳作与狩猎经验的积累，发现死亡总是伴随着呼吸、心脏跳动的停止，于是渐渐形成了人的死亡是由于呼吸停止、心脏停止跳动的结果的认识。"心肺死"这种传统的死亡观点已深深地融入医学、法律、伦理及道德观中。如古希腊人认为心脏是生命的中心，在我国 2000 多年前的《黄帝内经》就称"脉短、气绝，死"，都以心脏的跳动为标准来判断生死。1951 年，美国的《布莱克法律词典》对死亡的定义是："血液循环完全停止，呼吸、脉搏停止。"《中国大百科全书》中死亡的定义是："自然人生命的终止，人体生理机能逐渐衰减以至完全停止的过程。"传统的医学死亡标准是以心肺和循环功能的丧失为标准的，即呼吸、心跳、血液循环完全停止。心肺死亡这一传统的死亡标准延续了几千年而为世界各国所广泛认同，各国的传统医学对死亡的判定标准大致相同。

然而，随着现代医学的快速发展，人们发现在大多数的情况下，当心脏突然停止跳动的时候，人的很多重要器官如大脑、肾、肝等并没有死亡。脑细胞的死亡通常是在心脏停止跳动后十多分钟甚至几十分钟后才开始。这时，人体的很多组织器官并没有死亡，而是渐渐衰竭至死亡。因此，人的死亡是人体生命系统渐渐衰竭的过程，并非随着呼吸、心跳的停止而立即停止。

同时，现代医学技术的迅猛发展，人工心肺机的出现，特别是人体器官移植技术的进步和发展，挽救了许多心肺功能停止的患者，也给传统的死亡标准带来了冲击。1967 年，世界第一例心脏移植手术取得成功。一个衰亡的心脏可以被另一个强壮健康的心脏替换，这就意味着心死可以不等于人死。心脏死亡已不再构成对人整体死亡的威胁，心脏移植技术的成功和推广使"心死即等于人死"失去了其作为死亡标准的权威性。

（二）脑死亡的含义

1968 年，以贝彻为主席的美国哈佛大学医学院特设委员会发表了关于脑死亡定义的报告，把死亡定义为不可逆的昏迷或"脑死"，哈佛标准提出了脑死亡的四条判定标准：①对外部刺激和身体的内部需求毫无知觉和完全无反应；②自主运动和自主呼吸消失；③反射，主要是诱导反射消失；④脑电波平直或等电位。并要求对以上四条标准的测试结果在 24 小时或 72 小时内反复多次无变化。同时，还要求体温过低（＜32.2℃）或刚服用过巴比妥类及其他中枢神经系统抑制剂的病例这两种情况除外。

继哈佛标准后，不少国家和组织也相继提出了脑死亡的标准。如法国又另外提出了莫拉雷特标准，此标准通行于法国、德国等。目前，世界各国提出的脑死亡标准不下数十种，综合各种标准看，一般都分为三部分；一是自主呼吸不可逆转地停止；二是脑死亡引起的临床表现；三是利用药品或器械对脑死亡的验证。除英、美、法、德标准外，1972年又出现北欧标准，即斯堪的纳维亚标准，这是把哈佛标准和莫拉雷特标准进行综合的产物。此后，世界医学科学组织委员会、加拿大和日本等国家也相继出台了"脑死亡标准"。脑死亡渐渐成为各国医学界的共识。

脑死亡标准的提出反映了医学科学的发展和对生命本身认识的深入，它不仅意味着对死亡的认识和把握更加科学化，而且还突破了纯生物医学的界定，更接近于对死亡本质的理解。

死亡就是人的生命本质特征——意识不可逆的丧失。一个人如果脑功能已经完全丧失，就意味着他的意识也随之丧失，即使暂时还存在心跳和呼吸，或依靠医疗装置维持着心跳和呼吸，也只不过是无质量的"生命"。可见，现代医学发展中产生的脑死亡标准是人类文明的进步。

然而，新的死亡标准要取代数千年的传统死亡标准，让人们广泛接受，还需要一个过程。因为它的实施要依靠先进的仪器设备、丰富的医学知识和临床实践经验，在死亡鉴定上具有相当的难度，短时间内不易推广实行。所以，在1983年，美国医学会、律师协会、生物医学与行为研究伦理委员会等组织提出建议：在死亡临床诊断上，允许实行"心死"和"脑死"的双重死亡标准。

二、死亡标准的伦理争议

脑死亡是一个涉及医学同时又涉及法学和伦理学的综合性问题。医学界提出脑死亡的含义和标准后，各国的法学界并没有立即支持。直到20世纪70年代后，一些国家才开始通过脑死亡的立法。世界上第一个接受脑死亡标准的国家是芬兰，于1970年通过了脑死亡的立法。我国自20世纪80年代以来，也开始探讨脑死亡的含义和标准问题。尽管有越来越多的人认识到脑死亡标准的进步意义，但由于国内各地医疗水平、医疗设施与条件的差异，以及传统文化的影响，我国至今还没有把脑死亡作为新的死亡标准。

1998年5月，在武汉召开的全国脑死亡标准专家研讨会上初步制定了脑死亡临床诊断标准，这个脑死亡诊断标准（草案）指出：脑死亡是包括脑干在内的全脑功能丧失的不可逆转的状态。先决条件是昏迷原因明确，排除各种原因的可逆性昏迷；临床诊断是深昏迷，脑干反射全消失，无自主呼吸；确认试验是脑电图平直，经颅多普勒超声检查呈死亡图形。脑死亡观察时间是首次确认后观察12小时无变化，方可确认为脑死亡。

一些学者倡导脑死亡标准的推广，认为脑死亡立法的伦理意义在于：①可以放弃无效的抢救，让患者死得有尊严；②可以适时地终止无效的医疗救治，减少无意义的医疗资源消耗；③有助于推进器官移植医学的发展，使成千上万器官终末期的病人能获得再生的机会。

对于脑死亡也有一些人存在不同意见，认为：首先，受到传统死亡观念的束缚，死者家属难以接受脑死亡的标准。其次，存在脑死亡本身技术标准的复杂性与不少医疗机构技术装备水平有限的矛盾。再次，这很容易被人误解为了便于获得质量好的移植器官才实施这样的死亡标准。因此，不少学者支持根据我国国情确立脑死亡标准和传统死亡标准，由患者自由选择，减少医疗纠纷；建立科学完整的脑死亡的管理制度；完善标准，提高脑死亡诊断的准确性，建立脑死亡诊断专家委员会统一脑死亡的认定等。

总之，加强有关科学死亡观念、脑死亡含义和脑死亡标准的宣传，推动脑死亡立法是非常必要的。目前，不宜过多论及器官移植与脑死亡标准的联系，要以立法的形式来保障公众的自主、自愿权利。同时，可在一定时期内实行"心死"和"脑死"的双重医学死亡标准。

第三节　安乐死的伦理争议

一、安乐死的概述

（一）安乐死的含义

"安乐死"一词源于古希腊，其原意是指"快乐地死亡"或"有尊严地死亡"，有时也译为"无痛苦致死术"。由于学者们从不同的角度对安乐死进行研究，对其的解释也有多种形式。《牛津法律大辞典》对安乐死的解释是："安乐死是指在不可救药的患者或病危患者自己的要求下，所采取的引起或加速其死亡的措施。"在1985年出版的《美国百科全书》中，把安乐死称为"一种为了使患不治之症的病人从痛苦中解脱出来的终止生命的方法"。《中国大百科全书·法学卷》对安乐死的定义是："对于现代医学不可挽救的逼近死亡的病人，医生在患者本人真诚委托的前提下，为减少病人难以忍受的痛苦，可以采取措施提前结束病人的生命。"

从医学伦理学角度，可将安乐死定义为：现代医学不可挽救的严重濒死状态的病人，由于精神和躯体极端痛苦，在本人和家属强烈要求下，经医生鉴定及有关部门认可而采用医学的方法，使病人在无痛苦状态下度过死亡阶段的全过程。安乐死的目的是使临终患者摆脱痛苦，代之以相对舒适和幸福的感受，维护死亡时的尊严。

（二）安乐死的分类

一般情况下，安乐死可分为主动安乐死和被动安乐死两类。主动安乐死是通过医生或其他人之手，运用药物等手段加快结束病人的生命，让其舒适地死去。被动安乐死是指撤除患者赖以维持生命、拖延时间的体外循环装置、人工呼吸装置与其他辅助设施，也可以放弃必要的医疗措施，使患者等待死神降临的自然逝去。

按患者是否同意，又把安乐死分为自愿安乐死和非自愿安乐死两种。自愿安乐死是指针对患者明确表示或曾有过要求安乐死的愿望，而实施安乐死。非自愿安乐死，则是指对不曾表示过愿意安乐死的患者实施安乐死。通常指对无行为能力的患者因各种原因无法表达本人意愿而实行的安乐死。

（三）安乐死的历史发展

安乐死是当今社会人们关注的焦点之一，但当我们回顾历史，就会发现安乐死并不是一个新问题，而是有着悠久的历史。

在古代，一些游牧部落的习俗就是在迁移时把病人、老人留下来任其死亡，以提高部落的生存能力。即使在文明鼎盛一时的古希腊和古罗马时代，抛弃老人的做法虽然被禁止，但人们还是可以处置先天缺陷的新生儿，也允许病人自己结束自己的生命，或者由他人帮助死亡。从对甲骨文的考释可以发现，在我国古代也有舍弃先天缺陷新生儿的证据。

希波克拉底就说："不要去治疗那些已被疾病完全征服的人，须知医学对他们是无能为力的。"在我国《黄帝内经》中也有同样的思想，如"病不许治者，病必不治，治之无功也。"17 世纪的弗朗西斯·培根在他的著作中把"euthanasia"用来指医师采取措施任病人死亡，甚至加速死亡，即现在意义上的无痛苦致死术。他认为："医师的职责不但是要治愈病人，而且还要减轻他的痛苦和悲伤，这样做不但有利于他健康的恢复，而且也可能在当他需要时使他安逸地死去。"

在当代，安乐死被广泛地重视起来，20 世纪 30 年代甚至发生了一项特殊的人权运动——安乐死运动。英国于 1936 年率先成立了"自愿安乐死协会"，1937 年瑞典做出了可以帮助自愿"安乐死"者的法律规定。美国于 1938 年成立了"自愿安乐死组织"。但是，"安乐死"在发展中也遇到了一些问题，受到了人们的普遍非议。在第二次世界大战时期的纳粹德国，希特勒借"安乐死"的名义先后残害了大约数十万犹太人，引起了人们对"安乐死"的怀疑和憎恨。直到 20 世纪 70 年代，安乐死才又受到医学、法律界的关注。1976 年，在东京举行了"国际安乐死讨论会"，会议提出了要尊重人"死的尊严"的权利。在欧美国家开始出现大量的"自愿安乐死"民间团体，其成员也不断增加。在荷兰，"自愿安乐死"团体的成员超过 2.5 万名。欧美法律界也对此进行了长期争论。2001 年，荷兰通过了"安乐死"法案，这一法案的正式通过标志着荷兰成为世界上第一个"安乐死"合法的国家。

安乐死的思想在 20 世纪 80 年代传入我国。1982 年，邱仁宗教授在一次会议上正式提出应该研究安乐死的问题。邱教授于 1987 年出版了专著《生命伦理学》一书，对安乐死的含义、对象及方法进行了详细的介绍，引起了学术界的广泛重视。1988 年，在上海召开了关于安乐死的社会、伦理和法律方面的学术研讨会，就安乐死问题展开了讨论，中央电视台对其进行了报道，从而将安乐死的研究推向一个新的高潮，但安乐死在我国并未合法化。

二、安乐死的伦理争议

在医学伦理学领域，安乐死一直就是个很有争议的问题。安乐死的观念与传统的文化道德标准存在着较大的冲突。安乐死既涉及医学问题，又是法律问题，受到社会经济发展的影响，也受到科学技术和传统文化习俗的影响。理论界至今对安乐死也没有形成一致的观点。在医学伦理学界，对安乐死也有不同的看法，主要分为赞同和反对两种观点。

赞成实施安乐死的人，从病人自主原则、生命价值原则和社会公益原则出发，提出如下伦理依据：

第一，对患者而言，安乐死是人道主义的表现。实施安乐死的对象仅限于患有不治之症、濒死的病人。这种病人受不治之症的折磨，无论精神上还是躯体上都处于极端痛苦之中，任何的治疗措施除能维持和延续其生命外，丝毫不能解除其痛苦，实际上，延长其生命就等于是延长他的痛苦。对这种病人来说，安乐死既是他的强烈要求，符合他的自身利益，也是人道主义的表现。

第二，对家属而言，安乐死可以解除他们的心理和经济负担。为了病人无法挽救的生命，亲属出于亲情，承担着精神和经济上的双重负担，不仅弄得筋疲力尽，还可能会倾家荡产。所以，合法地实施安乐死，可以减轻因患者无望的病痛引起的亲属的心理痛苦和经济负担。

第三，对于社会而言，安乐死符合社会公益原则。如果运用现代医疗技术让毫无生命价值的植物人长期活下去，把有限的卫生资源用在无可挽救的、濒死的绝症病人身上，实际上违背了社会公益的原则，损害了国家、社会和他人的利益。

反对安乐死实施的人，从传统的生命神圣论、病人利益原则和义务论出发，提出如下伦理依据：

第一，安乐死违背医学人道主义精神。生命是神圣的，受法律的保护，只要病人一息尚存，就应尽力救治，否则就是不人道。

第二，安乐死践踏了人权。人的生命是任何人都无权任意处置的，人死不能复生，实施安乐死就等于剥夺了病人的生命权。

第三，安乐死阻碍医学科学的发展。从医学角度讲，没有永远都治不了的疾病。今天的不治之症，可能成为明天的可治之症，实施安乐死削弱了医学对不治之症的攻克，有碍于医学的进一步发展。

第四，安乐死不符合法律要求。只有法律部门才有结束人生命的权利，其他任何部门和个人都没有这个权利。

总之，安乐死事关人的生命，而人的生命只有一次，失去了就再也无法挽回。生死是大事，应谨慎应对，对于临终患者我们应做好临终关怀服务，所以我国并未使对安乐死合法化。

本章小结

死亡对于每个人来说是正在发生和将要发生的事，人们无法回避。本章系统阐述了临终关怀的历史起源及概念，并分析了临终关怀的伦理意义。介绍了现代医学对死亡标准的界定、安乐死的历史发展，分析了传统死亡与脑死亡的争议，并对临终关怀与安乐死、死亡标准等具体方面进行了相应的伦理探索，意在使学生通过本章学习，了解和掌握生命伦理学的基本问题和相关争议及其发展趋势，提高解决临床实践中相关伦理问题的能力。

思考题

一、单选题

1. 关于临终关怀，不正确的说法是（　　）
   A. 以控制症状，对症和支持疗法为主
   B. 仍以延长患者生命的治疗为主
   C. 在生理、心理和社会等方面进行综合的全方位关怀
   D. 实行人道主义

2. 诊断脑死亡的标准，影响最大的是（　　）
   A. 加拿大标准　　　　　　B. 日本标准
   C. 哈佛标准　　　　　　　D. 世界标准

3. 传统的死亡标准是（　　）
   A. 思维丧失　　　　　　　B. 反射丧失
   C. 心肺功能丧失　　　　　D. 无自主运动

4. 赞成安乐死的人认为，延长濒死者的生命意味着（　　）
   A. 人道主义　　　　　　　B. 延长生命质量
   C. 医生负责任　　　　　　D. 延长痛苦

二、多选题

1. 哈佛的脑死亡标准（　　）
   A. 对外部刺激和身体的内部需求毫无知觉和完全没有反应
   B. 自主运动和自主呼吸消失
   C. 反射、诱导反射消失
   D. 脑电波平直或等电位

2. 临终关怀的特点（　　）
   A. 以濒临死亡的病人为中心
   B. 病人的治疗目标是治愈
   C. 临终关怀注重病人的心理治疗
   D. 临终关怀也为家属提供服务

三、简答题

1. 试阐述临终关怀的伦理意义。
2. 什么是死亡？如何判断脑死亡？
3. 安乐死的含义是什么？关于安乐死的伦理争议主要有那些？

第十一章　医学伦理道德的教育和修养

学习目标

1. 了解医德教育的意义和特点。
2. 熟悉医德修养的途径和方法。
3. 掌握医德教育的原则和方法。

社会窗口

　　韦加宁，1938 年 4 月 5 日出生于广西南宁市，北京积水潭医院手外科医生、博士生导师，终年 66 岁。他始终以高尚的情操、严谨的科学态度、良好的医德医风辛勤工作，无私奉献，用生命的每时每刻谱写着救死扶伤的感人篇章，赢得了广大医务工作者和患者的信任、爱戴和尊敬。2003 年，他被原人事部、原卫生部誉为"白求恩式的好医生"。《东方之子》栏目如此评价：他把患者当亲人，他把医术当艺术，他视工作为生命，他就是一种精神。（资料来源：http://baike.baidu.com）

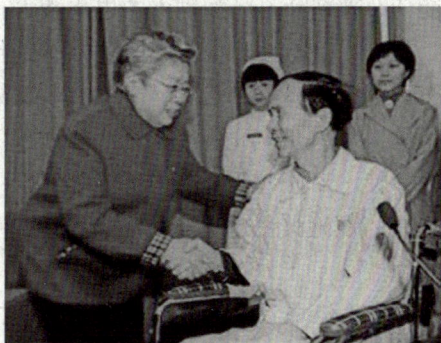

第一节　医德教育与医德监督

一、医德教育

（一）医德教育的含义和意义

1.医德教育的含义　医德教育是指为了使医务人员自觉地履行医德义务，对医务人员进行有组织、有目的、有计划的医学道德基础理论和基本知识的系统教育活动。

2. 医德教育的意义

（1）是培养全面、合格的医学人才的重要手段　医德教育有助于医务人员树立正确的人生观、价值观和道德观，培养其高尚的医德品质，使其成为一个合格的医务工作者。

（2）是形成良好医德医风的重要环节　经过医德教育，医务人员的道德意识增强了，医患关系得以改善，医疗质量得以不断提高，在整个医疗工作中形成了一种良好的风尚。

（3）是促进医学科学发展的重要措施　医学科学的进步和发展是与医务工作者的献身精神分不开的。医德教育不仅能培养医务人员为医学科学献身的高尚品质，而且能提高他们对事物的认识水平和评判能力，使其从人类生存的角度、用人文的观点审视科学的发展，推动医学科学沿着更有利于整个人类生存和发展的方向前进。

（二）医德教育的过程和特点

1. 医德教育的过程

（1）提高医德认识　医德认识是指医务人员对医德的理论、原则、规范、范畴和准则的感知、理解和接受。通过医德教育，使医务人员认清什么是医德的原则和内容，并能依此来判断自己和别人的思想和言行的是与非、善与恶、美与丑、荣与辱。

（2）培养医德情感　医德情感是指医务人员对客观事物的态度，也就是医务人员对医药卫生事业及患者所产生的爱慕或憎恨、喜好或嫌恶的内心体验。通过医德教育，帮助医务人员真正树立救死扶伤的医学人道主义精神，激发医务人员的责任感与事业心，使之对医疗卫生工作产生感情。良好的医德情感一旦形成，医务人员必然会在工作中高度地爱护患者的，做到急患者所急、痛患者所痛，甚至为了患者不惜牺牲个人的利益。

（3）锻炼医德意志　医德意志是指医务人员自觉地克服在履行医德义务中所遇到的困难和障碍的毅力，表现在自觉的和有目的的行动中。通过医德教育，使医务人员对医德有了正确的认识，乐于践行，锲而不舍，具有坚定的医德意志和坚定的医德信念，在医疗实践中能不畏艰难，勇往直前。

（4）树立医德信念　医德信念是根据一定的医德认识、情感、意志而确立起来的，是推动医务人员产生医德行为的动力，是促使医德认识转化为医德行为的重要因素，能使医德行为具有坚定性、稳定性和持久性的特点。通过医德教育，使医务人员能牢固树立社会主义的医德信念，自觉地、坚定不移地依照自己确定的信念来选择自己的医学行为，并能依据自己确定的信念来鉴定自己行为和别人行为的善恶是非。

（5）养成良好的医德行为和习惯　医务人员的医德行为是指医务人员在一定的医德认识、情感、意志、信念的支配下所采取的行为，它是衡量一个医务人员医德水平高低与好坏的重要标志。医德习惯是指医务人员在日常工作中形成的一种经常的、持续的、稳定的医德行为。在医德教育过程中，不仅要求医务人员自觉地按照社会主义医德的基本原则和规范行事，还要求将良好的医德行为变成医德习惯。医务人员逐步养成良好的医德习惯是医德教育中的更高要求。

医德认识、医德情感、医德意志、医德信念、医德行为和医德习惯是构成医德教育的基本过程。没有一定的医德认识，就不能形成医德信念；没有正确的医德认识做指导的行动，也是盲目的行动。同样，只有医德认识而没有行动，也不能视为是有良好医德的人。因此，在整个医德教育的过程中，提高对医德的认识是前提和依据，培养锻炼医德感情和意志是两个必备的内在条件，医德信念是核心和主导，养成良好的医德习惯是目的。上述五个主要方面相互之间并不是割裂的，而是相互制约、相互渗透和相互促进的。

2. 医德教育的特点

（1）实践性　医学伦理学是一门实践性很强的学科，既要调查研究，又要重视医疗实践。一方面，医德教育要适应时代和社会的客观要求，因为医务人员必须随时履行社会提出的道德要求。另一方面，要引导医务人员在日常工作中践行医德义务，以此来衡量医德教育是否适宜、有无成效及成效的大小。

（2）长期性　培养医学道德品质，确立良好的医德习惯，是一个长期的教育过程。我国古代著名的思想家、教育家荀况在论述道德教育和修养时指出，知识和德性修养是积累的过程，他认为"人性可化，礼仪可学"，只要"锲而不舍""用心一也"，就能达到"积善成德，而神明自得，圣心备焉"（《荀子·劝学篇》）。今天在医德教育中，要求医务人员不断努力，循序渐进，持之以恒，学而不懈，最终达到树立高尚医德的目的。

（3）多样性　进行医德教育，培养良好的医德，应该根据实际情况，采用多种途径、多种形式进行。医德认识、医德情感、医德意志、医德信念和医德行为习惯是构成医德教育过程的几个基本环节，而在实际教育过程中，这几种因素往往是同时起作用的。我们应该在提高医务人员医德认识的同时，培养医务人员的医德情感和医德意志，在帮助医务人员确立增强自己医德信念的同时，践行医德准则。医德教育还必须因时因地因人而有所不同，切忌千篇一律，千人一面，而是要运用多端突破的方法。

（三）医德教育的原则和方法

1. 医德教育的原则　是人们在医德教育实践过程中总结和概括出来的，反映了医学道德教育的客观规律，是实施医德教育所应该遵循的基本准则和要求，也是提高医德教育效果的重要保障。

（1）目的性原则　医德教育的目的性原则是指医德教育必须明确教育的目标和方向，即培养具备什么样医德品质的人。医德教育旨在把社会的医德要求转化为医务人员的医德行为习惯，但是不同的社会和阶级有着各自不同的医德要求。因此，医德教育首先应当明确自己的教育目的，否则医德教育就会迷失方向。我们的医德教育是社会主义的医德教育，其目的是培养全心全意为人民健康服务的医务工作者。坚持目的性原则，使医德教育可以既立足于现实，又着眼于未来。

（2）言行一致原则　医德教育的言行一致原则包括两方面的含义：一方面是指教育者本人的言行要一致；另一方面是指医德教育理论与实践的统一。榜样的力量是无穷的，医德教育者必须要言行一致，以身作则。另外，医德教育的理论不能脱离医学实践活动，必须对解决实践活动中存在的问题有指导意义。对医务人员医德实践中提出的现实问题，特别是带有倾向性的问题，教育者要运用科学的理论做出正确的回答，以培养医务工作者分析和解决问题的能力，实现引导和培养他们高尚医德品质的目的。

（3）积极疏导原则　疏导，即疏通引导。积极疏导原则是指在医德教育中，教育者从提高受教育者的医德认识入手，通过摆事实、讲道理，对受教育者进行正面的引导，为其医德品质的形成指明方向的教育原则。坚持积极疏导的教育原则，首先要尊重和信任受教育者，这是医德教育的前提。教育者要尊重受教育者的人格，平等、真诚地对待每一位受教育者，切忌家长式或训导式的教育；其次要坚持正面教育，以理服人，以情动人，循循善诱，提高受教育者的医德认识，调动受教育者自我教育的积极性，避免讽刺、挖苦、侮辱等粗暴的教育方式或压服的手段。

（4）因人施教原则　医德教育的因人施教原则是指在教育过程中，教育者坚持实事求是，具体情况具体分析。教育者面对的对象是活生生的个体，都有其独特的个性。个性差异决定了对受教育者不能搞一刀切，应从个体的实际医德水平出发，分层次、分阶段进行，必要时还应对个人进行单独教育。因人施教原则关键是要尊重人的个性，承认、相信受教育者的独立人格。

2.医德教育的方法　应根据医德本身的特点和教育对象的实际来确定。

（1）理论讲授与实践活动相结合　在医德教育中，理论教育是一个重要的组成部分。教育者通过对医德基本原则和规范的理论讲解，使受教育者分清是非，增强道德判断能力，确立医德信念，进而形成医德品质。但是，受教育者对理论的接受有一个过程，把理论讲授与实践活动结合起来有助于这一过程的完成。比如通过报告会、讨论会、专题讲座或参观访问等形式，或者利用各种媒体，以及结合医疗实践活动中出现的一些具体问题等，使受教育者在一个比较直观的环境中把抽象的理论变成自我的意识和行业的要求。

（2）典型示范与舆论扬抑相结合　典范人物在医德教育中起着十分重要的作用，好的榜样和典型是医德理论教育和实践之间的桥梁。典型人物越贴近受教育者，越能调动他们的学习积极性。因此，医德教育中，要注意运用典型人物的模范作用，尤其是本地区、本部门的先进事例。典型示范的教育方法必须与社会舆论结合起来，没有社会舆论对典型人物的支持，其示范作用很难发挥出来。社会舆论要通过宣传先进人物，贬斥落后行为，形成强大的社会力量，引导受教育者培养良好的医德品质，制止不良的医德行为。

（3）个人表率与集体影响相结合　医德教育重在言传身教，这是医德教育成败的关键。俗话说，正人先正己。医德教育者首先要身体力行，做到表里如一，医德教育才有说服力，受教育者才会信服和尊重教育者。同时，教育者还要注意集体对其他成员的影响作用。受教育者都是生活在一定的环境和集体中，集体中成员之间总是会相互影响和感染的，医德风气良好的集体对其成员的影响是正向的，风气不正的集体对其成员的影响也是不良的。医德教育工作者要通过积极的引导和组织，尽量创造适合受教育者形成良好医德品行的集体环境，以促进其医德品质的提高和完善。

二、医德监督

（一）医德监督的含义和意义

1. 医德监督的含义　医德监督是指通过各种有效途径和方法，检查、评估医务人员的医疗卫生行为是否符合医德原则和行为规范，从而帮助其树立良好医德风尚的活动。简而言之，就是按照医德标准和原则，对医务人员履行医德规范的情况所进行的检查和督促活动。

2. 医德监督的意义

（1）是搞好医德医风建设的重要保证　医德监督依据医德的基本原则和规范，通过各种有效途径和方法，对医务人员的行为进行督促检查，以确保医务人员在医疗实践中自觉地遵守医德行为规范和原则，从而加强社会主义医德医风建设。通过医德监督，可以巩固医德教育的积极成效，在医院内形成人人以遵守医德规范为荣、以违反医德规范为耻的风气，从而营造一种良好医德氛围，形成一种集体舆论环境。这样，就有利于促进医务人员加强自身医德修养，成为加强医院医德医风建设和社会主义精神文明建设的强有力的保障。特别是在社会主义初级阶段，我国的经济成分和经济利益、社会生活方式、社会组织形式、就业岗位和就业方式出现了多样化，高新技术发展迅速，各种思想文化相互激荡，人们的思想观念和价值取向发生了新的变化的情况下，道德的冲撞、失范和扭曲共生，严重影响着社会主义医德秩序和规范，因而转型时期的医德监督较之以往更为必要和迫切。

（2）是培养医务人员良好医德品质的重要条件　医德品质的形成，是由他律性医德责任感向自律性医德责任感转化的过程，存在着一个由外化向内化演进的过程。这个转化和演进的过程，不是完全自发的，而是需要一定的主观和客观的条件。主观条件是医务人员自身的医德修养程度和自觉性的高低，客观条件则是外部客观环境的优劣状况。其中，一要对医务人员进行系统的医德教育，二要对医务人员进行有效的医德监督。医务人员要成为一个具有完善道德的人，总是要在一定的约束和监督之下，通过不断的学习、体认，用医德规范时时对照督促自己，才有可能完成。

上述主客观条件缺一不可，它们相互作用，互为条件。因此，在加强社会主义医德医风建设中，医德监督是培养医务人员良好医德品质不可缺少和替代的重要因素。在医疗卫生部门广泛深入地开展医德监督活动，可以提高广大医务卫生人员的医德品质，督促他们自觉地严格遵守医德原则和规范，对维护医疗卫生活动的正常秩序，更好地提高医疗卫生工作的质量和水平，促进医学科学的发展，保护人民健康，加强社会主义精神文明建设，都有十分重要的意义和作用。

（二）医德监督的方式和原则

1. 医德监督的方式

（1）法律监督　以强制性为特征，是更有效的治恶手段。以法律来监督道德行为，对于各种非道德行为无疑会起到震慑作用。如我国已经出台的《执业医师法》《医疗事故处理条例》等卫生法规，对增强医务人员的责任感和提高其遵守医德规范的自觉性，具有十分重要的促进和保证作用。

（2）舆论监督　通过新闻媒体和人民群众广泛的口头、文字信息传播，实施对医疗卫生单位的舆论监督，是一种快捷、直接、震慑力大、影响面广的医德监督方式。这种方式在社会主义医德建设中发挥着不可替代的导向和监督作用。在现实社会生活中，医德舆论已成为监督、评价医务人员医德行为的一种手段，对促进社会主义医德医风建设和精神文明建设起着越来越重要的作用。

（3）群众监督　群众是医德活动状况的直接受益者或受害者，群众中蕴含着丰富的智慧和能力，动员人民群众直接参与医德监督是近年来医疗卫生部门实施医德监督改革的重要举措。因此，医院应采取切实可行的措施，增加管理的透明度，将医院的各项管理制度、医德行为规范等向群众公开，自觉接受社会各界的监督。同时，还应建立和完善各种有利于群众监督的规章制度和有效措施。

（4）制度监督　制度以其强制性和强有力的约束机制对人们的行为产生制约作用，医疗卫生部门的各项规章制度都是依据一定的医德原则和规范制定的，把这些医德内容以制度的形式反映出来，使医务人员在执行规章制度的同时接受医德监督，以此提高医务人员的医德水平。如医疗质量评估考核制度、奖惩制度、医德医风考评制度等。

（5）自我监督　自我监督是医务人员依靠其内在的、自身的力量对其医德品质和行为的监督。自我监督是医德监督的一个重要方面，也是医务人员发挥主观能动性，加强修养的重要的自省、自控方式。因为在医疗实践中，很多工作常常是在没有他人监督下独立进行的，社会舆论、规章制度等监督手段是很难直接发挥作用的，这时主要靠医务人员的"慎独"，靠其内在的自控自律能力，靠自身的职业良心进行监督。医德自我监督是以医德原则、规范为标准，以"将心比心"的思想觉悟为前提，在此基础上自己检查自己的言行，改正不符合医德要求的行为，坚持正确的行为，从而自我约束，实现医德他律性向医德自律性转化。

2. 医德监督的原则

（1）综合监督原则　综合原则即法律监督、舆论监督、群众监督、制度监督和自我监督相结合的原则，是医德监督的一个基本原则。前四种监督形式属于外部监督，而自我监督属于内部监督。只有坚持以自我监督为主，经常进行内部监督与外部监督的结合，才能取得满意的监督成效。

（2）坚持标准原则　医德监督的标准就是人民群众的健康利益，即所谓的医疗标准、科学标准和社会标准。以有利于患者疾病的缓解和根除，有利于医学科学的发展和社会进步，有利于人类生存环境的保护和改善为评价监督的标准。只有坚持标准，才能避免犯主观主义，取得真正的效果。

（3）民主监督原则　医德监督必须注重发扬民主，动员人民群众和社会各界广泛参与，广开言路，不拘形式，并及时反馈监督信息。一切涉及医务人员违反医德规范的群众来信来访和报刊电视批评，都要认真核实，及时妥善处理。

（4）教育原则医德　监督的目的归根到底是为了使医务人员树立正确的医德观念。因此，对其医德过失不仅仅是惩处了事，最重要的是从积极方面给予疏导、教育和指引，使过失者积极遵从医德规范。在医德监督中，坚持教育原则，既要严格要求，不姑息迁就，又要正确引导，积极灌输，这是取得良好监督成效的重要举措。

第二节　医德修养与医德评价

一、医德修养

（一）医德修养的含义和意义

1. 医德修养的含义　医德修养是指医务人员在医德方面勤奋学习和锻炼的功夫，以及经过长期的医学实践和自我锻炼所达到的一种能力和思想品质。医德修养的过程就是将社会的医德规范和医德要求转化为自己的内在医德品质的过程。它包括两方面的内容：一是医务人员按照社会主义医德原则和规范所进行的磨炼意志、实践医德的过程；二是医务人员在医德实践中经过长期努力、锻炼所达到的医德境界或医德水平。

2. 医德修养的意义

（1）有助于医德教育的深化　医德教育将社会的医德要求传授给医务人员，这些要求能否落实到医疗实践中，真正起到约束和规范医务人员行为的作用，需要医务人员在医德修养中将之转化为自己的内心信念并养成良好的行为习惯。

（2）有助于良好的医德医风的形成　由于医学的高度专业性和医患之间存在的医学知识的必然差距，患者很难对医疗行为的正确与否进行监督，因此，需要医务人员以良好的医德修养自觉进行自我约束和监督。

（3）有助于医务人员养成良好的医德品质　医务人员的医德品质不是与生俱来的，而是后天养成的。医德品质的养成不是一蹴而就的，而是一个长期的、不间断的过程。医务人员只有不断地进行医德修养，才能不断提高自己的医德水平，养成良好的医德品质。

（二）医德修养的实质和境界

1. 医德修养的实质　就是医务人员把医德原则和规范转化为择善去恶的内心信念的过程。在这个过程中，自觉地开展两种对立的医德观念的斗争，择其善者而从之，不善者而改之。医德修养的实质突出强调高度的自觉性，其宗旨在于主体自己塑造优秀的医德品质，并提高自身医德境界。因此，高度的自觉性是医德修养的内在要求和根本特点。医德修养的过程是一个自我认识、自我剖析、自我教育、自我改造和自我提高的过程。这种自我反省和自我剖析不是同别人斗争，而是同自己斗争，自觉性在这里起了非常重要的作用。俗话说："智者面对镜子，是为了清洗脸上的污垢，愚者面对镜子，则是为了寻求对自己的赞美。"医德修养的实质就是要求我们做自我修养的智者。

2. 医德修养的境界　是医务人员通过医德教育和医德修养所达到的医德觉悟，以及所形成的医德品质状况和精神情操水平。在医德的表现上，出现了几种不同层次的医德修养境界。

（1）利己主义的医德修养境界　这一境界的医务人员，其一切医疗行为的动机都是为个人的私利，把医疗职业作为获得个人名利的手段和谋取私利的资本。

（2）先私后公的医德修养境界　该境界的医务人员在医疗活动中能够考虑集体、患者的利益，但也比较关心自己的私利。当个人利益与集体、患者利益发生冲突时，他们就会变得犹豫不定，最终可能牺牲集体、患者的利益而获得个人利益。

（3）先公后私的医德修养境界　这一境界的医务人员把国家、集体、患者利益置于个人利益之上，关心患者病痛，对工作认真负责。其虽也关心个人利益，但当个人利益与整体、患者利益发生冲突时，他们总能以大局为重，必要时能牺牲个人利益。

（4）无私奉献的医德修养境界　此境界的医务人员对患者极端热忱，对工作极端负责，对技术精益求精，工作中全心全意为人民的健康服务。他们从不计较个人的得失，一切以患者利益为重，把医疗卫生工作当作个人的事业，以无私奉献为人生的最大快乐和幸福。

上述四种医德修养境界属于高低不同的层次，不同层次医德修养境界之间是可以相互转化的。医务人员通过医德教育和医德修养，可以由较低层次的医德修养境界上升到高层次的医德修养境界；相反，如果不注意进行医德修养，原有的较高层次的医德修养境界也可能丧失。

（三）医德修养的内容和方法

1. 医德修养的内容　一般说来，医德修养包括医德认识的升华、医德感情的培养、医德信念的确立、医德意志的锻炼、医德行为的协调等一系列环节。

（1）医德认识的升华　医德认识是医务人员医德品质形成的基础。医务人员只有了解和认识自己医德行为的意义、个人和他人相互间的道德义务，掌握一系列的医德原则和规范，才能产生一定的思想感情。医务人员要自觉提高医德认识水平，同时提高自己的医德判断能力，从而增强履行医德义务的自觉性。

（2）医德感情的培养　丰富的医德情感是激发医务人员进行自我反省的动力，也是医德发生社会作用的一种形式。医德情感不是短时间所能培养出来的，而是在长期的医德实践基础上通过自身的不断修养才逐步形成的。医务人员要在医疗实践中自觉培养为患者服务的真情实感。

（3）医德信念的确立　医德信念是医务人员发自内心的对自己应尽义务的坚定信心和强烈责任心。确立医德信念关系到医德修养的形成和完善，是调节医德行为的精神力量。随着医德信念的确立，医务人员的事业心和责任感也会日益增强，不论是否与患者相识，不论患者病情轻重，也不论患者病症有无科研价值，都能做到以高度的同情心和责任感为患者解除痛苦，一视同仁地履行医德义务。

（4）**医德意志的锻炼**　医德意志是医务人员在履行义务、责任的过程中表现出来的为克服各种困难和障碍而做出的行为抉择和坚忍不拔的精神。医德认识能否转化为医德行为并长期坚持下去，依赖于医务人员的医德意志。有了坚忍不拔的医德意志和精神，就能在疑难患者和危重患者面前，敢担风险，知难而进。医务人员要在医疗实践中自觉养成为患者服务的医德意志。

（5）**医德行为的协调**　医德行为是医务人员在多种可能选择的具体情境中，根据一定的道德准则来选择的某种行为。医德行为是医德修养的目的，也是衡量医务人员医德水平的客观标志。医务人员在履行医德义务的医疗实践中，面临实际工作中的具体矛盾，要自觉地按医德原则和规范做出正确的、符合患者利益的治疗方案；要锲而不舍、坚持不懈地去自觉践行正确的治疗方案，唯其如此，才能提高医德境界。

医德修养五个方面的基本内容相互作用，相互促进。医德认识是形成医德品质的前提和基础，只有知道该做或不该做，才能产生付诸行动的动机；医德情感是医德意志的必要条件，是产生医德行为的动力；医德认识只有同情感相结合才能伴随意志产生行为；医德信念和意志是医德行为的精神支柱，是认识、情感化为行动的重要环节，没有意志力，行为习惯是不可能养成的；而医德行为习惯则是认识、情感、信念、意志的综合外在表现，是前四个内容的具体实践。总之，医德修养的基本内容是由升华医德认识，培养医德情感，确立医德信念，锻炼医德意志，协调医德行为等各个环节相统一的过程。医务人员只有自我提升、自我锻炼，才能形成良好的医德习惯，形成稳定、良好的医德品质，真正达到和实现医德修养的目的。

2. 医德修养的方法　"玉不琢，不成器。"医务人员高尚的医德品质是通过医德修养、医德教育和医德评价逐步形成的。医德修养是一种雕琢，是一个活到老、学到老、修养到老的过程。每个医务人员要想成就事业，就必须进行自觉雕琢，践履医德修养的过程。要掌握医德修养这门艺术，其基本方法是：

（1）**学习理论**　医德修养就是将社会的医德规范和医德要求转化为自己的内在医德品质。学习和掌握一定的医学伦理知识是形成良好医德的前提。医务人员在医疗实践中加强医德修养，要本着"扬弃"和"开放"的原则，认真学习医德理论，学习医学伦理学和生命伦理学的理论知识，掌握医德的基本原则、规范和要求，不断提升医德修养的理论水平。同时要不断思考，增强善恶荣辱观念，提高医学道德的运用能力，学会做人与做事，学习他人道德经验，使医德修养达到较高的水平。

（2）**注重实践**　医务人员在医疗实践中加强医德修养要从三方面做起：第一，要在坚持全心全意为患者健康服务的医疗实践中认识主观世界，改造主观世界。第二，要在医疗实践中检验自己的言行，纠正缺点，改正错误。第三，要坚持随着医学和医疗卫生事业的不断发展，使自己的认识不断提高，医德修养不断深化，并使自己的医德情感和医德意识转化为持久的医德行为和习惯，逐步提高医德境界。

（3）做到"慎独" 医德的自律观从根本上说就是要努力做到"慎独"。慎独既是道德修养的一种方法，又是道德修养所要达到的一种境界。"慎独"作为道德修养的途径和方法，是指医务人员在单独工作，无人监督时，仍能坚持医德信念，履行医德原则和规范，自觉进行反省活动，并经过修养达到高尚的无私奉献的医德境界。

医务人员要加强医德修养，努力做到慎独。第一，确立医德理想，认识慎独境界，增强医德修养的主动性和自觉性，持之以恒，坚持不懈。第二，医务人员要在自己的思想和行为的隐蔽和微小处下功夫，防微杜渐，勿因善小而不为，勿因恶小而为之，积小善而成大德。第三，医务人员要自觉地、坚持不懈地加强修养，时时处处做到慎独，才能达到高层次的医德境界。

（4）自我批评 医务人员要坚持同各种反医德的思想和行为做斗争，学习医德典范，以杏林楷模为榜样，自觉地进行自我批评，这是医德修养的一种方法。只有经常反省自己，敢于自我批评，才能自觉地揭露矛盾，开展积极的思想斗争，因为医德修养总是在善恶美丑的观念斗争中进行。在市场经济的今天，医务人员只有同各种没落、腐朽的医德观念做斗争，抵制其渗透影响，自觉接受监督，检点自己的言行，严格自律、长期磨炼，才能逐步提高医德境界。

二、医德评价

（一）医德评价的含义和类型

1. 医德评价的含义 医德评价是指医务人员、患者及社会的其他成员依据一定的医学道德原则、规范和准则，对医务人员、医疗卫生单位的行为活动的价值所做的判断，即对道德的行为给予支持和赞扬，对不道德行为给以批评和谴责。

2. 医德评价的类型 从评价的主体看，医德评价有两种类型：一种是社会评价，即医德行为当事人之外的组织或个人通过各种形式对医务人员的职业行为进行善恶判断并表明倾向性态度；另一种是自我评价，即医务人员对自己的行为在内心深处进行善恶判断。社会评价一般通过社会舆论和传统习俗来完成，自我评价则是通过个人的内心信念来实现。

（二）医德评价的作用和方式

1. 医德评价的作用 医德评价是医德实践活动的重要形式，又是构成医学伦理学体系的重要内容。医德评价是把医德规范、医德理论和医德实践三者统一起来，以独特的医德价值判断力和医德性质分辨力直接参与整个医学实践活动的形式和过程。医德评价是医德原则和医德规范发挥作用的杠杆，它以独特的方式影响和制约着医务人员的医疗实践活动。正确地开展医德评价，对于促进医德水平的提高，推动社会主义精神文明建设，加速卫生事业的发展，促进医学伦理学学科建设及医德理论体系的构建，都具有十分重要的作用。

（1）医德评价的裁决作用 医德评价是维护医德原则和规范的权威，是普遍设置于医务工作者和患者心中的"道德法庭"。它依据一定的医德原则和规范，对医务工作者的行为进行善恶、荣辱的评判和裁决。这种褒贬具有一定的权威性，能促进医务工作者自觉地、积极地按照医德原则和规范去选择行为，实现道德调节从已有到应有的转化，避免不道德行为的发生。

（2）**医德评价的教育作用**　医德评价可具体明确医德责任及其程度，说明衡量行为善恶的标准，展示作为善恶根据的动机、效果及其相互关系，能使医务人员从医德评价中深刻了解怎样克服某些医德缺陷，正确选择医德行为。因此，广泛的医德评价活动是医务人员接受教育的有效形式，它促使医务工作者形成正确的医德观和高尚的医德品质，在医疗过程中努力使善良的动机和有益的效果统一起来。

（3）**医德评价的调节作用**　医德评价是使医德原则和规范转化为医德行为的重要杠杆。通过社会舆论，当医务人员受到赞赏时会感到荣幸，受到批评时产生痛苦；当自我评价"问心无愧"时会欣喜自慰，良心谴责时则会无地自容。医德评价对防止医疗过失、调整医患和医际关系、提高医德素质具有重要意义。

（4）**医德评价的促进作用**　随着医学科学的发展，诊治疾病的一些新技术、新手段常常与传统的伦理、道德发生矛盾，带来许多伦理道德方面的新课题，如安乐死、器官移植、辅助生殖技术等。通过医德评价，可以正确判断它们的道德价值，解决其中的道德矛盾，统一道德认识，直接影响这些新技术的运用和发展，从而推动医学科技的发展。

2. 医德评价的方式

医德评价是医学领域中道德的调节控制器，其作用的发挥是通过社会舆论、传统习俗和内心信念等三种无形而深刻的伦理方式来实现的。前两者是来自社会的评价，属于客观评价；后者是自我评价，属于主观评价。在医德评价时三者相互补充，相辅相成，都起着评判裁决的作用。

（1）**社会舆论评价**　在日常生活中，社会和个人总是要对现实生活中的人和事发表各种各样的认识和看法，表明自己的态度倾向和情感褒贬，这就是社会舆论。社会舆论评价有两种形式：一种是通过大众传媒、团体或行政部门对医务人员的行为进行的有组织、有领导的善恶判断。社会舆论对医务人员的某些品质和行为的赞扬、肯定或贬斥、否定，往往能够造成特殊的社会道德氛围，形成强大的力量，左右和影响医务人员的行为举止，最终达到扬善去恶的目的。另一种是人们自发形成的对医务人员行为的道德判断，不仅包括患者及其家属，还有社会上的其他人及同行等，对医务人员的行为也起着舆论调节、导向的作用。特别是同行之间的道德评价，能从医学科学本身的特点和规律出发，进行更深层次的分析和评判，因而有着独特的作用。

（2）**传统习俗评价**　传统习俗亦称传统习惯，是人们在漫长的历史发展过程中逐步积累和形成的一种普遍的、稳定的、世代相传的行为方式和心理倾向特征。传统习俗通常与民族情绪、社会心理交织在一起，对人们的行为有着强大的约束力。作为传统习俗一部分的医德传统习俗是在长期的医疗实践活动中形成的，包括稳定的、习以为常的医德信念、态度及行为方式。医学道德的传统习俗，一方面能够增强医务人员的医德信念，另一方面又形成一种社会舆论，对医务人员的行为进行善恶判断。医德传习习俗是在不同时代的特定历史背景条件下形成的，具有一定的因袭性。所以，传统习俗作为一定的医德评价方式，其作用并不都是积极的。进步的医德习俗对医务人员的医德品质和行为习惯有促进作用，而落后的医德传统习俗则会阻碍良好的医德医风的形成。因此，对于医德传统习俗在医德评价中的作用，要具体分析，区别对待，取其精华，去其糟粕。

（3）**内心信念评价**　内心信念评价指医务人员依照某种观念、原则和理想等形成的信念，对自己的医疗行为自觉做出医德上的自我肯定或否定。它是医务人员进行医德选择的内在动机和构成医德品质的基本要素，是医德评价的一种重要的内在方式。当医务人员真诚履行自己的职责，竭尽全力医治好患者的疾病时，就会对自己合乎医德要求的行为过程及结果感到心安理得，问心无愧，得到一种精神上的满足和享受，形成一种信心和力量，并将在今后继续坚持这种行为。当自己在医疗实践中出现了某些差错，给患者带来一定的痛苦或损失时，即使别人未察觉也会受到良心的责备，由此而感到内疚和羞愧，促使自己进行自我批评和检讨，并在今后避免再发生类似的不良行为。可见，作为一种道德的精神支柱，内心信念不是轻易形成的，它是通过良心来发挥作用的，是以良心的自我谴责或自我满足、自我安慰的形式进行医德评价活动的。信念在道德评价中起着自我完善的重要作用，是医务人员进行自我调整、自我约束的精神动力。

在医德评价中，社会舆论、传统习俗和内心信念三种方式是紧密联系、相互影响的。医务人员的内心信念的形成离不开社会舆论和传统习俗，而社会舆论和传统习俗在医德评价中作用的发挥必须通过医务人员的内心信念来实现。因此，医德评价必须综合运用多种方式，方能更好地起到调节医疗人际关系，形成良好医德风尚的效果。

（三）医德评价的标准和依据

1. 医德评价的标准　善恶是道德评价标准，医德评价的标准是善恶在医疗实践活动中的具体化。医德评价标准是衡量医务人员医德行为的善恶及其社会效果优劣的尺度和依据。符合尺度的言行被认为是善行，违反尺度的言行被认为是恶行。由于时代不同，社会地位及教育水准的差异，加上每个医务人员的道德认识和道德修养不同，历来在医德评价上存在着很大差别。但是，是与非、善与恶总是有一定客观标准的，这种客观标准就是看人们的行为是否有利于社会的进步和发展。目前，国内公认的医学伦理标准，主要有以下几个方面：

（1）**有利标准**　医德评价的有利标准是从以下三个方面来衡量的：①是否有利于患者疾病的缓解、治愈和康复，这是评价和衡量医务人员行为善恶的最根本的标准；②是否有利于医学科学的发展，只有有利于医学科学发展的医疗行为活动才是道德的行为；③是否有利于社会的可持续发展。医学是社会系统中的子系统，医学实践活动与社会发展息息相关。医务人员的医疗行为活动，必须有利于提高整个人群的健康水平，符合人类生存发展的需要。

（2）**自主标准**　自主权是患者的基本权利，也是和谐的医患关系存在的前提条件。

医务人员要尊重患者的自我决定权，维护患者的切身利益。在医疗实践中，尽量做到让患者知情同意和知情选择，除了某些出于为患者利益考虑的特殊情况，任何违背患者自主权的医疗行为都是不道德的。

（3）**公正标准** 公正是指人际交往中待人处事公道、平等、合乎道理。这不仅是社会生活中重要的道德原则，也是医学道德评价的重要标准。医疗实践活动中的公正包括两个方面的含义：一方面是"收益"和"负担"的公正，指国家公正合理地利用、分配有限的卫生资源，即"分配的公正"；另一方面是医务人员一视同仁、公平、平等地对待每一位患者。

（4）**互助标准** 医疗实践活动及医学科学的发展越来越呈现出既高度分化又高度综合的新趋势，这就需要医务人员之间的相互支持和帮助，多学科之间的协同一致。这样，医学才能发展，医务人员才能有所作为，为人民的健康服务。所以，互助也是医学道德评价的重要标准。

2. 医德评价的依据

（1）**动机与效果的统一 动机** 是指人们行为所趋向一定目的的主观愿望或意向，是人们为追求各种预期目的的自觉意识。效果是指人们的行为所产生的客观后果。动机和效果是行为过程中的两个环节和要素，是医德评价的重要依据。

马克思主义伦理学则坚持动机和效果是辩证统一的，即必须从效果检验动机，又从动机上看待效果，并把动机和效果统一到客观实践中。动机和效果既相互对立，又相互联系、相互转化。就动机和效果的关系而言，一般情况下，一个良好的医疗动机往往产生好的医疗效果，不好的医疗动机往往导致坏的医疗效果。所以，动机体现在效果之中。

医务人员行为动机与效果的统一的基础是全部的医疗实践。对主观动机的检验，不仅仅要注意效果，而且要坚持在医疗实践中全面考察。若好的动机产生坏的结果，可以在以后的医疗实践中总结，不断改进，得以纠正，最终达到动机与效果的统一；若坏的动机产生好的结果，也可以在继续医疗实践中得到澄清和验证，从而使动机与效果一致起来。

（2）**目的与手段的统一 目的** 是指医务人员经过努力后期望达到的目标，手段是实现这一目标而采取的措施、方法和途径。目的与手段是对立统一的，目的决定手段，手段服从目的，没有目的的手段是毫无意义的。同时，目的也不能脱离一定的手段，目的总是通过手段而实现的。所以在医德评价时，要坚持从目的与手段相统一的观点进行评价。

依据医学目的，选择医学手段，应遵循以下四条原则：①有效原则，即选择的诊疗手段经过实践证明是有效的。临床应用的一切诊疗手段，包括各种新技术、新设备和新药品，必须经过严格的动物实验，证明是行之有效的，否则均不能使用。②最佳原则，即选择的诊疗手段应该是最佳的。一是疗效最佳，二是安全性高，三是痛苦小，四是耗费最少，尽可能减轻患者的经济负担，节省卫生资源。③求实原则，即诊疗手段的选择应与病情的发展相一致，一切从患者的实际出发，根据病情发展各个阶段的特点给予相应的有效的治疗和护理。④社会原则，即治疗手段的选择应考虑社会后果。一切会给社会带来不良后果的诊疗手段都不能采用，包括导致毒菌扩散、环境污染等。

（3）个人和集体的统一　在个人和集体的关系中，集体利益高于个人利益，整体利益高于局部利益，这是医德活动中评价医务人员与其他人及社会关系中应该重视的一个问题。因此，要求医务人员关心集体的利益，按照集体主义的原则支配自己的行为，把个人的力量融入集体之中，依靠集体的智慧和力量去完成对患者的诊治任务。

在个人利益和集体利益发生矛盾的情况下，一方面，要求国家和集体调整各种政策和措施，关心每个劳动者的利益；另一方面，社会主义医德要求医务人员必须顾全大局，个人利益服从集体利益，局部利益服从全局利益，甚至牺牲自己的利益来保卫集体的利益。

（四）医德评价的步骤和方法

医德评价的方法可分为两大类，即定性评价与定量评价。

1. 医德的定性评价　是指在一定范围、环境、条件或时限内，通过社会评价、组织评价、患者评价、同行评价、自我评价等多种形式，对医务人员的医德行为给予定性的评价。使用定性评价应严肃认真，要实事求是、公正合理地对医务人员做出公正的评价。

（1）听取组织和领导的反映　这种方法是上级和本级组织及领导采取听汇报、调查走访、征求意见、召开座谈会等形式收集信息，经归纳、整理而做出的评价。对医德医风好的单位和个人给予表扬奖励，反之给予批评和惩罚。

（2）听取患者反映　这是最直接、最具体、最普遍的一种方法，就是通过患者亲身感受，评价一个单位或某一个医务人员医德表现。

（3）听取同行的反映　同行是开展医德评价的最好人选，他们在一起工作，从事同一种专业，在同一个环境分管的患者，能真实准确地评价某一名医务人员的医德状况。

对获得的医德定性评价信息，可以按照"很满意、满意、比较满意、不满意、未表态"和"高尚、良好、一般、不良、低劣"两种形式表述，之后再做进一步处理。

2. 医德的定量评价　是指把医德所包含的具体内容加以量化，经过系统分析得出较为客观的评价结论。

所谓医德的质，就是善与恶。所谓医德的量，就是医德善恶的程度。医德是质与量的对立统一。

医德定量评价的具体内容通常是依据医疗单位和医务人员的服务思想、服务态度、敬业精神、遵章守纪情况、医疗技术水平等因素确定的。

（1）四要素评价法　即通过判定"德、能、勤、绩"四种要素进行的定量评价。为力求全面、准确、客观、公正和便于操作，可以将"德、能、勤、绩"分解为若干子项。在"德"的方面可以把政治态度、政策水平、法制观念、组织纪律、职业道德和社会公德等方面的内容设置进去。在"能"的方面可以把学术技术地位、学术技术深度、科研能力、处理和解决疑难问题能力、学历和履行岗位能力等内容设置进去。在"勤"

的方面可以把事业心、责任感、勤奋精神、协作精神、工作作风、遵守劳动纪律等内容设置进去。在"绩"的方面可以把学术成果、人才培养、立功受奖、完成工作质量、效率等内容设置进去。确定以上各项的适当分值和权重，规定重要的项目实行一票否决。通过计算综合得分而得出量化结果，并用简单的文字表述和结论性判断概括定量评价结果。

（2）百分制评分法　即采用日常工作中常见的、最简单的、最容易操作的一种百分制评价考核方法对医德进行评价。首先，根据医德建设需要和医德评价标准，列出考核主项和子项，针对具有普遍性或倾向性的问题设置扣分标准。如拟定与医德医风有关的内容：服务态度、服务思想、工作作风、敬业精神、协作精神、技术水平、科学态度、劳动纪律、行为举止、廉洁行医、遵纪守法、虚心好学、关心集体等内容，并将其内容进行分解，设置分值进行评价。其次在诸项得分之外另列奖分、罚分，以利于突出重点，拉开档次。

（3）模糊综合评价法　是以模糊数学为基础，针对评价对象在定性和定量上的模糊性，应用模糊关系合成原理，根据多个评价因素在被评判事物的隶属等级状况，进行综合评价的一种方法。它将各个要素从系统中抽象出来，对每个要素先分别进行模糊评判，再根据各要素对总体作用的大小确定相应的权重，把权重数和评判结果复合，得出一个较为清晰的结论。其过程是：首先划分出服务思想、服务态度、工作作风、敬业精神、廉洁行医等几个大类，再将每一大类划分为满意、比较满意、一般满意、不满意、未表态等梯度，给定相应分值，同时对各大项的良性表现分别规定相应分值。将上述内容列成矩阵，求取模糊数学的解，从而做出综合性的定量评价。随着计算机的普及和广泛应用，可以将其操作步骤编成程序，以易于操作和掌握。

（4）综合指数法　是将反映评价对象的各项指标的数值差异通过线性组合来构造综合指标而进行评价的一种方法。它通过计算形式，综合多个指标的信息，定量地反映几个指标的综合平均变动程度。该方法通过确定综合指数计算模式，划定指数范围，进行等级评价或指数顺应评价。其过程是：首先，根据医德的构成要素和评价需要，确定评价指标；其次，计算医德各指标的综合平均变动程度；再依据综合指数进行等级评价或指数顺位评价。

除了以上几种方法之外，不同的医疗卫生单位或部门根据本单位或本部门的特点，正在积极探索科学的、适用的、易行的医德量化评价方法。如有的单位或部门实行医德目标管理，对医务人员实行岗位责任制，进行考核评估等。医德评价的定量化使医德评价由自发的、笼统的状况转化为有组织的、有计划的活动，逐渐地把"软任务"变成"硬指标"，从而使医德评价科学化、规范化、制度化，并在医疗实践中显示出巨大的精神力量和物质力量。

本章小结

医德教育是指为了使医务工作者自觉地履行医德义务，对医学生和医务工作者进行有组织、有目的、有计划的医学道德基础理论和基本知识的系统教育活动。医德认识、医德情感、医德意志、医德信念、医德行为和医德习惯，构成了医德教育的基本过程。医德教育的特点主要有实践性、长期性和多样性。医德教育的原则有：目的性原则、言行一致原则、积极疏导原则、因人施教原则。医德教育的方法有：理论讲授与实践活动相结合，典型示范与舆论扬抑相结合，个人表率与集体影响相结合。医德监督是按照医德标准和原则，对医务人员履行医德规范的情况所进行的检查和督促活动。医德修养是指医务人员在医德方面勤奋学习和锻炼的功夫，以及经过长期的医学实践和自我锻炼所达到的一种能力和思想品质。医德评价是医务人员、患者及社会的其他成员依据一定的医学道德原则、规范和准则，对医务人员、医疗卫生单位的行为活动的价值所做的判断，即对道德的行为给予支持和赞扬，对不道德行为给以批评和谴责。

思考题

一、单选题

1. 医德修养的根本方法是（　　　）
   A. 学习理论　　　　　　　B. 注重实践
   C. 做到"慎独"　　　　　D. 自我批评

2. （　　　）是医德评价最根本的标准
   A. 有利标准　　　　　　　B. 公正标准
   C. 互助标准　　　　　　　D. 自主标准

3. 在医德评价中，我们应坚持（　　　）
   A. 目的决定论　　　　　　B. 手段决定论
   C. 目的手段同一论　　　　D. 目的手段对立统一论

二、名词解释

1. 医德教育
2. 医德修养
3. 医德评价

三、简答题

1. 医德教育的方法是什么？
2. 医德监督的方式是什么？
3. 医德修养的境界是什么？

附　录

一、中国医学生誓言

1991 年，原国家教育委员会高等教育司颁布。

健康所系，性命相托。

当我步入神圣医学学府的时刻，谨庄严宣誓：

我志愿献身医学，热爱祖国，忠于人民，恪守医德，尊师守纪，刻苦钻研，孜孜不倦，精益求精，全面发展。

我决心竭尽全力除人类之病痛、助健康之完美，维护医术的圣洁和荣誉。救死扶伤，不辞艰辛，执着追求，为祖国医药卫生事业的发展和人类身心健康奋斗终生。

二、大医精诚（唐·孙思邈《备急千金要方》）

……凡大医治病，必当安神定志，无欲无求，先发大慈恻隐之心，誓愿普救含灵之苦。若有疾厄来求救者，不得问其贵贱贫富，长幼妍媸，怨亲善友，华夷愚智，普同一等，皆如至亲之想。亦不得瞻前顾后，自虑吉凶，护惜身命。见彼苦恼，若己有之，深心凄怆，勿避崄巇、昼夜、寒暑、饥渴、疲劳，一心赴救，无作功夫形迹之心。如此可为苍生大医，反此则是含灵巨贼……其有患疮痍、下痢，臭秽不可瞻视，人所恶见者，但发惭愧凄怜忧恤之意，不得起一念芥蒂之心，是吾之志也。

夫大医之体，欲得澄神内视，望之俨然，宽裕汪汪，不皎不昧。省病诊疾，至意深心；详察形候，纤毫勿失；处判针药，无得参差。虽曰病宜速救，要须临事不惑。唯当审谛覃思，不得于性命之上，率尔自逞俊快，邀射名誉，甚不仁矣！又到病家，纵绮罗满目，勿左右顾眄；丝竹凑耳，无得似有所娱；珍馐迭荐，食如无味；醽醁兼陈，看有若无……

夫为医之法，不得多语调笑，谈谑喧哗，道说是非，议论人物，炫耀声名，訾毁诸医，自矜己德，偶然治瘥一病，则昂头戴面，而有自许之貌，谓天下无双，此医人之膏肓也。

……医人不得恃己所长，专心经略财物，但作救苦之心……

三、医家五戒十要（明·陈实功《外科正宗》）

一戒：凡病家大小贫富人等，请观者便可往之，勿得迟延厌弃，欲往而不往，不为平易，药金毋论轻重有无，当尽力一例施与，自然阴骘日增，无伤方寸。

二戒：凡视妇女及孀妇尼僧人等，必候侍者在旁，然后入房诊视。倘傍无伴，不可自看。假有不便之患，更宜真诚窥睹，虽对内人不可谈，此因闺阃故也。

三戒：不得出脱病家珠珀珍贵等送家合药，以虚存假换，如果该用，令彼自制入之。倘服不效，自无疑谤，亦不得称赞彼家物色之好，凡此等非君子也。

四戒：凡救世者，不可行乐登山，携酒游玩，又不可非时离去家中。凡有抱病至者，必当亲视。用意发药，又要依经写出药贴，必不可杜撰药方，受人驳问。

五戒：凡有娼妓及私伙家请看，亦当正己视如良家子女，不可他意见戏，以取不正，视毕便回。贫窭者药金可璧，看回只可与药，不可再去，以希邪淫之报。

一要：先知儒理，然后方知医理，或内或外，勤读先古明医确论之书，须旦夕手不释卷，一一参明融化机变，印之在心，慧之于目，凡临证时自无差谬矣。

二要：选买药品，必遵雷公炮炙。药有依方修合者，又有因病随时加减者。汤散宜近备，丸丹须预制，常药愈久愈灵，线药越陈越异，药不吝珍，终久必济。

三要：凡乡井同道之士，不可生轻侮傲慢之心，切要谦和谨慎，年尊者恭敬之，有学者师事之，骄傲者逊让之，不及者荐拔之，此自无谤怨，信和为贵也。

四要：治家与治病同，人之不惜元气，斫丧太过，百病生焉，轻则支离身体，重则丧命。治家若不固根本而奢华，费用太过，轻则无积，重则贫窭。

五要：人之受命于天，不可负天之命。凡欲进取，当知彼心顺否，体认天道顺逆。顺取，人缘相庆；逆取，子孙不吉。为人何不轻利远害，以防还报之业也？

六要：凡里中亲友人情，除婚丧疾病庆贺外，其余家务，至于馈送来往之礼，不可求奇好胜。凡殽只可一鱼一菜，一则省费，二则惜禄，谓广求不如俭用。

七要：贫穷之家及游食僧道、衙门差役人等，凡来看病，不可要他药钱，只当奉药。再遇贫难者，当量力微赠，方为仁术，不然有药而无伙食者，命亦难保也。

八要：凡有所蓄，随其大小，便当置买产业以为根本，不可收买玩器及不紧物件，浪费钱财。又不可做银会酒会，有妨生意，必当一例禁之，自绝谤怨。

九要：凡室中所用各样物具，俱要精备齐整，不得临时缺少。又古今前贤书籍及近时明公新刊医理词说，必寻参看以资学问，此诚为医家之本务也。

十要：凡奉官衙所请，必要速去，无得怠缓。要诚意恭敬，告明病源，开具方药，病愈之后，不得图求匾礼，亦不得言说民情，至生罪戾。闲不近公，自当守法。

四、希波克拉底誓言

仰赖医神阿波罗、阿斯克勒庇俄斯、阿克索及天地诸神为证，鄙人敬谨宣誓，愿以自身能力及判断力所及，遵守此约。

凡授我艺者，敬之如父母，作为终身同业伴侣。彼有急需，我接济之。视彼儿女，犹如兄弟，如欲受业，当免费并无条件传授之。凡我所知，无论口授书传，俱传之吾子、吾师之子及发誓遵守此约之生徒，此外不传与他人。

我愿尽余之能力及判断力所及，遵守为病家谋利益之信条，并检束一切堕落及害人行为。我不得将危害药品给予他人，并不做该项之指导，虽有人请求亦必不予之，尤不为妇人施堕胎手术。我愿以此纯洁与神圣之精神，终身执行我职务。凡患结石者，我不施手术，此则有待于专家为之。

无论至于何处，遇男遇女，贵人及奴婢，我之唯一目的，为病家谋幸福，并检点吾身，不作各种害人及恶劣行为，尤不作诱奸之事。凡我见所闻，无论有无业务关系，我认为应守秘密者，我愿保守秘密。倘使我严守上述誓言时，请求神祇让我生命与医术能得无上光荣。我苟违誓，天地鬼神实共殛之。

五、胡佛兰德医德十二箴

1. 医生活着不是为了自己，而是为了别人，这是职业的性质所决定的。不要追求名誉和个人利益，而要用忘我的工作来救活别人，救死扶伤，治病救人，不应怀有别的个人目的。

2. 在病人面前，该考虑的仅仅是他的病情，而不是病人的地位和钱财。应该掂量一下有钱人的一�金钱和穷人感激的泪水，你要的是哪一个。

3. 在医疗实践中，应当时刻记住病人是你服务的靶子，并不是你所摆弄的弓和箭，绝不能去玩弄他们。思想里不要有偏见，医疗中切勿用狭隘的眼光去考虑问题。

4. 把你那博学和时兴的东西搁在一边，学习如何通过你的言语和行动来赢得病人的信任，而这些并不是表面的、偶然的或是虚伪的，切不可口若悬河、故弄玄虚。

5. 在晚上应当想一想白天所发生的一切事情，把你一天中所得的经验和观察到的东西记录下来，这样做有利于病人，有益于社会。

6. 一次慎重仔细的临床与查房比频繁而又粗疏的临床检查好得多。不要怕降低你的威信而拒绝病人经常的邀请。

7. 即使病入膏肓无药救治时，你还应该维持他的生命，为解除当时的痛苦来尽你的义务，如果放弃，就意味着不人道。当你不能救他时，也应该去安慰他，要争取延长他的生命，哪怕是很短的时间，这是作为一个医生的应有表现。不要告诉病人的病情已处于无望的情况，要通过你谨慎的言语和态度，来避免他对真实病情的猜测。

8. 应尽可能地减少病人的医疗费用。当你挽救他生命的同时，又拿走了他维持生活的费用，那有什么意义呢？

9. 医生需要获得公众的好评。无论你有多大学问，多光彩的行为，除非你得到人民的信任，否则不能获得大众有利的好评。你必须了解人们的心理状态，一个对生命感到兴趣的你，就应当听取那朴质的真理，就应当承认丢面子的过失，这需要高贵的品质和善良的性格。避免闲扯，沉默更为好些。不需再告诉你了，你应该反对热衷赌博、酗酒、纵欲和为名誉而焦虑。

10. 尊重和爱护你的同行，如不可能，最低限度也应该忍让。不要谈论别人，宣扬别人的不足是聪明人的耻辱。只言片语地谈论别人的缺点和小小过失，可能使别人的名誉造成永久损害，应当考虑到这种后果。每个医生在医疗上都有他自己的特点和方法，不宜去做轻率的判断。要尊重比你年长的医生和爱护比你年轻的医生，更发扬他们的长处，当你还没有看过这个病人，你应当拒绝评论他们所采取的治疗。

11. 一次会诊不要请很多人，最多三名，要选合适的人参加。讨论中应该考虑的是病人的安全，不必做其他的争论。

12. 当一个病人离开他的主治医生和你商量时，你不要欺瞒他，应叫他听原来医生的话，只有发现那医生违背原则，确信在某方面的治疗有错误时，再去评论他，这才是公平的，特别在涉及对他的行为和素质的评论时更应如此。

六、日内瓦协议法

世界医学会 1948 年通过。

我庄严地宣誓：把我的一生献给为人道主义服务。

我给我的老师们以尊敬和感谢，都是他们应该赢得的。

我凭着良心和尊严行使我的职业。

我首先考虑的是我的病人的健康。

凡是信托于我的秘密我均予以尊重。

我将尽我的一切能力维护医务职业的荣誉和崇高传统。

我的同行均是我的兄弟。

在我的职责和我的病人之间，不允许把宗教、国籍、种族、政党和社会党派的考虑掺进去。

即使受到威胁，我也将以最大努力尊重从胎儿开始的生命，决不利用我的医学知识违背人道法规。

我庄严地、自主地并以我的名誉做出上述保证。

七、国际护士会护士守则

国际护士会在 1965 年公布的护士守则的基础上，进行了必要的修改，于 1973 年公布了新的国际护士道德守则，并一直沿用至今。全文如下：

护士的基本任务包括四个方面：增进健康，预防疾病，恢复健康和减轻痛苦。

护理的需要是全人类性的。护理从本质上说就是尊重人的生命、尊严和权利。护理工作不受国籍、种族、信仰、肤色、年龄、政治或社会地位的影响。

护士向个人、家庭及社会提供健康服务，并在服务过程中与有关的组织团体合作。

（一）护士和人民

护士的主要职责是向那些需要护理的人负责。护士在向病人提供护理时，要尊重个人的信仰、价值观及风俗习惯。护士要保守服务对象的个人秘密。在传播这些秘密时必须做出伦理学的判断。

（二）护士与实践

护士必须为个人的护理行为负责，必须不断学习，做一个称职的护士。在任何具体情况下，护士都应尽可能保持高标准的护理。护士在接受或委派一项任务时，必须对自己的资格和能力做出判断。护士在从事专业活动时，必须时刻牢记自己的行为将影响职业的荣誉。

（三）护士与社会

在发起并支持满足公众的卫生和社会需要的行动中，护士要和其他公民一起分担任务。

（四）护士与合作者

护士在护理及其他方面，与合作者保持合作共事的关系。当护理工作受到合作者或某些人的威胁时，护士要采取适当的措施以保护个人。

（五）护士与专业

在决定或执行某些理想的护理实践和护理教育的标准时，护士发挥重要的作用。在积累专业的核心知识方面，护士起着积极的作用。护士通过专业团体，参与建立及保持护理工作中公平的社会及经济方面的工作条件。

参考文献

［1］丘祥兴.医学伦理学［M］.北京：人民卫生出版社，1999.

［2］王立业，韩民堂，王丽宇.现代医学伦理学教程［M］.沈阳：辽宁科学技术出版社，1990.

［3］邱仁宗.生命伦理学［M］.上海：上海人民出版社，1987.

［4］马文元.医学伦理学［M］.大连：大连海运学院出版社，1993.

［5］郭照江，罗振江.简明医学伦理学［M］.西安：陕西人民出版社，1998.

［6］丘祥兴，高志炎，陈仁彪，等.人类干细胞研究及若干伦理问题［J］.医学与哲学，2001，22（10）：54-58.

［7］邱仁宗.国际人类基因组组织（HUGO）关于遗传研究正当行为的声明［J］.自然辩证法通讯，1999，21（4）：76.

［8］邱仁宗.HUGO伦理委员会关于DNA取样、控制和获得的声明［J］.自然辩证法通讯，1999，21（4）：77.

［9］邱仁宗.HUGO伦理委员会关于克隆的声明［J］.自然辩证法通讯，1999，21（4）：78.

［10］中国国家人类基因组南方研究中心伦理委员会.人类胚胎干细胞研究的伦理指导大纲（建议稿）［J］.中国医学伦理学，2001，（6）：8-9.

［11］黄玉玲，杨涌.病人选医生是实现新医学模式的具体措施［J］.中国医学伦理学，2001，（6）：42-43.

［12］杨萱，王莲花.如何处理医疗保密两难问题［N］.健康报，2002-01-10.

［13］祖述宪，唐燕，温亮，等.上个千年推动医学发展的十巨人［J］.医学与哲学，2000，21（8）：61-64.

［14］丛亚丽.案例分析：家属可否献血救人——北京大学医学部97-2班和97-4班学生的课堂讨论［J］.医学与哲学，2001，22（6）：58-60.

［15］信华.两家精子库挂放"准入证"［N］.辽沈晚报，2001-12-7.

［16］谷桂菊．医学心理学与医学伦理学［M］．北京：人民卫生出版社，2004．

［17］卢启华．医学伦理学［M］．武汉：华中科技大学出版社，2006．

［18］唐世章．医学伦理学［M］．长沙：国防科技大学出版社，2007．

［19］邱祥兴．医学伦理学［M］．北京：人民卫生出版社，2004．

［20］张金钟．医学伦理学［M］．北京：北京大学医学出版社，2007．

［21］邱祥兴．医学伦理学［M］．北京：人民卫生出版社，2003．

［22］郑宗秀．医学伦理学［M］．北京：中国人民解放军出版社，1999．

［23］车龙浩．医学伦理学［M］．北京：高等教育出版社，2005．

［24］刘邦武．医学伦理学［M］．北京：人民卫生出版社，2002．

［25］李本富．医学伦理学［M］．北京：北京大学医学出版社，2004．

［26］何伦，施卫星．现代医学伦理学［M］．杭州：浙江教育出版社，1998．

［27］张鸿铸，张金钟．医学伦理学论纲［M］．天津：天津社会科学院出版社，1995．

［28］奚红．护理伦理学［M］．北京：中国中医药出版社，2006．

［29］朱校峰，伍林生．稀缺卫生资源微观分配的研究［J］．中国卫生事业管理，2010（1）：4-6．

［30］赵玲，冯同强．对药品价格问题的探讨［J］．中华医院管理杂志，2005，21（1）：61-64．

［31］哈刚，何欣．医药伦理学［M］．沈阳：辽宁大学出版社，2003．

［32］程卯生．医药伦理学［M］．北京：中国医药科技出版社，2008．

［33］蔡建章，李小萍．医学伦理学［M］．南宁：广西人民出版社，2005．

［34］吴素香．医学伦理学［M］．广州：广东高等教育出版社，2005．

［35］李中琳．医学伦理学［M］．郑州：郑州大学出版社，2012．

［36］宋兵．我国制药业的发展现状与建议［J］．魅力中国，2010，（3）：123．

［37］费芳．我国制药业的产业组织研究［D］．上海：上海师范大学，2007．

［38］李文清．药品临床市场促销探讨［D］．成都：西南财经大学，2005．

［39］张金钟．医学伦理学［M］．北京：北京大学医学出版社，2005．

［40］奚红．医学伦理学［M］，北京：中国中医药出版社，2008．

［41］孙福．医学伦理学［M］．北京：人民卫生出版社，2007．

［42］邱祥兴，孙福川．医学伦理学［M］．北京：人民卫生出版社，2008．

［43］孙福川．医学伦理学［M］．北京：人民卫生出版社，2007．

［44］史军．权利与善：公共健康的伦理研究［M］．北京：中国社会科学出版社，2010．

［45］高桂云，郭琦．医学伦理学概论［M］．北京：中国社会科学出版社，2009．

［46］王明旭．医学伦理学［M］．北京：人民卫生出版社，2010．

［47］佟子林．卫生保健伦理学［M］．北京：人民卫生出版社，2013．

［48］威廉·考克汉姆．医疗与社会：我们时代的病与痛［M］．北京：中国人民大学出版社，2014．

［49］王丽宇．医学伦理学［M］．北京：人民卫生出版社，2013．

［50］孙丽芳，张志斌．护理伦理学［M］．南京：东南大学出版社，2012．

［51］孙福川，王明旭．医学伦理学［M］．北京：人民卫生出版社，2013．

［52］袁俊平，景汇泉．医学伦理学（案例版）［M］．北京：科学出版社，2012．

［53］张金钟，王晓燕.医学伦理学［M］.北京：北京大学医学出版社，2009.

［54］龚玉秀，方钰.医学伦理学［M］.北京：清华大学出版社，2013.

［55］李中琳.我国公共卫生中的伦理学问题［J］.医学与哲学（人文社会医学版），2007，28（11）：19-21.

［56］张晓燕.一个不可忽视的问题：公共卫生领域中的伦理学［J］.中国初级卫生保健，2004，18（12）：27-29.

［57］董天宇."甲型 H_1N_1"流感防控中的公共卫生伦理难题［J］.昆明理工大学学报（社会科学版），2010，10（2）：10-13.

［58］朱海林，韩跃红.国内公共健康伦理研究综述［J］.昆明理工大学学报（社会科学版），2012，12（2）：7-13.

［59］李江虹.人类学者在艾滋病预防研究中常见的伦理与安全问题［J］.广西民族学院学报（哲学社会科学版），2006，28（3）：14-20.

［60］周家荣，廉永杰.艾滋病高危行为的伦理分析与公共伦理政策选择［J］.伦理学研究，2008（4）：21-25.